谈医论症话健康

（第四辑）

郭莲 罗蒙 主编

上海交通大学出版社

内容提要

　　本书汇编整理了上海交通大学医学院附属第九人民医院从事临床工作多年、临床经验丰富的专家执笔或审稿的99篇科普文章，从预防、诊断、治疗、日常保健等多个方面对内科、外科、口腔科及其他科室的常见疾病进行了深入浅出的介绍，语言通俗，重点突出。同时，对于读者关注的问题进行了较为详尽的阐述，关于常见病防治方面的不少疑问在书中都能找到满意的答案。

图书在版编目（CIP）数据

谈医论症话健康. 第四辑 / 郭莲，罗蒙主编.—上海：上海交通大学出版社，2020
ISBN 978-7-313-23107-9

Ⅰ.①谈… Ⅱ.①郭…②罗… Ⅲ.①常见病—诊疗 Ⅳ.①R4

中国版本图书馆CIP数据核字（2020）第049119号

谈医论症话健康（第四辑）

TANYI LUNZHENG HUA JIANKANG（DISIJI）

主　　编：	郭　莲　罗　蒙		
出版发行：	上海交通大学出版社	地　　址：	上海市番禺路951号
邮政编码：	200030	电　　话：	021-64071208
印　　制：	上海欧阳印刷厂有限公司	经　　销：	全国新华书店
开　　本：	710mm×1000mm　1/16	印　　张：	14
字　　数：	248千字		
版　　次：	2020年4月第1版	印　　次：	2020年4月第1次印刷
书　　号：	ISBN 978-7-313-23107-9		
定　　价：	48.00元		

编委会名单

主　　编　　郭　莲　罗　蒙

副 主 编　　徐　英

常务编委　　吴莹琛　秦　艳

编　　委　　（按姓氏笔画排序）

仇　逸　尹　薇　左　妍　吉双琦　吕春璐

刘轶琳　刘　琳　许　珈　严伟明　李　宁

李　祎　宋琼芳　张天成　陆晓尉　陈意敏

陈　静　周敏华　周维文　周　霄　祝　颖

秦丽楠　奚荣佩　唐闻佳　陶婷婷　黄杨子

黄　祺　蒋美琴　潘嘉毅

序

让医学科普知识"飞"入寻常百姓家

祖国医学源远流长，它是中华民族优秀文化的瑰宝，也是世界科学史上的璀璨明珠，历来为世人瞩目。在祖国医学发展的长河中，医学名家辈出，他们不忘向百姓传播医学科普知识，在保障人民健康和华夏昌盛方面发挥了独特的作用，做出了不可磨灭的贡献。

作为本市具有代表性的一所大型三甲综合性教学医院，上海交通大学医学院附属第九人民医院近年来致力于优质医疗资源志愿服务社区，让医学科普知识"飞"入寻常百姓家。2014年9月，上海交通大学医学院附属第九人民医院正式加入"上海市志愿者协会社区教育志愿服务总队"，开启了医学科普与社区教育志愿服务深度融合的探索实践之路。

"上海市志愿者协会社区教育志愿服务总队"是在市文明办、市志愿者协会的指导下，在市教委、市学习促进办的领导下，由上海市学习型社会建设服务指导中心负责统筹协调和运作管理。目前，总队已在全市成立了41个工作站、228个服务点，招募志愿者两万余人。通过总队的组织运作，引导社会各方力量参与社区教育，取得了良好的社会效应。其中，上海交通大学医学院附属第九人民医院工作站无疑已成为申城推进全民医学科普教育的一支重要的志愿服务骨干力量。

医学科普是关系全民健康、促进和谐社会建设的大事。上海交通大学医学院附属第九人民医院在开展优质医疗资源服务社区居民的公益活动的同时，承担了"医疗科普在社区教育的推广与应用"项目建设，连续3年获批"上海社区教育志愿服务品牌"重点项目。作为项目中的一项重要内容，上海交通大学医学院附属第九人民医院统筹各科室的医务工作者策划撰写并出版的医学科普书籍《谈医论症话健康》系列丛书，由总队通过本市社区教育志愿服务网络分送到全市各社区(老年)院校和学习站点，为居民学习医学常识带来了权威的"福音"。

中共中央、国务院印发的《"健康中国2030"规划纲要》中明确"共建共享、全民健康"是建设健康中国的战略主题。这套系列丛书正是对健康中国战略的积极响应，它根植于群众需要的沃土，以"把健康带给更多的人"为宗旨，因此深受百姓喜爱。如今，《谈医论症话健康(第四辑)》即将付样。延续前三辑确定的思路，第四辑进一步丰富选题范围，比如《吃出来的"痛"》《成人听力下降的常见原因及处理》《别让结石和息肉成为"癌"患》《儿童防蛀牙大全》《让遗传病不再遗传》《矫正近视的别样"眼镜"》《骨折术后康复最佳期》《冬病夏治克慢性顽疾》《盐与糖尿病》《前列腺术后尿失禁的康复》等，书中讲述的都是百姓日常关注的健康问题，是实用性很强的知识内容，且通俗易懂，贴近生活，读后让人获益匪浅。

《谈医论症话健康》从第一辑、第二辑、第三辑到第四辑的出版，是对医务工作者传播健康知识付出和收获的盘点，更是对广大读者的真诚回报。通过这套系列丛书，我们看到了新时代医务工作者的人文情怀，中国的医学必将从治疗向预防转变，向倡导健康生活方式转变。

卓越的城市，需要卓越的教育；卓越的教育，呼唤来自各行各业卓越的社区教育志愿者。相信上海交通大学医学院附属第九人民医院社区教育志愿服务工作站必将以卓越的社区教育志愿者风貌，为幸福上海助力，为健康上海助航，携手总队全体志愿者，群策群力，使社区教育志愿服务事业在更高的层次上、在更广阔的舞台上发挥更大的作用。

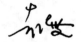

2020年1月25日

（上海开放大学校长、

上海市学习型社会建设服务指导中心主任）

目 录

三、口腔科

四、其他

一、内　科

1　冬季如何预防关节炎发作

赵福涛　风湿免疫科

天气转冷，由于寒冷和气压变化导致皮肤和关节局部血液循环功能下降、致炎因子等物质积聚，会诱发关节疼痛和肿胀加重，关节炎就容易发作或复发。要避免或减少关节炎的发作，有以下注意要点：

（1）防寒保暖，注意天气变化，根据天气情况及时增减衣物。

（2）保持居室干燥、通风和温暖，平时穿的衣服、盖的被子都要保持干燥、清爽，尤其不能穿潮湿的衣服。

（3）坚持运动和关节功能锻炼，以增加机体抵抗力、保护关节功能。户外运动要循序渐进，避免过度劳累，防止出汗过多而受凉。

（4）适时调理，因时而异。关节炎发病初期有明显的关节肿痛，应强调卧床休息，加强营养，补充足够的液体和多种维生素，保持精神愉快，要有充分的睡眠时间。病情稳定后，要适当增加运动量，增加关节活动度，逐渐恢复关节功能锻炼。

（5）预防流感等传染性疾病。在流感高峰期，要远离人群聚集地，以防止感染而导致关节肿痛加重。

（6）要强调的是，患者要戒烟，不能酗酒，可饮用少量葡萄酒。

2　患乙肝不要害怕，主动检查

蒋美琴　许　洁　感染科

乙肝作为一种传染性疾病，曾一度被人们所忌讳，很多患者存在自卑心理。然而，随着医学的不断发展，对乙肝的防控手段越来越多。

1.主动定期检查

我国是乙肝大国，最高发病率曾经达到9%以上。自从1988年我国开始普遍接种乙肝疫苗以来，目前总体发病率降到了7.18%。而从注射乙肝疫苗开始后的30年中，29岁以下人群的乙肝发病率其实已经下降到了4.5%左右。特别是在北京、上海、广州等城市，比如在上海市1~5岁的儿童中，乙肝发病率已经降到0.32%，下降很明显。

但是，有很多人，尤其是30岁以上的人群已经进入发病期，或者已经有过几

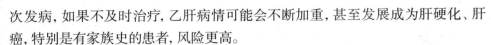

次发病，如果不及时治疗，乙肝病情可能会不断加重，甚至发展成为肝硬化、肝癌，特别是有家族史的患者，风险更高。

1）定期复查

亚洲国家人群，特别是中国男性到了40岁以后，e抗原仍为阳性，病毒DNA持续阳性，如果没有治疗，同时有家族史者，发展成肝硬化、肝癌的风险很大，这对患者本人、家庭乃至社会都是一个严重的问题。且有些患者不能做好定期复查，觉得已经治好了就没关系了。

建议患者主动定期到医院检查，及早发现，及早治疗。如果家族中有乙肝病史或者乙肝病毒携带者，建议定期体检筛查乙肝病毒。乙肝不像丙肝那样有可以根治的药物，但是对于大多数的乙肝患者，通过规范治疗能很好地控制其进展。

我国的肝癌患者大多来自乙肝患者，要积极避免危险因素。建议高危人群定期复查；对于病情稳定、肝功能正常、没有家族史的患者，建议每年查1~2次肝功能、甲胎蛋白、肝脏B超等；有高危家族史，或者肝功能反复异常的患者，建议每3~6个月进行一次常规随访。医生根据检查结果评估患者是否需要治疗，在需要治疗的情况下，按照治疗期随访要求进行复查；在不需要治疗的情况下，按照稳定期随访要求进行复查。

2）主动筛查

作为一个乙肝大国，或者说依然还属于乙肝中度发病率的国家，在体检中增加乙肝筛查，对很多人来说，这可能是他获知自己是否有乙肝病毒感染的唯一途径。因为，很多乙肝病毒感染者可能没有明显的症状，如果不体检就不会发现，就可能耽误一部分患者的治疗。

我国法律规定，除非在求职、入学等特殊情况下，为避免歧视，不能将乙肝病毒检测作为一种强制筛查项目。其实，对患者最好的尊重，不是将他们像熊猫一样保护起来，而是看成你我一样的普通人、正常人。如果能够尽早发现乙肝病毒携带者以及"隐性"患者，及早进行治疗，可以降低肝硬化、肝癌的发病率。

2.到底要不要抗病毒治疗

常有患者反映："我到甲医院去看病，医生说我需要抗病毒治疗，而我到乙医院去看病，医生说我不需要抗病毒治疗，究竟该听哪位医生的呢？"

的确，对于是否需要抗病毒治疗，某些情况下学术界也有一定的争议。对于乙肝的治疗主要是以抑制病毒为主，这是一个长期的过程。服用抗病毒药物时间长了，也要考虑药物的不良反应、患者依从性、经济负担、育龄期等很多其他问题。

总体而言，各国的指南都建议在肝功能异常、乙肝病毒DNA阳性的情况下进行抗病毒治疗。治疗的目的是减少病毒复制，使肝功能恢复正常。这样，疾病进展的过程就会延缓。对于有高危家族史或者已经有肝硬化倾向的患者，要毫不犹豫地选择抗病毒治疗。抗病毒是一个长期治疗的过程，原则上要等到表面抗原转阴才能停药。

3.对于肝功能正常、病毒阴性的患者，是否需要抗病毒治疗呢?

如果是未婚、未育、肝功能正常的患者，可以暂缓抗病毒治疗，先完成"人生大事"，在随访的过程中发现异常再采取相应的治疗措施。但是，对于这部分人群，现在也有专家提出，如果有肝硬化、肝癌家族史，还是应该积极行抗病毒治疗。目前，抗病毒治疗的药物也有很多，有些药物并不会影响妊娠。

建议患者去正规的医院就诊，专科医生会根据指南或分析的结果给出恰当的治疗方案。不同的医生可能在选择药物上略有不同，但原则上还是一致的。80%~90%的患者可以按照指南的建议进行治疗，还有10%~20%的患者需要由专科医生来判断，选择合适的治疗方案。

患者是个性化的，每位患者处在不同的节点，治疗选择可能会不一样。在有些化验结果模棱两可、可治可不治的情况下，可以进一步做肝脏弹性测试、肝脏穿刺病理学检查，综合评估是否需要行抗病毒治疗。

4.保肝药能保住肝脏吗?

乙肝病毒感染者，肝脏长期遭受病毒侵害，当肝细胞损害达到一定程度，肝功能就会受损。有些医生会给患者开一些保肝药物，保护肝功能免受损伤，促进受损的肝细胞再生和修复。那么，服用保肝药物是否就能阻止乙肝病情进展，避免发展为肝硬化、肝癌呢?

对于肝功能正常的患者，原则上不建议服用保肝药物。可以服用维生素C、维生素E等具有抗氧化作用的药物，对肝脏有一定的保护作用。

目前而言，对于乙肝后肝硬化、肝癌的预防，还没有明确有效的方法，专家们更多强调的是通过长期抗病毒治疗，抑制病毒对肝脏的损伤，达到肝脏纤维化的修复。不建议过多服用所谓的抗纤维化药物，因为大多数药物都是通过肝脏代谢，滥用偏方、秘方反而可能会加重肝脏的损伤。

对于已经出现肝纤维化、早期肝硬化的患者，长期抗病毒治疗抑制病毒复制，在2年、4年、6年或者更长的时间内可以自身逆转肝硬化。除此之外，中医中药在抗纤维化、抗肝硬化方面也有一定的效果，在肝硬化的治疗方面很早就有研究和记载。但是一定要到正规的医院看中医科，不要盲目服用民间验方、土方。

5.乙肝患者可以生下健康宝宝

乙肝患者对生孩子总有这样那样的担忧，担心不能结婚、不能生孩子，担心病毒会传染给宝宝。

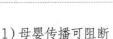

1）母婴传播可阻断

乙肝从来不是结婚和生育的禁忌证。很多人，特别是部分女性会担心遗传给孩子，其实没有必要过度担心，现在已经有很好的方法可以阻断母婴传播，有95%以上的女性乙肝患者可以生下健康宝宝。大多数乙肝患者只要治疗得当、定期随访，就跟正常人没有什么差别，既不会影响工作、生活，也不会影响生育。

乙肝在中国的发病有两大特点：一是家族聚集性，二是母婴传播。这也是我国以前乙肝高发的原因。现在，还是有相当多的母亲是乙肝病毒携带者。我们现在有阻断病毒传播的手段，就应该积极进行阻断。现在，女性乙肝患者生孩子都是通过母婴阻断的，包括使用高效价的免疫球蛋白和乙肝疫苗。

2）母乳喂养因人而异

宝宝生下来以后，能否母乳喂养也是女性乙肝患者的一大疑惑。

乳汁中的确含有乙肝病毒表面抗原，如果妈妈是在服药治疗期间，那么不建议哺乳；e抗原阳性、乙肝病毒DNA阳性的妈妈哺乳需慎重；如果妈妈是e抗原阴性特别是"小三阳"者，在乙肝病毒DNA阴性、没有服用药物的情况下，从理论上来说是可以哺乳的。但不能保证百分之百不会感染乳儿，小概率事件还是存在的。

所以，对于母乳喂养还是需要具体问题具体分析。

 激素，该出手时就出手

王　健　呼吸科

随着环境变化及大气污染加重，你是否经常被咳嗽、咳痰等呼吸系统症状所困扰？是否也一直抱怨和困惑，用了那么多"消炎药"，怎么咳嗽老不见好？这其中有很大的一部分人群并不是单纯的呼吸道感染，而是咳嗽变异性哮喘、慢性阻塞性肺疾病（COPD，简称慢阻肺）等，用"消炎药"当然是无效的啰。

1.哪些咳嗽"消炎"治疗无效

首先，让我们来看看什么是哮喘。从目前的认识来看，哮喘是一种慢性炎症，即长期存在的呼吸道炎症引起的气管、支气管肿胀和黏液增多。这种炎症改变不是通常大家所说的细菌、病毒或者其他微生物感染产生的炎症，而是非特异性炎症（或者称为过敏性的炎症），抗细菌、抗病毒治疗是无效的。由于哮喘患者存在过敏性气道炎症，引起支气管对外界敏感刺激的增高，这种增高在医学上称之为气道高反应性，当接触到外界各种刺激以后，患者的支气管容易出现收缩的反应，表现为发作性呼吸困难，严重影响工作和生活。

咳嗽变异性哮喘在我国是慢性咳嗽的常见病因，是一种特殊类型的哮喘，与典型哮喘不同的是以顽固性咳嗽为唯一表现而无喘息、气促等，通常为夜间刺激性咳嗽。如患者反复进行血常规、胸部影像学检查无异常发现，反复应用抗生素治疗无效，则应该通过肺功能（如支气管激发试验）等检查来明确诊断。

慢阻肺则是另一种常见的进行性发展的呼吸系统疾病，是一种发病率、致残率及病死率极高的疾病。据世界卫生组织（WHO）估计，至2020年其可能上升为世界第三大致死病因。它是一组慢性气道炎症性疾病，全球40岁以上者发病率已高达9%~11%。常见的发病原因有吸烟、呼吸道感染、大气污染及遗传因素等。主要以慢性咳嗽、咳痰，活动后胸闷、气促及不同程度的呼吸困难为主要表现，同时可伴有消瘦、焦虑、营养不良等全身表现。

2.激素当用不用，反受其害

上述这些发病率较高、出现症状时极大影响生活质量的疾病的治疗都需要用到激素。然而老百姓往往谈激素色变，坚决抵制，这在一定程度上影响了这些疾病的治疗，往往造成疾病控制不佳。如咳嗽变异性哮喘的咳嗽长期不缓解，影响工作、睡眠等；哮喘控制不好，轻则出现胸闷、气促，重则出现呼吸衰竭，进而导致死亡；慢阻肺患者经常急性发作造成肺功能下降，使其他并发症如心血管疾病、抑郁症、肺癌等的发生增加，加之随着疾病的发展，患者往往会丧失生活能力，加剧肺功能恶化，导致死亡。

3.激素要怎么用

那么，什么情况下需要用激素治疗呢？

（1）咳嗽变异性哮喘：如果是慢性咳嗽患者明确诊断为咳嗽变异性哮喘，则需要给予2~3个月的长效吸入激素加支气管扩张剂，否则容易发展成典型哮喘。

（2）典型哮喘：对于典型哮喘，指南则建议使用低剂量吸入激素治疗大多数患者，以及那些症状不常见的患者，以减少哮喘恶化的风险，并且通过治疗后反应来评估，指导治疗方案调整，即激素能不能减量、需不需要加量及需不需要加支气管扩张剂、白三烯拮抗剂等。

（3）慢阻肺：从更新的2017年指南来看，激素在治疗慢阻肺方面的地位有所下降，就是对于稳定的中度肺功能损害的患者，可以仅用支气管扩张剂治疗而撤除激素。但是，对于反复急性发作的患者以及肺功能损害属于重度和极重度的患者，仍然推荐应用吸入激素联合支气管扩张剂，更能改善肺功能和健康状况。

最后，我们需要强调的是：正确地应用激素可以控制疾病的发展，最大限度改善生活质量，减少药物引起的不良反应。由于我们今天所谈到的都是呼吸系统疾病，我们推荐吸入激素而不是口服激素，这样应用可以保证肺内有较高的药物浓度，同时减少全身用药的不良反应。当然，上述这些疾病出现急性加重时还需要静脉应用激素。如果确实有需要时，大家千万不要因为害怕激素的不良反应而拒绝治疗，以免造成不良后果；而是应该在医师的指导下，合理地应用激素。激素，该出手时就出手。

 请牢记：服药期间不喝酒

曹国良　老年病科

平日里，无酒不欢的大有人在，尤其喜欢在吃饭时"咪两口老酒"，过年期间走亲访友更是少不得推杯换盏。有一部分人在生病服药期间也离不开酒，结果不仅影响药物的疗效，还可能引起许多新的并发症，严重者甚至危及生命。

究其原因是乙醇（酒的主要成分）会与许多药物产生相互作用。一方面，乙醇会影响药物的吸收和药物代谢酶的活性；另一方面，某些药物也会干扰乙醇的正常代谢，造成乙醛蓄积中毒。因此，提醒广大患者，服药期间应禁酒，以免产生严重不良反应。

最典型的是抗菌药物。酒精遇到头孢菌素如头孢哌酮、拉氧头孢、头孢美唑、头孢孟多、头孢甲肟、头孢替安，以及甲硝唑、替硝唑、呋喃唑酮等，可引起双硫仑样反应。另外，甲苯磺丁脲、氯磺丙脲等也会引起上述反应。

双硫仑样反应表现为用药后饮酒出现四肢无力、嗜睡、眩晕、幻觉、头痛、恶心、呕吐、胸闷、全身潮红、虚脱、惊厥，甚至血压下降、呼吸抑制、休克等反应。轻者可自行缓解，重者应及时采取必要的措施进行救治。因此，患者在使用以上药物前2天应禁酒，且用药后1周要避免饮酒以及服用含有乙醇的饮料和药品。

解热镇痛药遇上乙醇可能导致胃泌素分泌浓度剧增，胃酸大量分泌，以致破坏胃黏膜屏障，损伤黏膜下血管，有引起胃出血的风险。

其他药物还有降压药、抗心绞痛药、利尿剂、降血糖药、镇静催眠药、抗过敏药、抗结核病药、抗精神病药、抗抑郁药、抗凝剂等。服药期间饮酒会引起血压大幅波动、肝功能受损，以及类似双硫仑样反应的不良反应。

最后，实在搞不清楚药物与乙醇之间复杂作用的人群，只要牢记用药不喝酒，就行了。

5 隐匿的夜间高血压更危险

陈朝婷　老年病科

很多人对自身血压的认知往往始于诊室血压,对其诊断标准也较清楚。那么,偶然测得的诊室血压正常,是否就代表血压没有问题呢? 非也。要想了解血压的真实状况,光靠一次的血压测量是不全面的。

近年来,随着动态血压监测的广泛使用,发现在诊室血压正常的人群中有相当比例的隐匿性高血压和夜间高血压存在。这部分人群存在更高的心血管事件风险及不良预后,动脉粥样硬化、左心室肥大、脑卒中、严重冠状动脉不良事件、肾衰竭等靶器官损伤的发生率更大,尤其是夜间高血压,只能通过动态血压来诊断。由于不能及时被诊治,其靶器官的受累严重程度显著高于其他高血压人群,这也可以说是高血压防治的主要盲区。

随着家庭血压自测仪的广泛使用,白天血压多时点自测也有助于自我发现隐匿性高血压。若是高血压患者,多时点测量并记录,有利于患者和医生了解日间血压控制情况,并给予相应的药物调整。因此,在诊室血压基础上,结合家庭自测血压和24小时动态血压监测,可以极大地提高高血压的发现率和达标率,减少心脑血管等靶器官的损害。

因此,推荐普通人(包括年轻人)每年至少正规测血压1~2次。如有增高(若两次血压≥140/90mmHg即可明确为高血压),1个月内至少复查2次或进行24小时动态血压监测,明确有无高血压;高血压患者则建议降压治疗,同时进行家庭血压自测观察疗效。尤其在季节更替或药物调整过程中,应连续多日多时点测压并记录,供自己和医生参考,有利于有效管理血压;如有肥胖、代谢综合征、糖尿病、高血压和心脑血管疾病家族史等高危因素,建议不仅关注日间血压,更要加强夜间血压管理。高血压的发病在我国有年轻化的趋势,因此不同年龄层都应该关注血压健康。

由于诊室血压、家庭自测血压和24小时动态血压监测的高血压诊断标准有所不同,在此附上相关参照标准:诊室高血压诊断标准仍为≥140/90mmHg;24小时动态血压≥130/80mmHg,日间动态血压≥135/85mmHg,夜间动态血压≥120/70mmHg;家庭血压≥135/85mmHg。患者应做到心中有数,有效管控血压,把高血压这个慢性病的危害程度降到最低。

特殊人群如何应用DPP-4抑制剂

陆颖理　郭明皓　内分泌科

1.老年2型糖尿病患者

老年2型糖尿病患者对低血糖的耐受差，易出现低血糖和严重的低血糖事件。在选择降糖药物时，需特别考虑药物的低血糖风险。二肽基肽酶-4抑制剂（以下简称DPP-4抑制剂）属葡萄糖依赖性降糖药，低血糖的发生率低。研究显示，西格列汀单药治疗老年患者30周后，有效降糖的同时，有症状的低血糖发生率仅为0.8%。西格列汀心血管终点研究（TECOS）亚组分析显示，与安慰剂组相比，西格列汀用于≥75岁的患者，不影响主要心血管事件、死亡、心衰住院、严重低血糖及急性胰腺炎、胰腺癌等事件的发生风险。西格列汀、阿格列汀和利格列汀应用于65岁以上老年患者与较年轻患者，未发现总体安全性的差异，疗效相当，甚至更好。因此无须根据年龄调整剂量。

2.儿童及青少年患者

因尚未确定DPP-4抑制剂在18岁以下儿童和青少年患者中的安全性和有效性，因此，不推荐儿童和青少年患者使用。

3.孕妇及哺乳期妇女

DPP-4抑制剂用于妊娠女性的相关数据较少，安全性未知，但动物实验显示在高剂量下有一定的生殖毒性，不建议在妊娠期使用。目前尚不知晓DPP-4抑制剂是否能通过人的乳汁分泌，但在动物实验中显示能够通过乳汁分泌，因此在哺乳期不可使用。

4.2型糖尿病合并肾功能不全患者

DPP-4抑制剂具有良好的肾脏安全性，在临床前研究和临床研究中均未观察到肾毒性。由于多数DPP-4抑制剂主要通过肾脏清除，因此，为了达到与正常肾功能患者相似的血浆浓度，建议伴有中、重度肾功能不全及终末期肾病需要透析的2型糖尿病患者降低药物剂量。剂量的调整也减少了肾功能不全患者的经济负担。利格列汀不经过肾脏排泄，因此，肾功能不全的患者无需调整剂量。

5.DPP-4抑制剂用于肾功能不全的患者

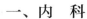

DPP-4抑制剂	轻度肾功能不全（肌酐清除率≥50mL/min）	中度肾功能不全（肌酐清除率30～50mL/min）	重度肾功能不全（肌酐清除率＜30mL/min）或需要血液/腹膜透析的终末期肾病
西格列汀	不需要调整剂量	剂量调整为50 mg，每日1次	剂量调整为25mg，每日1次
利格列汀	不需要调整剂量		
沙格列汀	不需要调整剂量	剂量调整为2.5mg，每日1次	
维格列汀	不需要调整剂量	剂量调整为50mg，每日1次	
阿格列汀	不需要调整剂量	剂量调整为12.5mg，每日1次	剂量调整为6.25mg，每日1次

6. DPP-4抑制剂用于肝功能不全的患者

DPP-4抑制剂	轻度到中度肝功能不全（肝功能分级评分≤9）	严重肝功能不全（肝功能分级评分＞9）
西格列汀	不需要调整剂量	尚无严重肝功能不全患者的临床用药经验
利格列汀	不需要调整剂量	不需要调整剂量
沙格列汀	用于中度肝功能受损的患者需谨慎	不推荐用于严重肝功能受损的患者
维格列汀	不可用于肝功能不全的患者，包括开始给药前血清丙氨酸氨基转移酶（ALT）或血清天冬氨酸氨基转移酶（AST）大于正常值上限（ULN）3倍的患者	
阿格列汀	肝功能检查异常的患者应慎重使用	

　　DPP-4抑制剂机制独特，疗效确切持久，安全性良好，使用方便，且对胰岛B细胞有潜在的保护作用，适用于广泛的2型糖尿病人群。DPP-4抑制剂可以单独使用，也可以与各种口服药或胰岛素联合使用。合理把握用药时机，早期使用，可以更好地发挥这类药物的优势。

 难以控制的脆性糖尿病

陆颖理　内分泌科

　　应该说，糖尿病是一种可预防、可治疗的疾病，如能将血糖控制好，可以避免、延缓并发症的发生。在糖尿病患者中，长寿者也并不少见。那么，为什么生活中仍然有越来越多的糖尿病患者，并发症的发生也日渐增多呢？一般认为，血糖控制不佳，除了不重视、没有接受正规治疗、不能遵医嘱严格执行导致血糖波动外，确实有一部分人血糖不容易控制好。

这种病情极不稳定、血糖波动范围大，且难以控制的糖尿病又被称为"脆性糖尿病"。它在临床上确实难治，让患者无所适从，也让医生头痛。脆性糖尿病患者特别容易发生低血糖、酮症酸中毒，甚至昏迷，对胰岛素注射剂量的调节又十分敏感。要明确的是，血糖忽高忽低其实非常危险，发生并发症的风险显著增加。所以这部分患者更加需要充分认识到危险性，努力配合医生把血糖控制好。治疗主要依靠胰岛素强化治疗，可能需要更加密切的随访、复查，最好1~2周随访，及时调整用药方案。建议家中自备血糖仪，进行多点血糖监测。

另外，生活方式也会影响到糖尿病的控制效果。如果在治疗的同时，生活方式不健康，如饮食不注意控制总能量、吸烟、喝酒、缺乏运动……这些对血糖的控制明显不利。因此，再好的药物也需要健康生活方式的配合，才能起到效果。

 # 盐与糖尿病

叶　林　陆颖理　内分泌科

糖尿病在我们的日常生活中越来越常见，科研人员也在不断研究它的新的治疗方法。然而饮食治疗在整个糖尿病的治疗中起很大的作用。很多糖尿病患者都知道饮食治疗是糖尿病治疗的基础，只有严格控制饮食，做到规律有序，降糖药物才能更好地发挥作用。而对于盐的摄入则很少考虑，认为盐吃得多点少点无所谓，食盐与糖尿病关系不大。

1.盐与糖尿病的研究

然而近日，在欧洲糖尿病研究协会年会上公布的一项最新研究发现，吃盐太多会增加2型糖尿病和成人隐匿性自身免疫性糖尿病的发病率。每天多摄入1g钠（或者2.5 g食盐），患2型糖尿病的风险增加43%，而自身免疫性糖尿病患病率更是增加73%。研究根据每日不同的盐摄入量将人群分成三组，分别是"低摄入组"（每日盐摄入量低于6 g）、"中等摄入组"（每日盐摄入量6 ~ 9 g）和"高摄入组"（每日盐摄入量超过9 g），结果发现高摄入组人群患2型糖尿病的风险比低摄入组人群高出58%。对于糖尿病高遗传风险的人，如果每天盐摄入量不予以控制，那他们患糖尿病的风险将是那些每日盐摄入量低的人的4倍。研究指出，额外增加食盐摄入可能引发胰岛素抵抗，进而增加糖尿病风险。

2.各类人群，食"盐"有别

世界卫生组织建议，成人每人每日摄入6 g食盐为宜。目前，我国居民每日食盐摄入量平均为12 ~ 14 g，还不包括盐的一些隐形摄入，如生活中含钠盐较高的各类调味料，如酱油、番茄酱、辣椒酱等，以及香肠、午餐肉、酱牛肉、烧鸡等熟食，甚至咸菜、酱菜、咸鸭蛋等腌制食品。糖尿病患者食量少、代谢障碍、心脑血管并发症较多，比正常人更应少盐饮食。糖尿病非高血压患者每日摄入盐量应在5 g以下，高血压患者和糖尿病肾病患者不超过3 g，如病情加重则限制更严，每日进盐量不应超过1 g。

3.糖尿病患者在日常生活中要如何控制食盐呢

首先，每天只吃一盖盐，一个啤酒瓶的盖子，去掉那层胶垫，装满盐正好是6 g。现在很多矿泉水、饮料瓶的瓶盖，都削薄了一半，这种瓶盖盛满了，就是4~5 g。这对于糖尿病患者来说已经足够了。

其二，吃完菜把菜汤倒掉，这样能减少对食盐的摄入。有些人喜欢喝菜汤，或是把菜汤倒入饭里泡饭吃。炒菜时很多盐分都溶化在了菜汤里，所以菜汤里的盐含量是最高的。

其三，烹调菜肴时，先不放盐，等菜熟待食用前把少量盐末直接撒在菜上。这样，味蕾可直接感受到盐的强烈刺激，盐可以放少些。

其四，生活中还有一些隐形盐，如酱油、香肠、咸菜等，所以也要注意控制隐形盐的摄入，不吃或少吃咸味或鲜味的小食品如方便面、苏打饼干等（含大量钠）。高血压、心脑血管疾病及水肿患者更应限盐。

其五，采用低钠盐也是个不错的办法。低钠盐当中的钠要比普通碘盐中的钠少1/3左右。因此，选用低钠盐就可以减少20%~30%氯化钠的摄入。从味道上来说，低钠盐的咸味儿跟普通精制盐的咸味是差不多的，因为低钠盐中增加了氯化钾和氯化镁的量，氯化钾也有一定的咸味，而且钾和镁对人体也是非常有益的。然而尿毒症、肾功能受损等肾脏病患者排钾能力差，不适宜吃低钠盐。

大家都熟知过多摄入食盐对血压的影响，可未曾想到，食盐其实还与糖尿病息息相关，过多摄入食盐会加重胰岛素抵抗而致糖尿病风险增加，而高血压又是使糖尿病患者致残、致死的主要诱因。所以，尽管这个食盐的摄入标准会让菜肴清淡一些，但为了我们的健康，呼吁大家慢慢改变重口味，少吃盐。

⑨ 吃出来的"痛"

叶 林   内分泌科

小张是个铁杆球迷，每逢足球比赛必然买上一堆海鲜配上啤酒，边吃边看，甚是过瘾。不料，他的右脚大拇指突然红肿起来，剧痛难忍。小张去了医院，才明白原来自己是患了痛风。

痛风在古代是一种"富贵"病。古代帝王将相、达官显贵终日山珍海味、吃喝玩乐而容易生此病，故有"肥甘厚味，足生大疔"之说。近年来，随着人们生活水平的提高，饮食结构和生活方式的改变，痛风的发病率有了显著提升。最新研究显示，近年来我国痛风患者呈年轻化趋势，其中95%为男性，发病年龄一般在30~70岁。

其实，痛风是嘌呤代谢紊乱和（或）尿酸排出障碍所致的疾病。临床表现主要是高尿酸血症、反复发作的急性单关节炎、痛风石、痛风石引起的慢性关节炎，以及肾结石和肾功能改变。该病发作时疼痛剧烈，但在疾病初期，有时即使不治疗也能自愈，所以暂时的痛楚往往不引起患者重视。而痛风的危害在于长期反复发作引起的关节破坏和肾功能损害。

在痛风治疗过程中，药物治疗只是一方面，科学饮食尤为重要。无节制的饮食可使血尿酸浓度迅速达到随时发作的状态。另外，痛风患者往往同时伴有高脂血症、高血糖和高血压，这些疾病本身也需要控制饮食。所以，痛风患者在饮食上应该注意做到以下几点。

1.避免高嘌呤饮食

绝大部分海鲜食物嘌呤的含量比较高。带鱼、沙丁鱼等嘌呤含量最高，海参、海蜇是海鲜中嘌呤含量较低的，可适当食用。肉类并非绝对不能吃，但要少吃。干果类食物如蘑菇、香菇等的嘌呤含量较高，茄子、黄瓜和绿叶菜的嘌呤含量较低。

2.戒酒

饮酒是痛风发作最重要的诱因之一。这是因为酒的主要成分乙醇可使体内乳酸增加，而乳酸可抑制肾小管对尿酸的排泄。同时，乙醇还能促进嘌呤分解，使血中尿酸升高。另外，啤酒本身是由麦芽发酵而成，嘌呤含量非常高。因此，大量饮酒往往诱发痛风发作，长期饮酒可发生高尿酸血症。预防痛风发作最好的办法是戒酒。

3.多喝水

每日饮水量保持在1 500mL以上，最好在2 000mL以上。多饮水可以稀释尿酸，加速排泄，使尿酸水平下降。咖啡、茶、酸奶、低脂奶等都可以饮用，而橙汁等果糖类饮料可导致尿酸增高，应少饮用。肉汤中含有大量嘌呤成分，饮后不但不能稀释尿酸，反而会导致尿酸增高。

4.多吃碱性食物

苏打水有较强的碱性，至肾脏可以使尿液呈碱性。碱性环境有利于肾脏排酸，对痛风有效。在痛风的临床治疗中也经常要服用苏打片。西瓜、冬瓜属碱性食物，且有利尿作用，对痛风患者也有帮助。

5.饮食总量控制

肥胖既是痛风发病的风险因素，又是痛风发展的促进因素。肥胖者的血尿酸水平通常高于正常人。体重下降后，血尿酸水平也会下降。此外，痛风伴有肥胖会影响药物效果，降低药物敏感性。所以，肥胖者应当减肥，控制饮食总热量、限制脂肪摄入，并坚持锻炼身体。

痛风长期得不到控制，对人体危害是很大的，而科学饮食是痛风治疗中的重中之重。希望大家都能管住嘴、迈开腿，科学饮食，远离吃出来的"痛"。

偏头痛，远离六大诱发因素

蒋美琴　刘建仁　神经内科

我们每个人几乎都经历过头痛。头痛的类型多种多样，原因也非常复杂。有些头痛可能是由局部病变如脑血管疾病等引起；也有些头痛可能是由全身性疾病如感冒等引起；还有一些头痛可能找不到确切的原因，称为原发性头痛，比如偏头痛。

偏头痛是最常见的神经血管性头痛，多以单侧搏动性跳痛为主，常伴有恶心、呕吐和畏光、恐声，每次头痛持续时间4~72小时，疼痛程度中至重度，常规体力活动会加重头痛。约10%的患者头痛之前出现可逆的先兆症状，如视觉、躯体感觉、运动和视网膜症状等，先兆持续5~60分钟后出现头痛。

冬季气温下降，冷空气频繁来袭，寒冷刺激会诱发偏头痛发作。因此，偏头痛患者在这个季节要加强防护。日常生活中，我们要避免以下六大诱发因素：

1.特殊饮食

含有某些特殊成分的食物会诱发偏头痛。刘主任介绍说，含咖啡因、酪胺、亚硝酸盐和硝酸盐、谷氨酸单钠、天门冬酰苯丙氨酸甲酯等成分的食物，都容易诱发偏头痛。所以，偏头痛患者，平时要尽量少吃或不吃下列食物。

含咖啡因的食物：如茶、咖啡、碳酸饮料、巧克力等，尤其是奶茶容易被忽视，其咖啡因成分甚至高于一般的茶水。

酒类：常见的是红酒，包含亚硫酸盐、组胺和黄酮类等成分。

含酪胺的食物：包括奶酪、腌制品、熏制品以及柑橘类水果，如橘、橙、柑和柠檬等。

含亚硝酸盐和硝酸盐的食物：如泡菜、发色剂、防腐剂、腌制品和熏制品等。

含谷氨酸单钠的食物：味精等调味料。

含天门冬酰苯丙氨酸甲酯的食物：糖精等调味料。

2.睡眠障碍

很多患者都有这样的经历，缺乏睡眠特别是严重睡眠不足的时候，偏头痛就会发作。还需要提醒的是，睡眠过多也有可能诱发偏头痛。所以，偏头痛患者既不能缺少睡眠，也不能睡得太多。

3.劳累紧张

我们经常看到一些白领精英、企业高管等，时不时就会头痛发作，这跟他们工作忙碌、压力大、睡眠不足等因素有关。刘主任指出，过度劳累、工作压力过大、精神紧张焦虑等，会使大脑中传递疼痛信号的神经更加敏感，从而导致偏头痛发作。

4.气候变化

温度过高、过低，或者相对湿度过高，都有可能导致偏头痛的发生频率增高。所以夏季高温和冬季降温等天气变化大的时候，以及降雨时，都要注意防护。冬季气温低，是偏头痛高发的季节，建议患者外出时戴个帽子保暖，可减少偏头痛的发病次数。

5.异味刺激

强烈的气味，比如油漆、涂料、香水等，可能扰乱神经系统的正常传递，从而诱发偏头痛。所以，我们不建议偏头痛患者使用香水，同时避免接触油漆、涂料等有强烈异味的物质

6.运动习惯改变

运动习惯的改变，如突然剧烈运动，也有可能造成严重的偏头痛发作。所

以，偏头痛患者在运动健身的时候，要遵循循序渐进的原则，掌握好运动强度和运动量，形成规律后，不要轻易改变运动习惯。

 莫名眩晕，原来是"耳石"惹的祸

刘建仁　神经内科

小区里的王阿姨最近得了一种怪病。56岁的她平时总有说有笑。可是近1周来，每晚躺下或者翻身时她都会感觉天旋地转，其中有一次还出现呕吐。头颅磁共振、颈椎片子都拍了，就是找不到原因。盐水也输了，药片也吃了，毛病就是不见好，一时间她变得茶饭不思，面容也憔悴了许多。经人介绍，她来到了上海交通大学医学院附属第九人民医院（九院）神经内科眩晕（耳石症）专病门诊，医生说林阿姨的眩晕病是"耳石症"惹的祸，经过2次的手法复位治疗，怪病消失了，翻身时头不晕了，看东西也没有了摇晃感，认识她的人都说："我们活泼开朗的王阿姨又回来啦。"

1.什么是耳石症

耳石症，临床上的标准名称是良性阵发性位置性眩晕，指的是当头快速移动到某一特定的位置时出现的短暂眩晕和眼震，严重时会伴有恶心呕吐。该病是最常见的一种眩晕病，约占所有门诊眩晕患者的20%~40%，年发病率为0.6%，终身患病率为2.4%。耳石症本身不危及生命，但由于患者眩晕发作时容易跌倒，且伴有焦虑、恐惧症状，身心健康均有可能受到影响。

耳石症到底是身体哪个部位出现了问题呢？原来，人体颞骨内部的内耳除了有听觉作用外，还起着维持身体平衡的功能，它包括前庭和半规管两个部分。其中，前庭椭圆囊和球囊的囊斑上有个形状如石头的碳酸钙结晶（俗称"耳石"），可以感受直线加速度和重力的变化。三个半规管互呈90°夹角，可以感受角加速度的变化。若前庭的耳石由于外伤或局部结构退化等原因从原来位置上脱落，掉进了半规管，患者在头位改变时就会引起眩晕（类似胆囊结石导致胆囊炎发作）。

2.耳石症的临床表现有哪些

①起床、躺下、翻身等特定头位改变而诱发的眩晕；②眩晕持续时间短暂，一般不超过1分钟；③有一定的潜伏期，一般头位改变数秒后才出现症状；④一般不伴有耳鸣及听力下降。

耳石症可分为两类。一类为继发性的，如继发于头部外伤、前庭神经炎、梅尼埃病等；另一类为特发性的，即找不到明确继发因素。调查显示，骨质疏松症、高尿酸血症及人体维生素D缺陷的个体中容易发生特发性耳石症。部分患者有家族遗传倾向。耳石症一般中老年女性多见。近年来，该病有年轻化的趋势。我们诊治的耳石症患者中男女之比约为1∶2，平均年龄58岁，年龄最大的91岁，最小的是22岁。

3.得了耳石症该怎么办

若患者的眩晕发作符合以上表现时，需要到各大医院神经内科或者五官科进一步诊治。然而，规范的耳石症诊疗中心在上海乃至全国仍较缺乏，误诊误治现象时有发生。为此，九院神经内科自2010年开设眩晕（耳石症）专病门诊，至今累计接诊耳石症患者600多例，其中不乏有人专程从外省市赶来就诊。

耳石脱落的位置不同，可以表现为不同方向的眼震，这是进行耳石定位及后续复位治疗的依据。例如，水平半规管管石症主要表现为左右侧翻身时会诱发眩晕，但向一侧翻身时会更重；查体可见水平向地性眼震，向一侧翻身时眼震强度大，向另一侧时眼震强度小。而后半规管管石症通常表现为后仰躺下以及坐起时眩晕，查体可发现顺时针或逆时针扭转性眼震。传统的位置诱发试验主要是通过医生肉眼观察进行诊治，有一定的误差。为耳石检查专门设计的红外视频眼震电图仪可以清晰、客观地记录眼震的形式及强度，是目前世界上最先进的耳石症检查仪器之一。九院神经内科现已引进这一设备，从而大大提高了耳石症诊断的精准性。

有经验的医生通过检查可以做出正确的判断，从而选用相应的手法复位治疗方法，使脱落的耳石从半规管滚回到椭圆囊。一般经过1～3次复位治疗，患者的眩晕症状基本可以得到有效改善。治疗结束后，要求患者1周内要注意休息，体位变换应缓慢。部分口服药物（如倍他司汀等）因可促进中枢代偿，对于复位后的残余头晕症状有一定帮助。对于没有接受正规培训的医生，错误的手法及粗暴的操作，有可能导致患者耳石异位，眩晕加重。

值得注意的是，该病有一定的复发风险。有报道，耳石症患者1年的复发率为7%～23%，远期复发率高达50%。因此，我们建议患者定期来医院随访，一般每3个月一次。另外，在首次诊治时就需要开始筛查复发相关危险因素，如骨质疏松症、维生素D缺乏等。

12 感冒怎么会引起急性肾炎

吴胜斌　肾内科

小王大学毕业不久开始从事涉外销售工作。他勤奋努力，经常主动要求出差，且办事踏实本分，为此博得上司和许多客户的喜欢，手头的业务较其他同事明显繁多。最近因为出差频繁，经常熬夜，小王感觉非常疲劳。出差的地方天南海北，气温多变，他出现了咽痛、咳嗽、发烧等症状。起初他以为只是普通感冒而已，自己年轻，身体底子好，不会有太大问题，于是就没有及时就医，胡乱吃了一些自己平时药箱常备的感冒药。但是1周以后，感冒依然没有好，小王感觉整天浑身乏力，腰膝酸软，眼睑出现水肿，他还以为是咳嗽导致睡眠不佳引起的。一次在抽水马桶中无意发现小便颜色竟然是酱油色的，而且上面飘着一层厚厚的泡沫，久久不能散去。他终于意识到问题的严重，在上司和同事的劝说下，来到我们医院门诊就诊。经过耐心的病史询问和常规尿液检查，发现有血尿和蛋白尿，主诊的李医生凭着多年的临床经验判断是急性肾炎，要求小王马上住院诊治。小王有些懵了："我来看一个感冒，怎么被诊断出肾炎来了？"

确实，大多数不明就里的患者都会询问类似小王的问题。感冒是生活中一种常见的上呼吸道急性感染，一个人再怎么当心，一生中总会感冒，而且大多数感冒即使不就医，自己在家里好好休息、多喝水也会自愈。即使感冒加重，最多引起下呼吸道感染，也就是我们常说的肺炎，怎么会引起急性肾炎呢？

急性肾炎全称是急性感染后肾小球肾炎（acute post-infectious glomerulonephritis，APIGN），是指由不同病原微生物感染导致的一组肾小球疾病，其中最主要的是急性链球菌感染后肾小球肾炎（acute post-streptococcal glomerulonephritis，APSGN）。典型的临床表现为急性肾炎综合征，也就是我们平时常见的水肿、血尿、蛋白尿，有部分患者还可能出现高血压和肾功能损害。

统计表明，在急性肾炎的发病原因中，上呼吸道感染占七成。在气候多变的季节和地方，细菌和病毒比较活跃，因此很容易出现上呼吸道感染。肾脏是人体重要的器官之一，但是非常娇嫩。有一些看似很小的疾病，例如感冒，最终也会对肾脏造成伤害。"感冒会导致机体免疫功能出现紊乱，免疫细胞不仅不会吞噬病菌，还会与病菌结合，形成一种免疫复合物。免疫复合物随着血

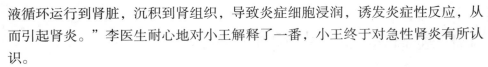

液循环运行到肾脏，沉积到肾组织，导致炎症细胞浸润，诱发炎症性反应，从而引起肾炎。"李医生耐心地对小王解释了一番，小王终于对急性肾炎有所认识。

其实，20世纪初一位名叫 Von Pirquet 的儿科医生就通过长期临床观察最早提出，急性肾炎的发病是由抗原－抗体反应形成免疫复合物导致。虽然百年来此病明确的发病机制仍不清楚，但一系列研究明确了大多数急性肾炎与 β 溶血性链球菌A族感染引起的免疫介导反应有关，而 β 溶血性链球菌又是感冒的常见病菌。

1.如何知道自己得了急性肾炎

其实像小王那样表现为浑身乏力、腰膝酸软、眼睑水肿，就是急性肾炎的征兆。普通感冒引发的急性肾炎，一般都在咽痛、咳嗽、发热等上呼吸道感染症状出现后的1~2周发病，发病时会有不同程度的恶心呕吐、食欲减退、疲乏无力、头痛、心悸气促、精神疲劳，甚至出现抽搐，部分患者还会出现发热，体温一般在38℃左右，少尿，颜色深而浊，继而出现血尿，但持续时间较短，数日后大多转为镜下血尿。大多数肾炎患者还会出现蛋白尿，但一般病后2~3周尿蛋白会显著减少，2~3个月后基本消失。如果持续出现蛋白尿，则是转为慢性肾炎的表现。肾炎患者往往还会出现水肿，一般出现在颜面部，尤其是眼睑处，继而出现下肢和阴囊的水肿，部分患者还会伴随血压升高的症状，严重者甚至会出现急性肾功能衰竭。

大家可能会担心感冒引发的急性肾炎不容易治疗，留下严重的后遗症。其实急性肾炎没有那么可怕，只要去除病因，辅以适当对症治疗，好好休息，80%的急性肾炎患者是可以完全康复的。

2.为什么需要住院治疗

感冒引发急性肾炎的治疗原则是控制感染、对症治疗，以预防致死性并发症的发生，等待肾脏自行修复。主要的治疗措施包括卧床休息、低盐或无盐饮食、抗感染、利尿降压等。

很多急性肾炎经过上述治疗，病情能很快好转。一般肉眼血尿消失最早；经自行利尿消肿，氮质血症和高血压也随之恢复正常。尿液检查恢复较慢，常迁延数月，大部分患者尿蛋白都可以转阴。1年以后大部分患者尿蛋白都可以转阴，遗留镜下血尿可以迁延数月，最终完全恢复正常。

虽然大多数急性肾炎患者可以治愈，但治疗前首先要通过肾脏病理学检查帮助明确诊断、判断预后和指导治疗。因为很多其他肾小球疾病、急进性肾小球肾炎和全身免疫系统疾病，如红斑狼疮、过敏性紫癜、血管炎等，也会出现急性肾炎的类似症状，甚至有些细菌性心内膜炎也会出现肾脏损害症状，这些疾病都是需要进行特殊治疗的。要排除这些疾病的可能，就必须要做肾脏病理学检查，而肾脏病学理检查则是需要住院做肾穿刺手术的。当然，有些肾炎症状严重的，尤其是出现肾功能衰竭的，更是需要住院观察治疗的，必要时可能还要进行肾脏替代治疗，也就是我们常说的血液透析。一旦误诊误治，极有可能使病情迁延成为慢性肾炎，出现尿蛋白、高血压、终致慢性肾功能衰竭、尿毒症。严重的急性肾功能衰竭还会有生命危险，当然这个比例很低，在1%以下，但我们还是 要引起重视。所以住院配合医生的诊治很有必要。

3.怎样才能预防急性肾炎

首先，要注意锻炼身体，增加自身抵抗力，防止感冒和流感；一旦患上呼吸道感染要及时治疗，如能及时治疗则可阻止免疫反应的发生。感冒比较频发的季节要少去人员流动多的公共场所，预防发生交叉感染。

其次，如果感冒1～2周依然没有痊愈，并出现如咽痛、怕冷、咳嗽、发热等症状，就要及时就医。如果发生尿中有血或大量泡沫、出现水肿等更要警惕，尽早做尿实验室检查。

再者，如果伤风感冒后发现身体出现疲乏、腰痛、水肿症状，千万要小心，不要自行诊断服药，应及时到医院诊治。如果急性肾炎能够及时诊断治疗，大部分患者的肾功能是可以恢复正常的，切忌胡乱吃药，以免加重肾脏负担。

最后，提醒急性肾炎患者应多休息，避免过于劳累。饮食要清淡、低盐，肾功能出现问题时，要限制蛋白质摄入。如果发现血压升高，需要遵照医嘱服用降压药物。

⑬ 尿酸降得越低越好吗

吴胜斌　肾内科

相信剧烈的足部疼痛和难以名状的肾绞痛会让每一位痛风和肾结石患者对尿酸恨之入骨，不除不足以平内心的怨怒。然而尿酸真的是降得越低越好吗？

回答这个问题前我们可以先了解一下尿酸。尿酸是人体内细胞代谢及饮食中嘌呤核苷酸的最终代谢产物。尿酸为弱酸，在人体内主要以游离尿酸盐的形式存在，尿酸在血液中的生理溶解度在37℃时为420μmol/L，达到饱和时易形成针状或不定形的结晶，沉积在除中枢神经系统以外的任何组织，特别是关节

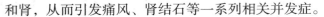

和肾，从而引发痛风、肾结石等一系列相关并发症。

那么，是否要把尿酸降得很低呢？我们应该要了解尿酸在人体的生理作用。其实尿酸并非如一些人认为的"一无是处的代谢废物"。人类进化过程中由于嘌呤代谢缺乏尿酸酶，而使尿酸成为终末代谢产物，人类的尿酸水平大大超过其他哺乳动物。正因为如此，尿酸赋予人类进化过程中所独自具有的生理功能。

首先，尿酸有维持血压的作用，这是无盐饮食的原始人类保证直立行走状态所必备的物质。

其次，由于尿酸的结构与咖啡因和可可碱等脑兴奋剂相似，可以刺激大脑皮质，起到提高智力的作用。

再者，尿酸具有清除氧化自由基的作用。近年来的研究表明，尿酸能够清除血浆中约2/3的氧化自由基。由于人的大脑有很高的新陈代谢率以及含有较高的脂质水平而更容易被氧化损伤，所以高尿酸水平的抗氧化机制对大脑和神经系统的保护作用尤为重要。

此外，尿酸还能增强红细胞膜脂质的抗氧化能力，防止细胞溶解凋亡，保护肝、肺、血管的内皮细胞，防止细胞过氧化，延长生存期，延缓自由基所引起的器官退行性病变。尿酸还能防止淋巴细胞和巨噬细胞凋亡，维持机体的免疫防御能力。

最重要的一点，尿酸还可能参与抗癌和防衰老的过程，这是现代人最喜欢的功能。

由此可见，尿酸绝非一无是处，也不是降得越低越好，相比高尿酸血症，低尿酸血症更应引起注意。当血尿酸低于120μmol/L时，即称为低尿酸血症。此时，因为尿酸排泄的猛增，极易出现尿路结石，甚至会因尿酸盐结晶阻塞肾小管而发生急性肾衰竭。所以我们在治疗痛风过程中绝不能把尿酸降得过低，凡事"适则有利，过则有弊"。

⑭ 消化性溃疡无症状也要治疗吗

李　琳　刘海林　消化内科

消化性溃疡是消化系统的常见病和多发病，包括胃溃疡和十二指肠溃疡。一到季节交替的时候，特别是秋冬和冬春时节，消化性溃疡的患者就会逐渐增多。近日天气转凉，一部分老患者就闹起了胃痛，那么到底应该如何预防消化性溃疡反复发作呢？

1.幽门螺杆菌感染和消化性溃疡关系密切

现在认为幽门螺杆菌（Hp）感染是消化性溃疡的主要病因。十二指肠溃疡患者中幽门螺旋杆菌感染率高达90%左右，胃溃疡患者中的感染率可以达到70%~80%。幽门螺旋杆菌主要通过消化道传染，如果进食了被幽门螺杆菌污染的食物或者水，就有可能被感染；经常与感染幽门螺杆菌的人一起用餐，也有可能被感染。

另外，消化性溃疡的发生与饮食不规律、应激（精神心理因素）等也有很密切的关系。刘教授说，我们的胃分泌胃酸有节律性，一般到了进食的时间，它就会自己分泌胃酸，如果打破这种节律，饮食没有固定的时间，那么胃酸分泌的时候没有食物消化，就会消化自己的胃黏膜，从而引起消化性溃疡。

除此之外，现在消化性溃疡高发还有一个很常见的原因，就是非甾体抗炎药的应用。心脑血管疾病患者长期服用这类药物，如阿司匹林，很容易引起消化性溃疡。

2.上腹痛是常见症状

消化性溃疡的典型症状主要是节律性的上腹痛。胃溃疡患者常在进食一个小时左右后会觉得胃痛，即所谓的"餐后痛"。十二指肠溃疡患者多表现为饥饿痛，即空腹的时候常感到胃痛，进食后可以缓解。但是也有很多患者症状不明显，特别是老年人，甚至没有任何症状，往往在发生消化道出血后才引起注意；或者在胃镜检查的时候才发现有消化性溃疡。

消化性溃疡还有一些不典型的症状，比如腹胀、嗳气、反酸等，都不具有特异性。所以说单凭症状，并不能诊断消化性溃疡，最终确诊还是需要通过胃镜检查。胃镜不仅可以直接观察溃疡，还可以进行活检，通过病理组织学检查与胃癌鉴别。

3.消化性溃疡如何治疗

患上消化性溃疡应该如何治疗呢？没有症状的患者也需要治疗吗？治疗效果如何呢？

有无症状与消化性溃疡的严重性并无相关性。老年人消化性溃疡常常没有明显症状。另外，服用的阿司匹林之类的药物，本身也有镇痛作用。没有症状，并不意味着没有伤害。所以，一旦确诊为消化性溃疡就应该进行正规治疗。即便没有症状，也需要治疗，否则可能引起消化道出血、穿孔等严重并发症。其中，以消化道出血最常见，表现为黑便，甚至呕血。长期慢性失血可以导致贫血。目前，消化性溃疡的治疗方法，主要是药物治疗。刘教授说，现在采用以质子泵抑制剂为主的药物治疗，效果都很好。对十二指肠溃疡来说需要治疗4~6周，胃溃疡的疗程为6~8周。

另外，有幽门螺杆菌感染的患者一定要进行幽门螺杆菌的根除治疗，推荐采用四联疗法，包括质子泵抑制剂、铋制剂和两种抗生素，疗程10~14天。

预防消化性溃疡的反复发作，一定要三餐定时，生活有规律，注意季节的变化，天转凉的时候及时添加衣物，精神上也要放松，不要过于焦虑。遇到一些不好的突发事件，也请尽量保持心态平和，勿大喜大悲。

15 肠道健康这些事，你真的了解吗

梅一鸣　刘海林　消化科

随着市民健康意识的提高，很多人每年都会体检一次。每年体检的项目无非是胸片、腹部彩超、验血验尿等。但是，肠道健康，有多少人真的关注过吗？

肠道是人体主要的消化器官，几乎所有的营养物质都是在肠道被消化和吸收，不能被吸收的食物残渣则通过粪便排出体外。肠道还是重要的内分泌和免疫器官。因此，维护肠道的正常功能直接关系到人体的健康。

1.看似"宏伟"，肠道其实很"娇弱"

肠道是盘曲于腹腔内的消化道，起自胃的幽门口，下至肛门，分为小肠和大肠两部分。小肠长度5~6米，主要负责消化、吸收食物里的营养。大肠有1.5米左右，负责吸收食物中剩余的水分，将食物残渣形成粪便，排出体外。整个肠道的面积有200平方米，比大多数人的住房面积都大。

消化道与外界相通，各种细菌、病毒等病原微生物和有毒有害物质很容易进入，造成胃肠道损伤。暴饮暴食、应激、压力过大和长期不良情绪、失眠等也可引起胃肠功能紊乱。滥用抗生素导致肠道菌群紊乱，一些抗炎镇痛药物（如阿司匹林）、抗肿瘤药物以及酗酒等均可损害胃肠黏膜。

2.蛛丝马迹，窥看肠道健康

那么，怎么知道自己的肠道是否健康呢？当肠道不健康时，会发出一些信号，要及时地把握住身体给出的蛛丝马迹，如果有下列表现之一，就要引起注意了。

（1）便秘：每周排便次数少于3次。排便困难，费力，大便干结，重者如

"羊粪状"，甚至需要服用泻药帮助才能排便。

（2）腹泻、大便次数增多：大便不成形，或有黏液。有的表现为排便紧迫感、肛门坠胀、排便不尽感。腹泻与便秘交替出现。

（3）腹胀、肠鸣：腹部胀气，排气多。经常听到肠子辘辘作响，并伴有腹部不适。有的感觉到腹痛就要去大便，排便后腹痛缓解等。

（4）口气或大便刺鼻：消化不良、胃肠道疾病可引起口臭。大便中有未消化的食物，臭味重，或者进食油腻后容易腹泻，说明消化不良。

（5）营养不良、皮肤黯淡：长期的营养物质吸收障碍，导致营养不良。如消瘦，皮肤萎黄、无光泽，色素沉着。

此外，便血是重要的报警症状。黑便，常见于上消化道出血。高位小肠出血乃至右半结肠出血，如果在肠腔内停留较久，亦可呈黑便。暗红色血便多为下消化道出血。血液为鲜红色、黏附在粪便表面或在排便后肛门滴血，提示出血部位靠近肛门和直肠，除了痔疮、肛裂和炎症性疾病外，要特别警惕直肠肿瘤。

3.克服恐惧，肠镜检查并不痛苦

如果你有上述问题，要及时去医院就诊。初步检查包括粪常规和隐（潜）血试验。刘海林主任透露，消化道出血每日在5ml以下时，肉眼看不出粪便颜色改变，但通过隐血试验可以发现。过去常用化学法，有一定的假阳性。现在采用免疫法，用抗人血红蛋白单克隆抗体检测，特异性强。

而肠镜检查能够直接观察肠黏膜有无糜烂出血、溃疡、息肉、肿瘤等，结合活组织病理学检查可以确诊病变的性质，还可以针对病变进行治疗。胶囊内镜和小肠镜能够完成对小肠的检查。现行的肿瘤标志物检测如癌胚抗原（CEA），对肿瘤基本上无早期诊断价值。

做肠镜检查往往带给患者无限的遐想，是否疼痛？能否耐受？随着技术的发展、检查设备的改进，普通结肠镜检查给患者带来的疼痛感已经降低到可忍耐范围内。如果经济条件允许，患者可以根据医生建议采用胶囊肠镜和无痛结肠镜检查，整个过程无创伤、无痛苦。现在的无痛结肠镜，用麻醉的方法让人小睡一觉即可顺利完成检查。

4.肠道健康，依靠日常呵护保养

我们在日常生活中，采取正确的肠道保养措施，可以很好地提升肠道有益菌群的活力，让肠道保持年轻化，可以有效地延缓衰老，降低肠道疾病的威胁。关于如何养护健康的肠道，刘海林主任给出了以下几点建议。

养成良好的生活习惯，一日三餐规律进食，细嚼慢咽，不要暴饮暴食，不吸烟，少喝酒，饮食平衡，限制煎炸烧烤等高油高脂肪摄入，多食用富含纤维的食物，如谷类、豆类、绿色蔬菜及水果，能促进排便，预防便秘。适当饮水，不能用饮料来代替。对便秘者，养成固定排便习惯也很重要。晨起及餐后结肠蠕动增强，将粪便向结肠远端推进，易于排便，这是人体的一个生理特点。因此，可选择每日晨起或早餐后定时排便，有便意时不要忽视和抑制它，要及时排便。

老年人便秘主要是因肠蠕动功能降低。沿着结肠的走向，从右下腹开始顺时针经上腹部到左下腹进行按摩，通过按摩刺激增加结肠蠕动，使粪便到达直肠，可帮助排便。

适当摄入含有益生菌的发酵乳产品，有助于胃肠道菌群的平衡，对腹泻或便秘有双向调节作用。

长期服用泻药，会产生药物依赖性，使药物的用量越来越大，甚至损伤肠壁末梢神经和肌肉组织，从而导致肠蠕动能力减弱，加重便秘。蒽醌类的泻药如番泻叶、大黄等还可引起结肠黏膜色素沉着、变黑。

运动可以促进胃肠道的蠕动，帮助消化。选择慢跑快走、球类运动、游泳等适合自己的方式，坚持锻炼。保证足够的睡眠及休息，注意调节情绪，保持积极乐观的生活态度。

16 心肌梗死、脑梗死源自同一疾病

蒋美琴　王长谦　心内科

我们平时经常会把心血管病和脑血管病联系在一起，因为它们预防和治疗的方法都颇为相似。事实上，这两大类疾病从发病机制上来讲，是属于同一类疾病。它们的罪魁祸首大多是动脉粥样硬化，国际上称这一类疾病为"动脉粥样硬化性心脑血管疾病"，因为心脑血管疾病大部分都是动脉粥样硬化引起的。

1. 心脑血管疾病的元凶——动脉粥样硬化

动脉粥样硬化是一种动脉血管壁的病变。由于脂质沉积到血管壁的内膜下，逐渐向管腔内突出，造成管腔狭窄甚至完全堵塞，引起器官的缺血。

心、脑是人体两大非常重要的脏器，而且这两个脏器上分布的血管发病也相对更多一些，因此我们平时遇到最多的就是这两大脏器的疾病。比如心绞痛、心肌梗死、脑梗死。其实，动脉粥样硬化除了对心、脑这两大重要器官的影响外，对全身其他各个器官也都会产生影响。只要是有动脉的地方都会受到影响，体内的中等动脉甚至大动脉血管都会发生动脉粥样硬化，从主动脉发出分布到达的各个脏器都会受到影响，出现缺血的表现。

比如，外周血管也会发生动脉粥样硬化。有些人腿上的动脉硬化堵塞血管，就会造成下肢缺血，一走路就会痛；肾脏的动脉也会形成动脉粥样硬化，导致肾功能受损；有些人会出现高血压、甚至肾萎缩，应激状态下甚至可能发展为尿毒症。

总之，全身的动脉都有可能会发生动脉粥样硬化，只不过最多见的是心血管和脑血管。

2.教你读懂血管B超检查报告

随着血管B超检查的普及，不少人发现自己的检查报告上出现了动脉斑块，包括软斑、硬斑等不同类型。这究竟是怎么回事呢？有什么危害呢？

其实，这些都是动脉粥样硬化的表现，通过血管彩超检查可以看出病变严重程度，也可看出血管狭窄的程度。

1）第一期：脂肪纹

动脉粥样硬化的早期可能只是在血管内壁表面留下脂质沉积痕迹，临床上称之为脂肪纹。内膜面看上去是一条条的脂肪沉积，表面光滑，管腔也没有变小、变细，这是最早期的动脉粥样硬化的病变特征。

动脉粥样硬化都发生在中动脉和大动脉。一般管腔都有一定的空间，所以最早期的时候不会有症状，我们就发现不了，但是疾病已经在形成和发展了。最早期的形成过程可能发生在青少年时期，部分青少年的动脉内壁上就开始出现了脂肪纹。

2）第二期：动脉斑块

发生动脉粥样硬化的血管都是中动脉或大动脉。这类动脉的管壁有内膜（内皮层）、中膜、外膜三层结构。脂质在内膜下沉积，停留在不该停留的地方，机体就会对它产生反应，血液中的单核-巨噬细胞被吸引过去，将脂质吞噬掉，同时产生炎症反应，造成局部细胞坏死，坏死组织在局部沉积下来，这样沉积物就越积越多，造成动脉粥样硬化的不断发展。

随着脂肪纹的不断沉积，逐渐形成斑块，即动脉斑块。其特点就是粥样脂质坏死组织沉积在内膜下，形成像黄色瘤一样的"粥样"斑块。刚开始的时候，表面突出比较轻，不会造成器官缺血，只有向管腔突出严重，造成管腔狭窄，才会引起疾病，表现出器官缺血的症状。

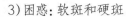

3）困惑：软斑和硬斑

那么，检查报告上的"软斑"和"硬斑"又是怎么回事呢？

在动脉粥样硬化的形成过程中，如果斑块一直在缓慢地发展，即我们所称的稳定斑块，其危险性并不大，即使造成很严重的狭窄，体内的代偿机制也会形成很多侧支循环。好比大路堵住了，就开通很多小路，可以绕过堵塞的部位，不至于造成严重的后果。

而在动脉粥样硬化的形成过程中，最怕的是不稳定的斑块。

什么是不稳定斑块呢？动脉粥样硬化斑块就像水饺，斑块表面覆盖的一层纤维帽就像饺子皮，而包裹在斑块内部的脂肪核就像饺子馅。我们都知道，皮薄馅多的饺子容易破裂，所以纤维帽越薄，斑块就越容易破溃，表面一旦产生裂隙，就会破溃；而脂肪核越大，斑块也越容易破溃。医学上的特点就是，局部沉积的脂肪核越大、纤维帽越薄，斑块就越容易破溃，这样的不稳定斑块就容易造成急性事件的发生，这是形成心肌梗死、脑梗死的一个主要的病理生理机制。

纤维帽破溃造成破裂是发病的一个方面，还有一种是斑块没有破溃，但是表面变得很不光滑，炎症造成斑块表面糜烂。就像我们身上的皮肤，表面没有破但是形成了溃疡，这样也会造成急性事件。

理论上说，硬斑趋向于稳定，软斑更趋向于不稳定，但是两者的防治措施是一样的。动脉粥样硬化从青少年时期就开始了，患者如果没有表现出器官缺血的症状，管腔没有严重的狭窄，这种情况下应该采取预防性措施。不管是硬斑还是软斑，都要积极采取预防性措施。

在没有形成动脉粥样硬化斑块的时候，我们就要注意预防风险因素。有了动脉粥样硬化斑块之后，还要注意尽量使斑块变稳定。斑块在血管内就像一座火山，如果是死火山就不会造成很大危害，如果是活火山危害就大了。我们要尽量使活火山变成死火山，同时避免死火山变成活火山。

3."火山"爆发，6小时内抢救心脏

如果血栓造成管腔狭窄限制了血流，甚至完全闭塞了，肯定会引发急性疾病，比如急性心肌梗死、急性脑梗死，此时要积极采取血管再通的治疗措施。心肌梗死发生后，如果能在很短的时间内使堵塞的血管再通畅，就能减少心肌梗死的范围；如果管腔完全堵塞，要马上予以疏通。

解决血管堵塞的关键就是使血管再通畅，在急症的情况下，药物溶栓效果不如机械救治措施。

心肌梗死治疗最早期的再通血管的方法是使用外源性溶栓药物。后来发现

溶栓治疗的效果不是很理想，而且会增加出血的风险，于是就采用介入治疗植入支架的方式，相对来说，比溶栓的效果更好。支架手术有时间限制，超过了一定时间，心肌细胞都死亡了，再撑支架，挽救回来的心肌也不多了，对预后的改善效果就不大了。所以，心肌梗死的抢救是要争分夺秒的。

脑梗死的治疗走的是跟心肌梗死一样的路，但起步比心肌梗死晚10年左右，早期也是溶栓治疗。心肌梗死的溶栓时间最好是在6小时内，而脑组织更容易出血，所以最早的时候限制溶栓时间为发病3小时内，这个时间窗更限制了脑梗死的救治。脑梗死治疗发展到了现在，也是采用介入技术使血管再通畅。

 # 17　一觉醒来，你也"被"高血压了吗

言　西　许左隽　心内科

美国最新的高血压指南将高血压诊断标准从140/90mmHg下调为130/80mmHg——一觉醒来，你也"被"高血压了吗？

"一觉醒来，自己竟然成了一名高血压患者。"最近，类似的感慨刷爆了朋友圈。作为现代人的常见疾病，高血压是导致心脏病、卒中、肾衰竭等健康问题的主要风险因素之一，被称为"沉默的杀手"。然而就在一个多月前，美国一夜之间增加了3 000多万高血压患者，患有高血压的美国人由总人口的32%瞬间飙升至46%，总数达1.03亿。

1.10毫米汞柱下调，意味着什么

这一戏剧性的变化源于对"什么是高血压？"的重新定义。近日，美国心脏病协会（AHA）和美国心脏学院（ACC）等11个学术团体共同发布新版《2017版成人高血压预防、检出、评价和管理指南》（简称《ACC/AHA指南》或《美国新指南》），对已使用14年的《2003版高血压检测和治疗纲要》进行了修订。其中，最引人关注的是高血压"门槛"由以往的140/90mmHg下调为130/80mmHg。

在医学界，指南是疾病防治的重要依据，美国则一直是全球业界风向标。虽然只是小小的10mmHg，却意味着近半数美国人因为这个指标瞬间变成高血压患者。这也让很多人不禁担忧，此次美国标准的变化是否会影响中国标准？对中国高血压的防治工作意味着什么？所谓的"一觉醒来就成为高血压患者"会成真吗？

有数据预估，中国目前的高血压控制形势不容乐观。当前中国高血压患病

人数已达2.7亿，且严重并发症致残和致死率高，高血压已成为中国家庭和社会的沉重负担。2017年5—8月，中国高血压联盟在全国20个省市的300个血压测量点为50万人测量了血压，结果发现，仅有23.8%的高血压患者的血压得到控制。因此，日常生活中重视对血压的监测和分析，并根据测量情况选择合适的方法，这对高血压的预防和控制非常重要。

2.地域差异，美国新标准不可完全照搬

美国这一版高血压指南的制定以循证医学为依据，而良好的血压控制可显著降低卒中、冠心病和心力衰竭等心血管疾病的发生，对降低全社会的慢性病整体负担极其重要。从这个角度说，美国的新版高血压诊断标准，无疑对提高公民的高血压预防意识、高血压的早期识别和干预等有积极作用。

那么问题来了，既然美国的新版高血压指南有积极的意义，是不是就可以照搬到中国呢？当然不能。不同国家的疾病流行特征、医疗经济资源、居民健康意识和疾病整体负担不同，疾病防治策略也应有所差异。美国指南是基于美国国情、针对美国医生制定的，不是针对我国的。另外，美国高血压防控的现状是追求"更好"，而我国的当务之需却是如何在全国范围内尽快扭转高血压控制率较低的局面，两者的"发力点"也存在明显差异。

当然，美国发布的指南反映出对高血压控制更加积极的态度，有助于进一步提高中国高血压的防治水平，也可提高中国高血压患者对治疗的积极性。过去，一些血压检查结果在140/90mmHg的人能自我安慰"尚未戴帽"，对自己的身体情况不够重视，现在处于这些"警戒线"附近的患者再也没有借口忽视自己的健康了。

3.130/80mmHg在中国属正常高值血压

事实上，不仅是美国，全球医学界对高血压的界定都发生过变化。就中国而言，由国家心血管病中心、中国高血压联盟的有关专家修订的《中国高血压防治指南2010》显示，过去几十年，中国曾进行过数次大规模高血压患病率的人群抽样调查。其中，在1958—1959年的调查中，高血压的诊断标准尚不统一；在1979—1980年的调查中，160/95mmHg为确诊高血压，140~159/90~95mmHg为临界高血压；到了1991年以后，诊断标准调整为140/90mmHg及2周内服用降压药者。

根据上述指南的界定，目前中国采用正常血压、正常高值血压和高血压进行血压水平分类。其中，中国界定的正常高值血压为收缩压120~139mmHg和(或)舒张压80~89mmHg，而美国最新的高血压标准正好在这个范围内。另外，根据世界卫生组织的界定，当收缩压超过140mmHg或舒张压超过90mmHg时，

就视为血压升高或高血压，中国目前的标准也与世界卫生组织制订的标准接轨。

因此，尽管美国单方面调整了高血压的确诊标准，但中国本来就把130/80mmHg的数值视为"正常高值血压"，也处于可以进行综合干预的范围内。

4.高血压患者，牢记"健康生活方式六部曲"

高血压是一种不可逆转的问题，我们无法根治高血压，但可以采取一系列的措施使血压保持在一定的水平，药物是目前为止最好的手段。对既往有心肌梗死、脑卒中、心力衰竭、糖尿病、慢性肾脏疾病史和年龄较大的老年人等，高风险性的高血压患者需要进行药物治疗，并就医确认是否需要增加剂量或者调整药物。

2017年11月，国家卫计委发布的《国家基层高血压防治管理指南（2017）》向公众普及了高血压的防治知识。对于确诊高血压的患者，该指南指出，应立即启动并长期坚持生活方式干预，即"健康生活方式六部曲"——限盐、减重、多运动、戒烟、限酒和心态平。其中，对于患者减少钠盐摄入的目标也非常具体：每人每日食盐摄入量不超过6g(一啤酒瓶盖)，注意隐性盐的摄入(咸菜、鸡精、酱油等)。减轻体重方面，男性腰围小于90cm，女性腰围小于85cm。

此外，每周应进行5~7次中等强度运动，每次运动30分钟。限制饮酒，白酒每日饮酒量应小于50ml，葡萄酒小于100ml，啤酒小于250ml，女性在此标准上再减半。

虽然健康的生活方式确实有助于降压，但不能成为完全控制血压的因素，还是得依靠药物。所以对于那些二、三级的高血压患者，一旦服药，不可轻易停药。对于此次美国发布的高血压新指南，如果仅仅纠结于睡一觉醒来变成了高血压患者，那么指南的更新可能对你毫无意义，只会增加你对健康的担忧和恐惧罢了。我们需要做的是重视而不是恐慌，利用新指南出现的机会，了解自己的血压情况并树立良好而健康的生活方式。

所以归根结底，指南更新最现实的意义，不是为了让人杞人忧天，而是为了让人居安思危。

Tips：血压，你量对了吗

血压的指标每天都会变化，不少人觉得每天去医院测量非常麻烦，于是买来设备自己在家里测量血压，这也导致在日常生活中不规范测量血压的情况越来越普遍。常见的错误包括：袖带缠绕的位置不正确，有的高，有的低；听诊器放置的位置不正确；放气的速度掌握不正确等。

以常见的水银血压计为例，测量血压的第一步是要绑好袖带，注意听诊器放置的位置要准确，血压计的零点应该和心脏保持位置等高，放气的速度要掌握好。正常的放气速度应该是每秒2~6mmHg，放气太快或者太慢都会导致测值不准。

此外，在测量血压的过程中，还有几个常见的误区：

（1）测量血压，次数不宜过频：有些人想起来就测，容易产生焦虑，反而会导致在测量时血压异常升高，影响测值的准确性。

（2）自己在家中是无法测量夜间血压的：有些人为了获得夜间血压，半夜用闹钟唤醒起来测量血压，也有些人夜间醒了就起来测量血压，这种破坏了夜间的生理状态而测量出来的血压值，并不能代表夜间的血压，不具有参考意义。

（3）不要过分计较某次测值得到的血压高低：血压本身有昼夜节律的变化，而且受诸多内外环境的影响会有波动。高血压的治疗方案，应由医生根据平时的血压状况来决定，不要因自测的几次血压值高低擅自调整药物的种类和剂量，这样不利于血压的稳定。

 # 18 远离冠心病，守护心脏健康

殷兆芳　心内科

1.什么是冠心病

冠心病是指在各种风险因素（高血压、高血脂、糖尿病、吸烟等）的作用下，冠状动脉发生粥样硬化病变引起管腔狭窄甚或闭塞，进一步导致心肌缺血缺氧或者坏死而形成的心脏病。

根据发病特点和机制以及治疗原则的不同又分为两种：一是慢性心肌缺血综合征，比如大家可能听说比较多的稳定型心绞痛就是这种情况；另一个是急性冠状动脉综合征，如大家所熟知的心肌梗死。

2.现在冠心病的发病率和病死率情况如何

目前，中国心血管病病死率高居前列，每年新发心肌梗死有50万，据估测，到2030年，中国的心肌梗死患者将达到2 260万；无论城市还是农村，冠心病、心肌梗死的发病率和病死率还在持续上升，并且从大约5年前开始，农村地区上升的势头超过了城市；另外，还有一个显著的特征就是冠心病发病的年轻化趋势非常明显。所以，中国冠心病的发病趋势非常严峻。

3. 如何预防冠心病的发生

冠心病病死率的下降一定要做好心血管病预防。降压、调脂和戒烟这三个方面做好，就可以降低50%的心血管病病死率！

针对冠心病的一级预防，我提出心血管病预防的"五个现代化"法则：

（1）去"压"化：高血压的朋友，一定要控制好自己的血压。

（2）去"烟"化：吸烟的朋友，一定要戒烟。

（3）去"脂"化：控制胆固醇在合适的水平。

（4）去"惰"化：身体条件允许，要有适度规律运动。

（5）去"栓"化：合适人群、合适的朋友，在医生专业的指导下，应用阿司匹林，预防动脉血栓事件。

做好"五个现代化"，可以预防近80%的心血管事件！

4. 已经发生冠心病怎么办

慢性心肌缺血综合征，是慢性病，如稳定型心绞痛，针对冠心病中的慢病情况，做好八个字：积极评估、谨慎干预。再通俗一点讲是要"量身定治"！不能冠心病还没有明确诊断前，就大把大把的中成药和各种西药乱吃一气。

冠心病的治疗是既要预防动脉粥样硬化的发生发展，又要治疗已经存在的动脉粥样硬化病变；既要改善生存、预防死亡，又要改善症状、提高生活质量。根据临床评估结果，再结合患者的意愿，决定是单纯药物治疗，还是在药物治疗的基础上进行血运重建（包括冠脉介入、外科搭桥或杂交）。

而急性冠状动脉综合征，是急症，是重症，也是八个字：危险分层、积极干预！尤其是急性心肌梗死，及时地再灌注心肌治疗是最最重要的治疗措施！

5.什么是再灌注心肌治疗

通俗地讲，就是及时采用急诊冠脉介入治疗（包括支架，但不限于支架）、溶栓等手段开通闭塞的冠状动脉，恢复心肌血供，挽救濒临死亡的心肌。

我们常说时间就是心肌，时间就是生命，这是因为急症心肌再灌注治疗的获益与发病时间关系非常密切。错过了急症再灌注的有利时机，手术做得再好，患者的获益也不会大！

目前，中国的急性心肌梗死再灌注治疗率仍然不高。急性ST段抬高型心肌梗死的再灌注治疗率在50%左右，换句话说，就是还有近一半的急性心肌梗死没有得到及时救治，其中大多是因为送医、就医延迟所致。

6.发生胸痛了，怎么办

一是要拨打"120"。

二是到胸痛中心去就诊。

中国把每年的11月20日作为心肌梗死救治日，就是希望改善中国心肌梗死的救治现状。希望公众通过这样的一些方式，能记住有胸痛及时拨打"120"，还有大家要记住就是急性心肌梗死救治的黄金120分钟！

当前，国家政府和行业协会正在大力推进建设胸痛中心，就是旨在建立急性心肌梗死的区域协调救治体系，让越来越多的心肌梗死患者在黄金救治时间内获得及时的再灌注治疗！

7.如何降低冠心病病死率

对冠心病防控而言，医生需要做更多的科普、健康宣教，要让公众普遍认识到冠心病、心肌梗死是可防可控的！管控好危险因素就是一级预防，就是上游治疗，就是上医治未病。

一旦发生了心肌梗死，也不要怕，我们有先进的救治手段，有胸痛中心，关键是要及时送医，让专业的医生帮助您，切莫讳疾忌医！

除了心血管病一级预防"五个现代化"，还有哪些建议？

我总结了关于冠心病的顺口溜，总共只有十六句，非常容易记，从预防，到治疗，到康复，都有涵盖，都有涉及，希望能够帮助到大家。

危险因素飙，动粥迟早找；

菜多荤要少，油盐不多调；

烟草需戒掉，血糖要管好；

降压有目标，调脂似长跑；

运动适度巧，心理平衡好；

智者贵知晓，亡羊应补牢；

治疗宜趁早，预防伴终老；

斑块一破了，血栓即来到；

绞痛发警告，心梗须夺秒；

迟疑恐堵道，途说添烦恼；

急救送医好，信任无价宝；

诊治有奇招，胸痛无间道；

匹林抗栓好，他汀稳斑妙；

支架和搭桥，指征要把好；

基石须夯牢，重建才可靠；

康复不能少，生活复傲娇！

19 心脏杂交手术，难治房颤的"杀手锏"

周 霄 张庆勇 心内科

英文"hybrid"，译为混合、也译作杂交。如今，满大街跑的混合动力汽车就叫"hybrid"。而在心脏手术领域，也有一种名叫"hybrid"的手术。这是一种心脏外科与心脏内科联合完成的手术，它能彻底解决难治房颤患者以及房颤诱发心衰患者的痛楚，甚至挽救他们的生命。作为国内率先开展心脏杂交手术的实践者，通过此文介绍心脏医学领域内外科跨界融合的奇妙之处。

1.心脏杂交手术，挽救房颤合并心衰患者生命

50岁的肖先生做完心脏杂交手术已有2周了，感觉如同重获新生一般，困扰着他2年的房颤合并心衰症状已经消失了。曾经，胸闷、气喘发作得越来越频繁，持续时间也越来越长，爬个楼梯、稍微走几步路就一身汗。而现在，他已经重新回归正常生活了。

两年前，肖先生去医院诊断后发现，他已经患有严重的心脏病：房颤合并心脏扩大和心力衰竭。如果他能每年养成体检的习惯，如果他能注意劳逸结合，不把所有公司的重担都往自己身上压，病情绝不至于一发现便如此棘手。

在当地医院，肖先生接受了药物优化治疗，起初还有一定效果，但后来渐渐失效，房颤仍然发作，心脏功能并未得到恢复。在病友的推荐下，他来到上海交通大学附属第九人民医院心内科。

在医生处肖先生说："张医生，我上有老，下有小，公司里还有几十号人等着我养活，我不能倒下。请你一定要替我想想办法。"

当时，肖先生的EF（射血分数）值只有29%，而健康人的EF值都是大于50%的。EF值反映了心脏左心室的收缩能力，直接代表了心脏功能的健康状况。而扩张性心脏病患者的5年生存率目前只有50%。

虽说心力衰竭是心脏疾病发展到中晚期的阶段，但是经过进一步检查后发现，肖先生的心力衰竭根子上是由房颤引起的。如果我们能彻底控制住房颤，就能解决心力衰竭。如今，最适合治疗房颤的方法——导管射频消融术，对于已经出现心脏扩大的肖先生来说，已经无能为力了。唯有一种房颤手术方法——心脏杂交手术才能解决。

2.里应外合，取长补短，内外科联合攻克房颤

杂交手术，英文名称"hybrid"，又常译作混合手术，就像现在满大街跑

的混合动力汽车也用"hybrid"名称。心脏的"hybrid"手术，主要指的是心脏外科与心脏内科联合完成的手术。

目前，心脏杂交手术，治疗最多的就是房颤。其实，房颤的射频消融，心内科、心外科都在做。心内科做的是导管下的内膜消融，它是在CT引导下完成对肺静脉的点烧，能够实现适时监控。但是内膜消融也有明显缺点，探头是在心脏跳动时打的点位，点位与点位之间有空隙，而且无法保证点位与点位之间排列完全呈直线，这就让房颤的电生理传导信号无法被完全切断，因此为日后房颤的复发留下了伏笔。

而心外科做的消融术是胸腔镜下的外膜消融，同样也是在心脏不停跳的情况下完成。但是外科消融的优势在于通过夹子把肺静脉夹住，如此就可在肺静脉外膜上烧出一条直线，这样就能保证灼烧部位的完整性、透壁性和连贯性，从而能在根本上阻断房颤电生理信号的传导。但是，外科消融术的缺点在于没有CT的引导，无法做到对手术效果的实时监测。

如果将内科的内膜消融与外科的外膜消融融合在一起，对肺静脉的消融就能做到里应外合，发挥各自消融术的优势。对于房颤多次复发、持续时间长的患者，心内射频消融术后再复发的患者，出现房颤并发症的患者如心脏扩大、心力衰竭等，也适合做心脏杂交手术。

此外，心脏杂交手术还可附加一个额外的好处：在完成射频消融治疗的同时，将房颤容易诱发脑梗的心脏左心耳封堵住。如此，不光解决了房颤的问题，还可避免因房颤诱发脑卒中的风险。

3.杂交手术虽好，但推广仍有难度

心脏杂交手术在国内虽然已经开展了一段时间，但是真正在实施的医院并不多，因此受益的房颤患者也有限。一站式复合手术室的"刚需"、高水准的MDT（多学科合作）团队和相对较高的手术费用，都可能制约心脏杂交手术的进一步推广。

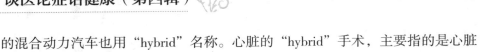

⑳ 冠脉支架与冠脉搭桥，该如何选择

胡振雷　心外科

冠心病患者和家属都知道冠脉支架与冠脉搭桥这两种不同的治疗方法，但又往往困惑于这两种治疗方法。为了避免致死性心肌梗死的发生，患者该选择

放支架还是选择搭桥，令人难以抉择。更多的是自己懵懵懂懂，只能听主治医生的建议。也许，医学专家们的意见能让你从懵中窥知一二。

经皮冠状动脉腔内支架植入术（简称支架植入术）和冠状动脉旁路移植手术（简称搭桥术）是治疗冠心病的两个主要手段。长期以来，冠心病患者到底应该"放支架"，还是"做搭桥"，是一个颇有争议的话题。两种治疗方式是竞争的，还是互补的，哪一种效果更好，恐怕不能轻易下结论，而是各有千秋。

1.支架与搭桥的争议

先来谈一谈各自的原理。"放支架"顾名思义，是将严重狭窄（70%以上）的冠状动脉扩张，然后植入支架，支撑狭窄部位，恢复管腔通畅。该技术在20世纪90年代应用于临床，最初是金属裸支架，术后再狭窄的发生率为20%~30%。2000年后，药物洗脱支架进入临床。该支架植入后可以在局部释放抑制血管平滑肌细胞增生的药物，术后再狭窄发生率降至5%~10%。近年来，可吸收支架成为又一热点，但目前技术尚未过关，无法应用于临床。

"搭桥手术"诞生于20世纪60年代，是利用人体自身的血管材料（乳内动脉、桡动脉、大隐静脉等），绕过冠状动脉狭窄病变的地方，将来自主动脉的血流引向狭窄远端，恢复心肌的血供，因此，又称作冠状动脉绕道手术或冠状动脉旁路移植手术。手术后的心脏能够从新建的"桥"血管得到充足的血液供应，不再受"缺血"之苦。

然而，这两种治疗血管狭窄的方式原理不同，治疗方法也不同，一个主要在心内科实施，另一个主要在心外科实施，因而一直存在着争议。这些争议主要有以下几个方面。

（1）创伤大小之争：支架手术是在局麻下，经股动脉或桡动脉穿刺进行的，具有创伤小、恢复快的优势，尤其是对于急性心梗患者，能够以较小的创伤迅速明确病变血管，加以干预，挽救心肌。传统的搭桥手术需要在全身麻醉、体外循环下进行，创伤较支架手术大。目前，搭桥手术也有微创化的趋势，如：不停跳搭桥术，避免了体外循环带来的负面影响；经左胸小切口的微创"搭桥"，避免了胸骨的损伤。

（2）治疗效果之争：在大数据的时代，一切要用数据来说话。为了回答这一问题，2002 - 2007年，北美和欧洲的 17 个国家、85所心脏中心开展了迄今为止规模最大、随访时间最长的国际合作多中心随机对照临床试验（SYNTAX）。该实验对冠脉病变进行了详细的评分，客观地反映了冠脉病变的复杂程度。结果表明，对于冠脉病变比较简单的患者（评分0~22分），"支架"与"搭桥"效果相当；对于冠脉病变中度及高度复杂（评分23~32分

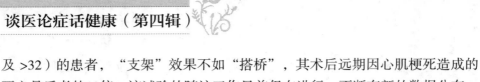

及 >32）的患者，"支架"效果不如"搭桥"，其术后远期因心肌梗死造成的死亡是后者的10倍。该试验的随访工作目前仍在进行，不断有新的数据公布。大家发现，随访的时间越长，以上的差别越明显。有学者质疑，该临床试验采用的是第一代药物洗脱支架，不能代表最新的技术。但最近的基于新一代药物洗脱支架的临床试验仍得出了类似的结论，即对于较为复杂的冠脉病变，虽然"放支架"创伤较小，但中、远期效果不如"搭桥"明显。深入分析其中的原因，主要有两点：①对于复杂的病变，支架有时不能彻底解决问题，会残留冠脉狭窄，这将显著增加术后风险。②支架归根结底是"异物"，很难将再狭窄率降到零，支架植入数量越多，相应的风险就越大。而"搭桥"是自体血管的吻合，只要手术技术过关，再狭窄的发生率是比较低的，尤其是乳内动脉到前降支"搭桥"，10年的通畅率达到97%以上。随着动脉"桥"的广泛运用，"搭桥"的远期效果会进一步改善。

（3）费用高低之争："支架"植入手术的费用与植入的数量相关，即"支架"植入越多，费用越高。因此，对于复杂病变，植入数个支架会超越"搭桥"的手术费。考虑到术后再干预比例亦高于"搭桥"，因此对于复杂冠脉病变，"搭桥"有明显的经济优势。

2.竞争 or 合作

将"支架"和"搭桥"相互对立起来是不明智的，任何一种治疗手段都不可能解决所有的问题，给予患者最好的治疗才是终极目的。因此，应根据每一个患者的病情特点，制订最适合的治疗方案，获得最大的效益/费用比。一般来说，对于简单的只有少数血管支病变的患者，经皮冠状动脉腔内支架植入术或许比较合适，但对于复杂的多支血管狭窄的患者，冠状动脉旁路移植手术或许是更好的选择。

但是事情总有例外。比如对于一些"支架"并非最佳而"搭桥"也非最佳的患者来说，也许将"支架"和"搭桥"同时运用，即"杂交"治疗，可以带来最大的获益。

"杂交"治疗是指针对同一患者，左前降支病变行微创左乳内动脉–左前降支搭桥，非左前降支病变则植入药物洗脱支架，可以同期进行，也可以分期进行，分期间隔不超过60天。该治疗最关键的是需要在一个富有经验的心脏中心，由配合默契的心脏内科医生、心脏外科医生组成"心脏团队"来实施。原则上，"杂交"治疗适用于"搭桥"和"支架"治疗均为高风险、高难度的，或单一疗法无法达到最佳疗效的，左主干和前降支近端多支血管病变的患者。具体适合的情况：

（1）传统"搭桥"受条件限制，如升主动脉严重钙化、桥血管材料不足等。

（2）前降支不适合"支架"。例如，严重钙化、迂曲、弥漫甚至慢性闭塞病变等。

（3）左主干合并或不合并其他分支病变，且不适合单独做"支架"。

（4）合并严重的并发症，不能耐受体外循环或胸骨正中切开。例如，近期心肌梗死、肾脏功能不全等。

（5）年龄不是绝对影响因素，但是高龄和年轻患者可能更适合"杂交"治疗。两种方法结合后，患者不仅能够接受微创的治疗，而且可以获得最佳的远期效果，生存质量明显提高。

总之，一个有医德的、负责任的医师，会按照患者的具体情况，为其选择最适合的治疗方案，患者不必为之揪心。原则上来说，简单病变"支架"有优势，复杂病变"搭桥"效果好。而未来，两者将由竞争走向合作，用"杂交"的方式为患者带来福音。

21 白血病治疗方法日新月异

蒋美琴　石　军　血液科

得了白血病后，患者都比较恐惧和悲观，其实现在有很多方法可以治疗白血病，治疗的手段也在不断改进。

1.基因诊断技术"看"到白血病的"过去未来"

白血病按照细胞分化成熟程度和病情进展来看，可以分为两大类：急性白血病和慢性白血病。按细胞类型主要分为髓系白血病和淋巴细胞白血病。近些年来，新的诊断技术又将白血病的分型更加细化了。

1) 儿童以急性多见，成人急、慢性都可见

慢性白血病多见于中、老年人，而且随着年龄增长发病率增高。但是近些年来慢性白血病也开始年轻化了，青壮年罹患慢性髓系白血病的也逐渐增多。

急性白血病平均发病年龄相对年轻。急性淋巴细胞白血病多见于12岁以下儿童，成年人则以急性髓系白血病（又称急性非淋巴细胞白血病）多见。儿童，尤其是2岁以下的儿童得了急性淋巴细胞白血病，预后较好，甚至能治愈；而成年人得了急性淋巴细胞白血病，预后就很差。

2) 基因诊断让白血病分类更细化

白血病现在的诊断方法有了明显的进步，基本上能评估预测出患者的预后和生存率。传统的方法是通过显微镜观察骨髓细胞的形态，就能区别是急性淋巴细胞白血病，还是非淋巴细胞白血病，称之为FAB分型。

随着诊断技术的发展，我们不仅能看到肿瘤细胞的形态，还能看到细胞的表面及内部发生了什么样的变化，包括细胞内的基因、染色体的变化，并据此将急性白血病的诊断分型更加准确，称为MICM分型。前一个"M"指细胞形态学，即传统的"FAB"分型；"I"根据白血病细胞表面标记进行免疫学分型；"C"指细胞遗传学，白血病细胞常伴有染色体改变；后一个"M"指分子生物学，即特异性基因变化。MICM诊断能更加清楚地了解白血病的类型，从而评估危险程度及其预后，帮助医生了解白血病"过去"的变化和"未来"的转归。所以，现在对于急性白血病的诊断多提倡MICM诊断模式。

2.白血病治疗方法日新月异

近些年来，肿瘤治疗取得了很大进展。尤其是血液肿瘤方面，越来越多的新治疗手段被应用于临床，并获得了较好的疗效，大大延长了患者的寿命，提高了患者的生活质量。白血病的治疗方法主要有以下几种：

1）化学治疗（简称化疗）

这种方法是用化学合成的药物杀灭肿瘤细胞。白血病的化疗是一个长期的过程，整个疗程需要2年左右时间。常规化疗方案大部分都是有效的，但化疗药物使用次数多、时间长，也会产生耐药，对于原发耐药的患者基本没有效果。

低危的急性髓系白血病一般采用化疗即可，中高危则需要化疗联合造血干细胞移植。

有些患者对化疗非常恐惧，但实际上化疗并没有想象中的那么可怕。现在有很多方法可以减轻化疗药物的不良反应。而且，血液病的化疗没有其他肿瘤的化疗不良反应大，自我感觉也没有那么明显。

2）靶向治疗

靶向治疗是近些年来新开展的治疗方法，在细胞分子水平上，针对已经明确的致癌位点，设计相应的治疗药物，进入体内与致癌位点相结合，使肿瘤细胞特异性死亡，而不会波及周围正常组织细胞。

以前在没有靶向药物的情况下，慢性髓系白血病一般都要做干细胞移植。如果患者口服化疗药物而不做干细胞移植的话，平均每年发展成急性白血病的概率会上升25%左右，到了第4、5年的时候，100%会发展成急性白血病，病情迅速恶化。所以必须做干细胞移植。自从靶向药物问世之后，慢性髓系白血病患者只要服用靶向药物，大部分患者病情能得到控制。

根据MICM诊断，急性髓系白血病又可以分为8型，其中有些类型的白血病预后比较好。比如，急性早幼粒细胞白血病（M3型），自从全反式维A酸应用于M3型白血病治疗，这一类型的白血病从原先90%的病死率变成现在95%左右的缓解率。

3）免疫治疗

CAR-T细胞（嵌合抗原受体T细胞）治疗是目前肿瘤免疫治疗的"新宠"。研究发现，肿瘤细胞有抑制免疫的作用。白血病患者的T细胞会被"催眠"，会"自杀"，会失去辨别肿瘤细胞的能力，患者自身的T细胞无法杀灭肿瘤细胞。CAR-T细胞治疗一般是取出患者自身的T细胞，在体外通过基因工程改造，使其能够识别肿瘤细胞，成为肿瘤特异性T细胞，被"武装"后的T细胞拥有了"定向子弹"，只"攻打"肿瘤细胞，然后将"武装"后的T细胞回输入患者体内，从而起到治疗肿瘤的作用。

CAR-T治疗的效果可以用"神奇"一词来形容，第一次成功使用于美国的一位急性淋巴细胞白血病的女孩身上。原本奄奄一息的患儿，经治疗后第2天就明显好转。还有一位肿瘤患者腹部明显包块，肾衰竭，双下肢严重水肿，经CAR-T治疗后，第2天水肿明显消退，各项功能明显好转。

但是，CAR-T治疗有很大的一个缺陷，就是容易复发。所以，现在提倡在靶向治疗之后，再进行干细胞移植。

4）造血干细胞移植（包括骨髓移植）

即通过静脉输注造血干细胞，重建患者正常造血和免疫系统。与单纯的化疗相比，干细胞移植有明显的优势。比如，高危急性淋巴细胞白血病患者只做化疗，3年生存率约20%，剩下的80%都会复发；但是做了干细胞移植后，复发率下降到40%左右。

成年人的急性非淋巴细胞白血病低危类型很少见，中高危类型比较多见，所以大多提倡干细胞移植。

白血病有很多类型，不同分型的白血病适合不同的治疗方法，多数情况下是多种治疗方法联合使用。现在白血病的系统治疗方案是：先用标准化疗方案进行化疗，病情缓解后进行干细胞移植，但是患者还是有可能会复发，急性淋巴细胞白血病患者复发之后可以再做CAR-T治疗，病情缓解后再桥接干细胞移植，形成一种序贯疗法。

5）自体移植和异基因移植

造血干细胞移植分两种：一种叫自体移植，将自己的干细胞回输给自己；

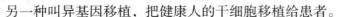

另一种叫异基因移植，把健康人的干细胞移植给患者。

（1）自体移植：做自体移植前，要先用标准剂量化疗药物将体内的肿瘤细胞杀死，再把身体内的造血干细胞取出来并冷冻，然后进行超大剂量化疗，尽量杀灭患者体内残留的肿瘤细胞。治疗白血病的化疗药物，在杀死肿瘤细胞的同时，造血细胞也会被杀死，等于为了杀死"敌人"，"战友"也被杀死了。所以，在此之前先要保下一部分"战友"，等超大剂量化疗结束之后，再把"战友""补充回去"，造出健康的血液细胞。

自体干细胞移植也有复发的风险，因为白血病的原发部位在骨髓，取出来移植的干细胞中以及骨髓中都可能存在残留的肿瘤细胞。自体干细胞移植后，随着残留肿瘤细胞的不断繁殖，只要肿瘤细胞一多起来，T细胞又会陷入"睡眠"状态，白血病就容易复发。所以，白血病患者有一部分可以做自体干细胞移植，但是大部分都不能做自体移植，因而应采用异基因造血干细胞移植。

（2）异基因移植：异基因移植复发的概率相对低，最大的风险是会产生排异反应，必须应用免疫抑制剂。他人的细胞会"攻打"患者自己的细胞，出现移植物抗宿主病（GVHD），表现为发热、食欲不振、腹泻、腹痛、呕吐、皮肤红斑或丘疹、肝功能受损等多种多样的症状。急性的排异反应还有可能危及生命，导致移植相关性死亡，但也正因为有移植物抗白血病效应，异基因移植才不易复发。

现在有越来越多的方法可以使自体造血干细胞移植的复发率降低，也有很多方法可以减轻异基因移植的排斥反应。目前来看，在治疗某些血液病时，自体移植和异基因移植的长期生存率几乎是一样的。

血液病治疗的技术更新特别快，只要患者能够生存下来，就有希望等到新的治疗方法。活下去就有希望！

22 贫血，你真的了解吗

张彦芳　血液科

1.贫血的定义

贫血是指人体外周血红细胞容量减少，低于正常范围下限，不能运输足够的氧至组织而产生的综合征。由于红细胞容量测定较复杂，临床上常以血红蛋白（Hb）浓度来代替。我国血液病学家认为在我国海平面地区，成年男性

Hb<120g/L，成年女性（非妊娠）Hb<110g/L，孕妇Hb<100g/L即为贫血。

2.贫血的病因

贫血的病因非常多，主要有三个方面原因。

（1）红细胞产生减少：包括缺乏造血原料引起的缺铁性贫血、巨幼细胞贫血；骨髓增生不良引起的再生障碍性贫血；其他血液病如白血病、骨髓增生异常综合征、多发性骨髓瘤、淋巴瘤等亦可出现贫血；还有多种非血液病，如感染、恶性肿瘤、甲状腺疾病、肾脏疾病等都可以引起贫血。

（2）红细胞破坏过多：包括各种原因所致的溶血性贫血，如自身免疫性溶血性贫血、阵发性睡眠性血红蛋白尿症、珠蛋白生成障碍性贫血［地中海（海洋性）贫血］、遗传性球形红细胞增多症等。

（3）红细胞丢失过多：如外伤、月经过多、痔疮出血、鼻出血、胃溃疡、消化道肿瘤引起的呕血、便血等。

因为很多疾病都会引起贫血，所以患者因贫血就诊时，血液科医生在对患者进行详细的问诊和全面的体检后，会针对性地建议患者做进一步检查，以明确贫血的病因。

3.贫血的表现

贫血最常见的全身症状为乏力。贫血的表现与5个因素有关：贫血的病因，贫血导致血液携氧能力下降的程度，贫血时血容量下降的程度，发生贫血的速度和血液、循环、呼吸等系统对贫血的代偿和耐受能力。

（1）头晕、头痛、耳鸣、失眠、多梦、记忆力减退、注意力不集中等，是贫血常见的症状。

（2）苍白是贫血时皮肤黏膜的主要表现。

（3）气短或呼吸困难。机体处于低氧和高二氧化碳状态时，刺激呼吸中枢，进而引起呼吸加深加快。

（4）心脏对组织缺氧的反应：心悸、心率加快。贫血越重，活动量越大，心脏负荷越重，症状越明显。长期严重贫血，会导致贫血性心脏病。

（5）贫血时消化腺分泌减少甚至腺体萎缩，进而导致消化功能减低、消化不良，出现腹部胀满、食欲减低、大便规律和性状的改变等。长期慢性溶血可合并胆道结石。缺铁性贫血可有吞咽异物感或异食癖。巨幼细胞贫血或恶性贫血可引起舌炎、舌乳头萎缩、牛肉舌、镜面舌等。

（6）急性重度失血性贫血可因血容量不足而致肾血流量减少，进而引起少尿甚至无尿，持续时间过长可致肾功能不全。

（7）孕妇分娩时，因大出血可导致垂体缺血坏死而发生希恩综合征。长期贫血影响甲状腺、肾上腺、性腺、胰腺的功能，会改变促红细胞生成素和胃肠激素的分泌。

（8）长期贫血影响睾酮的分泌，减弱男性特征；影响女性激素的分泌导致月经异常。

（9）红细胞减少会降低其在抵御病原微生物感染过程中的调理素作用，红细胞膜上C3的减少会影响机体的非特异性免疫功能。

4.贫血的认识误区

（1）轻度贫血是正常现象，不需要治疗，吃点阿胶、大枣、赤豆就可以了。

（2）贫血就是一种病，补血就可以了。

（3）贫血=缺铁，治疗只需补铁。

（4）胖人不会贫血。

（5）血脂高的人不会贫血。

（6）血压高的人不会贫血。

5.贫血程度的判断标准

血红蛋白浓度	<30g/L	30～59g/L	60～90g/L	>90g/L
贫血严重程度	极重度	重度	中度	轻度

6.需要输血的临床指征

重度贫血患者、老年人或合并心肺功能不全的贫血患者应输注红细胞，纠正贫血，改善体内缺氧状态；急性大量失血患者应及时输血或红细胞及血浆，迅速恢复血容量并纠正贫血。

7.常见的贫血种类

最常见的贫血是缺铁性贫血，是由于缺乏铁所致的贫血。其发病率在发展中国家、经济不发达地区明显增高，婴幼儿、育龄妇女也发病较多。上海地区人群调查显示：缺铁性贫血的患病率在6个月~2岁婴幼儿为33.8%~45.7%，妊娠3个月以上妇女为19.3%，育龄妇女为11.4%，10~17岁青少年为9.8%。

8.导致缺铁性贫血的原因

（1）需铁量增加而铁摄入不足：多见于婴幼儿、青少年、妊娠和哺乳期妇女。

（2）铁吸收障碍：多见于胃大部切除术后。此外，多种原因造成的胃肠道功能紊乱，如长期不明原因腹泻、慢性肠炎、克罗恩病等均可因铁吸收障碍而发生缺铁性贫血。

（3）铁丢失过多：如慢性胃肠道失血（包括痔疮、胃十二指肠溃疡、食管裂孔疝、消化道息肉、胃肠道肿瘤、寄生虫感染、食管或胃底静脉曲张破裂等）、月经过多、咯血和肺泡出血、血红蛋白尿等。

9.防治缺铁性贫血的方法

（1）预防：婴幼儿应及早添加富含铁的食品，如蛋类、肝等；对青少年而言应纠正偏食，定期查、治疗寄生虫感染；对孕妇、哺乳期妇女可补充铁剂；对月经期妇女应防治月经过多。做好肿瘤性疾病和慢性出血性疾病的人群防治。

（2）治疗原则：①根除病因；②补铁。

（3）病因治疗：尽可能地去除导致缺铁的病因。

（4）补铁治疗：治疗性铁剂有无机铁和有机铁两类。无机铁以硫酸亚铁为代表，有机铁则包括琥珀酸亚铁、右旋糖酐铁、葡萄糖酸亚铁、山梨醇铁、富马酸亚铁和多糖铁复合物等。无机铁剂的不良反应较有机铁剂明显。首选口服，餐后服用胃肠道反应，小且易耐受的铁剂。进食谷类、乳类和茶可抑制铁剂吸收，鱼、肉类、维生素C可加强铁剂吸收。铁剂治疗应在血红蛋白恢复正常后持续4~6个月，待铁蛋白正常后停药。若口服铁剂不能耐受或胃肠道正常解剖部位发生改变而影响铁的吸收，可用注射铁剂，如蔗糖铁静脉滴注。

10.贫血的遗传性

多数贫血不遗传，但也有少数贫血是遗传的，如珠蛋白生成障碍性（地中海）贫血、镰状细胞贫血、遗传性球形红细胞增多症、红细胞葡萄糖-6-磷酸脱氢酶缺乏症等。

患上癌症后要不要告诉患者

姜　斌　肿瘤科

任何人被告知患上癌症后，都会受到相当大的精神打击，于是当家里老人患上恶性肿瘤时，子女总希望能够瞒着老人，不希望他们再忍受精神摧残。这种做法对不对？

国内外大量的调查研究表明，告知患者癌症诊断会导致他们产生不同程度的负面情绪，但初始的焦虑、抑郁症状一般会在几周内消失。相反，医护人员及家属的刻意隐瞒和沉默，有可能会造成患者长期的精神失调。研究显示，告知癌症诊断能使患者积极地体验生活，对疾病持有更乐观的态度；全面让他们了解疾病的分期及治疗方案，能使患者更加现实地为将来做决定，有机会完成一些尚未实现却非常想实现的愿望，有计划地安排自己有限的生命；告知，还能让患者更坦然、安详地接受疾病死亡的现实。虽然隐瞒或模棱两可的消息能使患者获得短时间的平静，却剥夺了患者适应生活、调整目标和实现目标的机会。

在《肿瘤患者告知与同意的指导原则》中，医生们推荐了告知原则，如首诊告知、个体化、循序渐进、真实准确和尊重原则等，明确指出"掌握肿瘤患者的心理和其他方面的特殊性，及时、充分地与患者及家属进行沟通，严格地履行知情同意原则，取得患者和家属的理解、支持与配合，对于肿瘤患者的全程治疗及争取较好的疗效十分重要"。

因此，除非特殊情况，医生应该告知患者真实的病情，但这种告知不能只是对客观信息的机械提供，而要体现对患者的尊重。作为家属，也不应一味地要求医护人员隐瞒病情，要配合医护人员，循序渐进地告知患者病情，关心和支持胜过任何的隐瞒。

24 肺癌患者，治疗前先做一个基因检测

周 霄 姜 斌 肿瘤科

国家癌症中心发布的中国最新癌症数据显示，我国的肺癌发病率位列第一。目前，我国每年新发肺癌约50万，到2025年预计每年将有100万新发肺癌患者，近30年我国肺癌病死率上升了近465%。可见，肺癌的防控形势十分严峻。但是，随着近年来，基于分子基因层面的精准治疗技术的飞速发展，有越来越多的非小细胞肺癌患者通过靶向治疗，在延长生命的同时获得高质量的生活。

1.基因检测，量身制订治疗方案

肺癌分非小细胞肺癌和小细胞肺癌，其中非小细胞肺癌占80%以上。在治疗上两大类肿瘤完全不同。纵观肺癌治疗的历史，小细胞肺癌进展不多，主要还是以化疗及放疗为主；而非小细胞肺癌则进展迅速，精彩纷呈。对非小细胞肺癌来说，手术是最彻底的治疗方式，能够实现肺癌的治愈。但是由于手术最佳适应人群是早期肺癌患者，而如今大部分肺癌在发现时已经进入了中晚期，因此，真正能从手术中获益的患者并不多。不过，令人欣喜的是，随着如今常

规体检中低剂量高精度螺旋CT检查技术的引入，有越来越多的无症状早期肺癌被发现，使得能通过手术获益的患者越来越多。

而在大部分中晚期肺癌治疗历史中，化疗仍然是最主要的治疗方式。但是真正能够通过化疗获益的患者也不多，据统计只有20%不到的患者经过化疗后能获得手术机会。

而近十年来，肺癌诊疗技术的发展可谓日新月异，以靶向治疗、免疫治疗为代表的精准医学，开始进入临床医学视野。如今，肺癌诊疗已进入了"精准治疗时代"，许多新确诊的患者被建议去做基因检测，而基于基因检测结果的靶向治疗，已经成为如今各大城市三甲医院的常规治疗。

如果一位新确诊为肺癌的患者，其肿瘤类型属于腺癌或大细胞肺癌等非小细胞肺癌，那么他一定会被医生建议去做基因检测。基因检测的过程很简单，价格也便宜，随着二代测序技术的应用，能给患者带来个体化的、"量身订制"的治疗方案也越来越完善，带来最大化的受益。

2.靶向药物，精准打击肿瘤生长信号转导

通过基因检测，"医生能发现与肺癌发生相关的多种突变基因或阳性基因，比如最多见的表皮生长因子受体（EGFR）基因突变、间变性淋巴瘤激酶（ALK）融合基因阳性、ROS1基因阳性等。而针对这些不同种类的突变基因或阳性基因，有各自不同的治疗药物。

这些药物就像是精准定位的导弹，直接打击肿瘤细胞内三磷酸腺苷（ATP）结合位点，而肿瘤细胞生长信号的转导是需要不断磷酸化的，阻断了ATP就阻断了磷酸化，进而抑制其生长。因此，这些精准定位的、直接打击相关基因结合点位的药物就是靶向药物。

如今，针对EGFR突变的患者的靶向药物有表皮生长因子受体-间变性淋巴瘤激酶抑制剂（EGFR-TKI），针对间变性淋巴瘤激酶（ALK）和ROS1的靶向药物是AIK抑制剂。研究显示，EGFR突变的患者若首先采用EGFR-TKI治疗，其中位生存时间超过23个月。60%ALK-EML4阳性的肺癌患者，采用AIK抑制剂治疗时可维持病情稳定，中位生存时间可达4年；而传统化疗的患者中位生存时间在10个月左右。

当然，对于晚期非小细胞肺癌基因突变的患者，治疗绝不仅仅是依赖于靶向药物这一类型，而是以靶向药物为主的多学科综合治疗。最近，新近研究显示，EGFR敏感突变及ALK-EML4阳性融合突变的非小细胞肺癌晚期患者，采用以分子靶向治疗为主的多学科综合治疗，中位生存期达到3、4年，较以前仅为10个月的生存期大为提高。精准治疗给患者带来了巨大的生存受益。

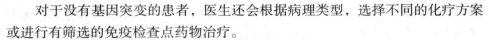

　　对于没有基因突变的患者，医生还会根据病理类型，选择不同的化疗方案或进行有筛选的免疫检查点药物治疗。

3.发生药物耐药后，需在医生指导下调整治疗方案

　　不过，近年来有越来越多的临床统计发现，肺癌的靶向药物在使用后，早晚都会出现耐药情况。以EGFR–TKI治疗药物吉非替尼片为例，根据临床观察，吉非替尼平均耐药时间为10个月左右，有些患者6个月就产生耐药，大多数在1年内就会产生耐药；有些耐药晚的患者用药1年半、2年还没有产生耐药性，但比例极低。

　　靶向药物从起效到耐药可分为4个阶段：一是改善期，一般为用药后前3个月，此时患者症状改善，精神状态良好。二是平台期，此时肿瘤相对比较稳定，不生长也不缩小，不好也不坏。等平台期过后，就进入了不完全耐药期，此时药物开始逐渐失去疗效，会有新生肿瘤出现。而等药物完全失效了，那就进入了耐药期。

　　因此，在靶向药物出现完全耐药之前，医生就要开始寻找新的治疗手段，令人欣喜的是靶向药物的代际更替非常快。第三代EGFR–TKI靶向药物如奥希替尼的问世，很好地解决了第一、二代药物耐药的问题。相信随着科技的进步，更好的药物及更好的治疗方法会越来越多。

二、外　科

25 成人听力下降的常见原因及处理

贾 欢 耳鼻咽喉头颈外科

1.我们是怎么听见声音的

耳朵分为外耳、内耳、中耳。耳廓收集声音后通过外耳道到达鼓膜,鼓膜及听骨链通过振动将声能传递至内耳,内耳(耳蜗)将声能转换成电信号,经由听(蜗)神经传递到大脑。

2.成人常见的听力下降有几种

(1)类型分类:(感音)神经性、传导性、混合性。

(2)程度分类:轻、中、重、极重。

(3)病因分类:老年性、噪声性、炎症性、外伤性、肿瘤性、药物性。

3.出现听力下降该怎么办

到正规医院就诊,越早治疗恢复的可能性越高,尤其是神经性听力下降。简易自问及判断:

(1)突发性(突然出现)?渐进性(慢慢出现)?单侧,双侧?

(2)耳道是否干净,有没有耵聍(耳屎)或流脓。

(3)近期是否有劳累、情绪波动、工作压力,是否有高血压、糖尿病。

(4)有没有伴随耳鸣、眩晕。

4.突发性耳聋怎么治

突发性耳聋,顾名思义就是突然听不清了,一般为单侧,其原因复杂,可能与微循环受损有关。一旦发生,需要尽早开始"抢救性治疗",延误时间越久,治疗效果越差,甚至无效。黄金期在发病1周之内,治疗包括激素用药、营养神经、改善微循环、高压氧舱等。突发性耳聋常规需要进行MRI检查,排除由于听神经瘤等病变导致的突聋;如果发现肿瘤,则需要根据肿瘤大小、患者年龄、听力水平制订治疗方案。

5.中耳炎怎么治

慢性中耳炎典型表现就是患侧耳反复流液、流脓,伴有听力下降。一开始是传导性听力下降,时间久了会变成混合性听力下降,也就是有神经因素在其中,这时候听力恢复效果就差。因此,一旦有耳痛、耳流液等要及时到耳鼻咽喉科就诊,进行规范治疗,包括耳内镜下冲洗、滴耳液、口服抗生素等,避免病情反复、迁延不愈,转化成慢性中耳炎。

遗留鼓膜穿孔时建议行手术治疗，修补鼓膜，重新建立外耳和中耳之间的屏障。

合并听小骨破坏时，可以通过手术清理中耳内的病灶，并植入人工听骨，重建听力。

中耳胆脂瘤作为一类特殊的中耳炎，具有会侵蚀骨质的特点。一旦发现需要尽早手术，避免对听小骨、内耳造成破坏。

6.老年性听力下降如何干预

这是一种感音神经性听力下降，是由听觉系统逐渐退化导致的。一般双侧听力下降水平一致。随着年龄增大，听力下降程度会越来越严重。

目前，对于神经性耳聋没有有效的药物治疗方法，听力下降难以逆转。一般中、重度听力下降可以通过佩戴助听器来提高听力。平时很多人认为戴了助听器就是残疾了，或者认为助听器很嘈杂，会越戴越聋，这些都是对助听器的误解。就如同近视眼需要戴眼镜矫正视力一样，听力下降就需要佩戴助听器来矫正听力。良好的听力是日常交流的基础，听不清、听不见导致交流障碍，会严重影响生活，甚至不愿出门、不愿与人交流、老年痴呆等。现代助听器可以精准、个体化调机，不会再出现过大地放大噪声等情况，另外可以根据需求选择隐形助听器，不影响外观。若听力处于极重度耳聋甚至全聋，助听器也无法满足需求，可以做人工耳蜗植入手术。

7.人工耳蜗植入是怎样的手术

人工耳蜗是目前最成功的仿生学植入物，在耳朵后方做一个3~3.5cm的切口，将植入体埋在头皮下，电极插入耳蜗内。这样，就可以通过植入的电极直接刺激耳蜗内残余的神经细胞产生听力。外机通过磁铁吸附在头皮外，作为外界声音的接收器，当然外机可以藏在头发内，也具有良好的隐蔽性。

㉖ 撑好"房顶"，鼻子呼吸畅通

蒋美琴　王珮华　　　耳鼻咽喉头颈外科

鼻子位于我们人体的最前方，首当其冲，也容易受伤。鼻子受伤了，是否只要"缝缝补补"让伤口长好就可以了呢？鼻外伤与其他外伤不同，鼻子就像一间房间，鼻梁就像房顶，房顶一旦塌陷，房间内的空气流通就会不顺畅。所以，对于鼻外伤的治疗，首先要将"房顶"支撑好，然后要解决通气问题，治疗要兼顾外形和功能,使患者获益更多。

1."首当其冲"的鼻外伤

鼻外伤按照严重程度可以分成以下几大类。

(1)第一类:软组织损伤。这是鼻外伤最常见的类型。比如,皮肤撕裂,甚至破烂不堪,但是没有损伤到鼻骨。

(2)第二类:鼻骨损伤。这也是鼻外伤比较常见的类型。鼻骨相对比较脆弱,尤其是前端非常薄,稍大的外力就可能导致骨折。

(3)第三类:鼻眶筛骨折。眼眶及内侧的筛骨发生骨折,这类鼻外伤比较严重,发生率相对较低,但风险高,需要及时处理,否则凹陷的骨头自己愈合后就很难再恢复原样。

(4)第四类:骨折波及颅底。这是非常严重而复杂的外伤类型,除了鼻部之外骨折还波及颅底等多处。

鼻外伤多见于交通事故和醉酒事件,篮球运动中也有不少鼻骨骨折者。据统计,面部外伤者中将近40%有鼻外伤。

2.鼻骨骨折需要手术吗

鼻骨骨折是鼻外伤中比较常见的一种类型,那么鼻骨骨折后是否需要手术呢?这需要根据骨折严重程度来分型判断。

(1)1型:骨折但没有移位,或者轻度移位但不影响外形,不必手术。

(2)2型:骨折有移位或凹陷,且影响外形,需要手术处理。

(3)3型:骨折且有鼻中隔骨折,除了对外形有影响,通气功能也会受到影响,需要手术。

(4)4型:除鼻骨骨折外,同时眼眶骨、筛骨等也有可能发生骨折,甚至有颅底损伤,需尽快手术处理。

鼻骨骨折类型最多见的是2型和3型,及时做出精准的判定,及早干预治疗,患者的获益就更多。最复杂的是面部粉碎性骨折,手术难度高、耗时长,要像拼图一样把一块块小碎骨都拼接回原来的位置和形状,然后用钛网或钛板做好固定。

对于不需要手术的鼻骨骨折,有些患者可能会担心在愈合的过程中是否会发生移位。如果骨折没有移位,虽然不需要手术处理,但可以使用鼻夹外固定,保护鼻骨,避免碰触导致骨折移位。一般使用鼻夹板固定1个月左右,达到临床愈合即可,完全愈合则需要3个月左右。

一般鼻骨骨折的处理,外部使用鼻夹固定,内部填充明胶海绵支撑鼻腔,内外结合。如果是鼻眶筛骨折,还需要用钛板钛钉固定眶缘。对于儿童鼻眶筛骨折,一般使用可吸收的生物材料钉子进行固定,更容易愈合。

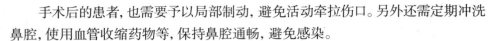

手术后的患者,也需要予以局部制动,避免活动牵拉伤口。另外还需定期冲洗鼻腔,使用血管收缩药物等,保持鼻腔通畅,避免感染。

3.修复外伤的同时重视功能保护

在鼻外伤的处理过程中,很多患者或医生可能更关注外形的修复,认为只要"缝补"好了就万事大吉了。其实不然,鼻腔有很多功能,主要包括通气、嗅觉、免疫、共鸣发声、调温加湿及美观等功能,其中最主要的是通气功能。气不通则呼吸困难,患者会非常痛苦。作为鼻科医生,关注鼻子美观功能的同时,还要重视通气等其他多种功能,因而可以称之为功能性鼻整形。

4.生命第一,功能第二,美观第三

遇到鼻外伤患者,第一步要排除颅脑损伤,生命第一,功能第二,美观第三。而很多时候,我们往往会忽略鼻腔功能的保护。鼻外伤的处理千万不要忽视鼻腔的功能。很多医生做清创缝合时,只注意外观的修复却忽略了内部的修复,没有注意鼻腔功能的损伤、鼻腔内部的肿胀,包括鼻中隔、鼻甲的损伤等。

鼻外伤的处理主要分为两期:第一期,急症处理;第二期,陈旧期如瘢痕等的处理。这两期之间没有严格的时间规定,根据患者的具体情况来区别。鼻腔功能的问题最好能在第一期就处理好,否则等到第二期就很难处理。

5.重视通气功能的保护

通气障碍严重者,会出现濒死感;而长期通气不畅,对健康也有影响,会造成机体缺氧。若保护好鼻腔功能,患者的主观感受非常明显,自觉呼吸通畅,则外形恢复正常。

鼻外伤一期处理的时候,伤口可能存在感染、肿胀,容易掩盖鼻腔功能损伤,这个时候就要先把鼻腔的外形固定好,做一些必要的填塞,将"房子"的房梁、墙壁都支撑牢固。这些处理其实并不是很复杂,主要是医生要有保护鼻腔通气功能的意识,减少后期不必要的麻烦。比如,外伤造成部分软组织的缺损,如果只是做表面缝合,会导致鼻腔缩小,以后就会影响呼吸。所以,第一期处理的时候,应该将皮瓣覆盖后缝合,并用支架撑住鼻腔的形状,避免伤口愈合过程中鼻腔缩小。

在鼻腔功能的保护方面,医生的意识很重要。另一方面,鼻外伤确实存在出血、肿胀的问题,比较难处理,辨别有一定的困难。但更重要的还是意识问题,如果能意识到鼻腔功能,及早处理,后期就很少出现功能问题。

6.保护下鼻甲,保护调温加湿功能

鼻腔还有一种很神奇的功能:哪怕是室外零下20℃的温度,空气吸入鼻腔后也会上升到30℃左右,有强大的加温功能。这一功能主要是下鼻甲的"功劳",除此之外,它还有过滤不洁空气的作用。

下鼻甲除了下鼻甲骨之外，还包含内侧黏膜层和外侧黏膜层。下鼻甲损伤的患者，容易造成调温加湿功能障碍，患者吸入支气管、肺的空气又冷又干，非常痛苦，而且还会影响机体免疫力，造成咽喉部炎症、支气管炎、肺炎等。鼻甲损伤通过手术再造可以一定程度地恢复部分功能，黏膜虽然有一定的再生能力，但是一旦被破坏，就容易形成瘢痕增生，很难恢复。

所以在鼻外伤的处理方面，还要注意黏膜层的保护，不要轻信祖传秘方，不要盲目剪除鼻甲。以前医学上对鼻甲的研究不多，认为剪除鼻甲影响不大。但是，近些年来的研究发现，鼻甲也有很重要的作用，对鼻甲的保护也越来越重视。

27　打通听觉重建的"最后1千米"

人工听觉脑干植入技术让听力障碍人群重获新"声"

李　宇　李　蕴　吴　皓　耳鼻咽喉头颈外科

对于听力障碍人群来说，助听器和人工耳蜗都是熟悉的听觉重建的人工辅助设备。大多数人对听觉脑干植入这个名词还比较陌生，其实，人工听觉脑干植入装置也是一种人工听觉辅助设备，为听神经故障致听觉障碍而设计。它主要包括体外的声音处理器和植入的电极装置两部分，借助声音处理器，声音信号被"翻译"为电信号；经过电极装置，"翻译"的电信号直接传递到耳蜗核，最终到达听觉系统最高司令部——听皮质，重建听觉。

目前的科技水平将声音信号"翻译"为电信号已经非常成熟了，人工听觉脑干植入装置发挥作用的难度在于如何将直接刺激耳蜗核的电极装置安放在耳蜗核上。耳蜗核的位置很特殊，虽然是听觉系统的初级中枢，但是位于脑干，脑干是调控呼吸、心跳等基本生命活动的司令部，这些"司令部"也是通过接收和发送电信号对生命活动进行调控的。且不论辨别和避免对生命中枢造成创伤是多么具有挑战性的工作，哪怕电极装置发送的听觉电信号被"司令部"错误接收，都有可能引发相应的生命活动紊乱，严重的甚至会引起呼吸心跳骤停。正因如此，对耳科医生而言，如何将电极装置精准地植入脑干耳蜗核就是一项挑战巨大的外科手术。

人工听觉脑干植入手术非常精妙，对医生的技术要求非常高，必须由技术精湛的耳外科医师、听力医师和麻醉医师默契合作，确保人工听觉脑干植入手术的安全和有效。在团队成员的协同之下，才能保证人工听觉脑干植入装置术后发挥最佳效果。

人工听觉脑干植入装置可以帮助因各种原因引起双侧听神经功能丧失而助听器和人工耳蜗干预无效的人群。比如，神经纤维瘤病2型双侧听神经均因肿瘤生长而损害的患者，先天性耳蜗及听神经未发育的婴幼儿等，人工听觉脑干植入装置都能发挥效果，帮助越来越多的这类听障人群重获新"声"。

 28 新生儿听力问题务必早发现早干预

施俊博　李　蕴　耳鼻咽喉头颈外科

先天性听力损失会导致听觉言语交流能力较差，甚至出现智力、情感、心理障碍等问题。研究表明，听力损失的早期发现是避免语言发育障碍和防止聋哑的关键。

通过常规体检和父母识别，很难在1岁内发现听力损失患儿，而新生儿普遍听力筛查是目前国际公认最有效的早期发现先天性听力损失的方法，并能将听力损失的发现年龄降低至6月龄以内。早期发现和干预，可使患儿获得语言能力并进入正常社会与家庭生活。

1.最佳筛查时间

新生儿听力普遍筛查是指：综合医院（或妇幼保健院）出生的所有新生儿，在其住院期间对其进行听力筛查；院外出生的新生儿，在其出生后1个月内对其进行听力筛查。这已成为每个新生儿的常规检查项目。通过筛查，早期发现新生儿听力障碍，加强干预与治疗，最终康复。

理论上，筛查一般在出生两三天后进行，因为此时新生儿外耳道内的胎儿皮脂与羊水残渣残留量大量减少。新生儿在沐浴或喂奶后，处于安静或睡眠状态下进行测试，可大大降低环境噪声对结果的影响；如属于听力损失高危儿，有早产、高黄疸、重症监护病房住院史，那么筛查应该在出院前一天进行。

在助产机构，顺产母婴多数于24小时内出院，剖宫产母婴一般术后3日内出院。虽然较佳筛查时间在出生48小时后，但为了避免遗漏新生儿听力筛查，目前要求筛查最晚于出院前完成。

2.未通过筛查怎么办

听力筛查一般分为初筛和复筛。通常进行初筛的时间是出生后48~72小时或出院前。如果初筛未通过，需要在宝宝42天龄时进行听力复筛。

由于听力筛查的仪器较敏感，所以影响结果的因素较多，如筛查时宝宝的安静程度（如体动）、外耳道或中耳有分泌物（如残存羊水）、鼻塞呼吸不畅导致呼吸音较响等。

研究数据表明，筛查未通过且最后被诊断有听力问题的可能性约为十分之一。因此，90%左右未通过筛查的宝宝听力其实都在正常范围内。多数筛查未通过的宝宝经诊断性听力检查，并未发现听力损失，原因多在于外耳道或中耳已有的分泌物被吸收或排出。

如果新生儿听力筛查通过了，这时一般认为宝宝听力在正常范围，暂无须进一步检查。不过，在成长过程中还需一直关注宝宝对声音的反应和同龄孩子是否差不多，如怀疑有听力问题，要尽快到医院检查。

筛查未通过的婴儿，存在听力损失的概率大增（从千分之一到十分之一，概率增加约100倍），必须在3个月龄内接受全面的听力学诊断和评估。检查均为无创，目的是确定听力损失的性质与程度，并在6个月龄内及早干预，比如验配助听器，必要时进行人工耳蜗植入。干预后，要落实好后期随访和以家庭为主的个性化康复训练，科学手段能让孩子正常开口说话。

发现宝宝有听力问题不可怕，可怕的是没有行动。过去常说"十聋九哑"，如今需要家长、医生等一起努力，争取做到"十聋九不哑"。

3.常用的筛查方法

（1）耳声发射筛查法：只需往新生儿的耳朵里塞上一个小耳机即可。

（2）自动听性脑干反应筛查法：只需在耳朵里塞上耳机的同时，在头部贴几个电极片，通常数分钟内就可完成。

这两种方法都是绝对无创的方法，新生儿不会有任何惊吓或检查痛苦。目前新生儿听力筛查多数使用耳声发射的筛查方法。

29 听力下降早干预，越晚越难治

杨　璐　李　蕴　耳鼻咽喉头颈外科

听力下降，若不加以干预，老人与家人及朋友沟通时，会增加双方交流疲惫感，继而很可能会引起脾气暴躁、抑郁、焦虑等异常情绪，还增加了患老年痴呆症的风险。除此之外，听觉中枢长期不接受声音刺激，会产生退化，等到耳聋严重时再来干预，干预效果已经达不到理想状态。所以，老年人听力下降需要警惕，做到

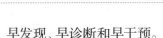

早发现、早诊断和早干预。

1.引起老年人听力下降的主要原因

导致老年人听力下降的原因有很多，衰老、疾病、药物等都有可能导致听力下降，甚至多种因素共同作用而加速听力下降。主要的原因有以下5种。

（1）老年性耳聋：老年性耳聋是老年人听力损失最常见的原因，是老年人身体机能减退的常见表现之一。65岁以上老人中约有1/3患有听力障碍，即在人体衰老过程中，随着年龄增长出现的缓慢、进展性的听觉功能下降，早期多表现为双耳对称性高频听力下降，逐渐累及中、低频率，呈现全频率听力下降，可伴有持续性耳鸣、响度重振、言语识别能力的下降。

（2）突发性耳聋：我国突发性耳聋发病率近年有上升趋势。老年人自身免疫力降低、血管性疾病等可能会引发内耳血管痉挛、血管纹功能障碍、血管栓塞或血栓形成以及毛细胞损伤等，从而导致突发性耳聋。但目前，突发性耳聋的病因和病理生理机制尚未完全阐明，局部因素和全身因素均可能引起突发性耳聋；精神紧张、压力大、情绪波动、生活不规律、睡眠障碍等可能是突发性耳聋的主要诱因。

（3）噪声性耳聋：人类生存环境中普遍存在着环境噪声、生产噪声和生活噪声，当人长期或反复暴露于强声环境下，则会导致耳蜗毛细胞和听神经的受损并最终坏死。接触噪声时间越长，听力损伤越严重。

（4）中耳炎：中耳炎分为急性和慢性。急性中耳炎延误治疗或治疗不当，即可转为慢性中耳炎。老年人体质差，如受凉、疲劳、抗病力低下，以及各种慢性疾病，如心血管疾病、糖尿病及呼吸系统疾病，也会大大降低抵御感染的能力，较年轻人来说容易诱发中耳炎。当有上呼吸道感染时，过度或不当的擤鼻方式会导致逆行性感染，也有可能会导致中耳炎。

（5）药物性耳聋：年纪大了，难免这里疼，那里痛，家里装药的瓶瓶罐罐特别多，但是吃药也可能会中耳毒性药物的招。其对听觉系统的损害有的是慢慢积累的，有的是一次即可导致严重耳聋。目前已发现的耳毒性药物有百余种，如氨基糖苷类抗生素（如庆大霉素、链霉素、新霉素等）、利尿剂、解热镇痛剂、抗疟药、抗肿瘤药（如氮芥、顺铂）、其他类抗生素（如氯霉素、红霉素）等。用药应在医生指导建议下，并严格掌握其适应证。

2.如何防治听力下降

当老人发生中耳炎、突聋等疾病，要及时到医院进行治疗，以防随着病程的发展引起听力不可逆性的进一步下降。早期治疗是得以恢复或减少其不良后果的关键。

（1）病因治疗，避免再次下降：针对听力下降的原因进行防治，可以避免或减缓听力下降的进一步加重。老人要避免不良生活习惯：生活中饮食要忌"三高一低"（高糖、高盐、高胆固醇和低纤维素）；避免过度喝酒、吸烟，多吃新鲜绿叶蔬菜和适量黑芝麻、核桃、花生等，这些食物含维生素C、维生素E较多，能改善末梢血流量，有利于降低血液黏稠度，从而保护内耳。同时定期体育锻炼，改善全身的健康状况，减慢衰老的过程。

（2）助听器干预：助听器，其本质为声音放大器，能将声音扩大到适应人耳需要的强度，对于轻、中度聋乃至重度聋的患者是一种有效、无创、无危害的干预手段。助听器根据外形可分为耳背式、定制式、盒式三大类。目前，盒式助听器因其固有的一些缺陷而使用者较少。

建议根据老人自身情况、年纪、听力损失程度等来选择合适的助听器。需要提醒的是，助听器一定要在专业医师的指导下进行选配，不建议自行盲目购买。

（3）人工耳蜗干预：助听器输出有一定限制，且放大过度会引起声音失真、啸叫，对于重度、极重度耳聋的患者可能无法满足其实际需求，人工耳蜗弥补了助听器的不足。

人工耳蜗分为两部分：一部分在体外，收集声音；另一部分是通过手术把内部接收器、电极植入到耳内。两部分内外呼应，最终将声音信号传递给听神经到达大脑，形成听觉。

若有严重听力障碍，需在医生的建议下选择合适的方法尽早干预。但植入人工耳蜗需要行全麻手术，老人需要符合一定的适应证才可进行。

听力下降的防治是长期的，除了听力测试、诊断和上述干预方法之外，还应结合专业的康复治疗等进行全程管理，以达到理想的治疗效果，积极改善听力，提高生活质量。

30 膝关节炎患者要不要手术治疗？先给膝关节打个分

蒋美琴　李慧武　骨科

每到冬天，不少膝关节炎患者会病情加重，甚至疼痛不能行走，给生活带来极大的困扰，吃药、打针、理疗都试过了，还是治不了根，到底要不要手术呢？

对于膝关节炎的治疗，目前有很多方法，但是患者往往在早期不能坚持正规系统地治疗，病情控制不佳，长期反复发病，最后被告知需要手术"换关节"。许多患者又对关节置换存在诸多疑虑，对于要不要手术治疗也是犹豫不决，不同的医生可能还会给出不同的治疗方案，这就更加深了患者的矛盾心理。

在选择治疗方案的时候，要与患者进行充分沟通，仔细查体，找到根源，并了解患者的生活诉求以及疾病对患者生活的困扰程度，然后帮助患者选择最合适的治疗方式。

1.膝关节炎的"阶梯治疗"

对于膝关节炎的治疗，一般采用阶梯治疗的方式，根据膝关节病变的不同程度，选择不同的治疗方案。老年人的退行性膝关节炎可以分为轻、中、重不同的程度。

（1）早期：对于轻度的最早期的膝关节炎，医生建议以功能锻炼、活动方式的改变为主要治疗手段，配合短期、间断的药物治疗来缓解症状，改善病情，包括选择特殊的鞋子、鞋垫来调整步态，改变膝关节的运动轨迹等。

（2）中期：随着病情进一步发展到了中期，早期的一些治疗手段已经不能缓解症状了。这个时候就需要更积极的治疗方式，在服药的基础上配合注射治疗，甚至部分患者需要行关节镜治疗。

（3）中晚期：到了膝关节炎的中晚期，关节镜治疗也不能取得满意的疗效，就可能需要正式的手术介入了。

手术治疗也有不同的术式。如果患者存在明显内翻畸形或外翻畸形，造成一侧膝关节软骨磨损，可以做截骨矫形手术，把腿骨矫正，将体重分担到另一侧，从而保护患侧关节，术后患者的疼痛就会明显缓解。如果患者的腿骨没有明显的畸形，单纯的膝关节内侧、外侧或前方的软骨部分磨损了，可以针对性地采取微创的单髁置换术，修补损坏的部位。

（4）晚期：到了膝关节炎的晚期，病变累及整个膝关节，出现骨质增生、关节间隙磨损、内外侧及前方等都有损伤，就可能需要采用膝关节表面置换术，就是我们平时所说的膝关节置换术。需要特别强调的是，这一手术的本质并不是把整个膝关节换掉，只是把膝关节表面损坏的软骨换掉，对于患者术后功能康复很有帮助。

膝关节表面置换手术的创伤其实并不是很大，术后基本可以达到无痛或微痛的程度。有些上午手术的患者，术后当天就能下地自如步行，扶着助行器就可以开始功能训练了。

患者在术后基本都能正常地活动、生活，买菜做饭都没有问题。白天长距离行走之后，夜间可能会出现酸痛不适，需要多休息后才能恢复正常。一般半年到1年以内，上下楼梯可能会觉得有些费力，这方面康复需要的时间会更长一些。

2.如何判断是否需要手术治疗

不少膝关节炎患者有这样的经历:有些医生建议手术治疗,置换膝关节;而有些医生认为可以暂时不手术,继续保守治疗。那么,究竟如何判断是否需要手术置换膝关节呢?

有一种自我判断的方法:假设膝关节的正常功能以10分为满分来评估,如果患者平地走路都出现膝关节疼痛,那就只有1、2分的水平;如果行走不超过500米后出现膝关节疼痛,那么只有5、6分的水平;如果行走2、3千米才出现膝关节疼痛,那么就有7、8分的水平。

对于老年人的退行性膝关节炎,手术以后大部分患者的膝关节功能可以恢复到8、9分。如果患者的膝关节功能只有5、6分了,可以选择手术治疗,使膝关节功能达到8、9分,患者的生活质量会有明显的改善。如果膝关节功能还有7分的水平,手术的意义并不是很大,就不建议手术治疗。

对于膝关节病变,医生一般都会询问患者走路是否有疼痛,如果患者一走路就疼痛,或者走不了1千米路就疼痛,对生活质量影响较大,同时结合影像学检查膝关节病变确实比较严重,就应考虑膝关节表面置换手术治疗。如果患者走平路没有疼痛,只有上下楼梯的时候会出现膝关节不适症状,这种情况对生活质量影响不大,可以不做手术。手术的目的,最重要的是改善生活质量。

近些年来,骨科手术技术突飞猛进,治疗关节病的手段也越来越多,仅仅膝关节手术的方式就五花八门,需要专科医生仔细检查患者的身体,通过影像学检查详细了解病变程度,明确真正困扰患者的病因,然后根据患者的具体病情以及生活诉求,有的放矢地选择合适的治疗方案。

仅仅依靠影像学检查来判断手术与否,这是远远不够的。需要仔细询问患者的各种信息,很多患者自己不知道哪些信息是有用的,需要医生循循善诱地去发现问题,找到根源。专科医生在给患者看病的时候,不仅会详细询问病史,还会对每位患者进行仔细的体格检查,以确保诊断的准确性,提高对病情严重程度判断的精准性。

3.给关节补充"润滑液"有用吗

对于早中期的膝关节炎,有不少患者接受了关节腔内注射治疗。有些医生可能会告知患者,走路、上下楼的时候膝关节疼痛,是由于关节腔内缺乏"润滑液"了,注射玻璃酸钠相当于给膝关节补充了"润滑液",关节疼痛的症状就会得到改善。甚至,市场上也有不少口服的药物、保健品,号称有"润滑"关节的作用。确实有不少患者膝关节痛因此而得以减轻,但也有些患者效果并不明显。

这种所谓的"润滑液",对膝关节炎究竟有没有用呢?

（1）"润滑液"效果因人而异：

临床上有很多关于保护关节的药物，比如氨基葡萄糖、硫酸软骨素等，也确实有很多人在服用这类药物。在美国，这类药物作为保健品在超市里就可以买到。这种药没有太大的不良反应，对于年纪较轻、病情较轻的人，如果服用后自己感觉有效果，可以间断服用；对于软骨磨损已经比较严重的人，服用这类药物就没有太大意义了，已经失去了营养软骨的作用了。

往关节腔内注射玻璃酸钠也是同样的道理，主要作用是润滑、营养软骨，对于软骨有一定的保护作用，也没有太大的不良反应。有些患者注射玻璃酸钠后，也确实觉得膝关节症状得到了改善。

那么，如何判断自己是否适合这种"润滑液"注射治疗呢？

一般注射玻璃酸钠一个疗程，即每周1次，连续注射5次后，如果效果能够维持半年以上甚至1年，那么这种治疗方式是有效的。不要指望注射一个疗程后，膝关节就恢复正常了，这是不现实的。这一治疗方式只是在一定时间内改善膝关节软骨的营养，并不能完全阻止膝关节的老化进程。

（2）注射治疗需规范进行：

对于注射玻璃酸钠有效的患者，可以第2年或间隔一两年再次注射，只要做好局部消毒、正确注射，可以反复多次治疗。但是，如果注射后效果只能维持两三个月，不到半年膝关节又开始出现疼痛不适，那么这种治疗方式就已经不适合了，不能频繁注射。所以，选择这种治疗方法，也要根据病情的轻重程度，有选择地尝试。

另外，有些关节注射治疗会在注射药物中加入激素类药物，就是俗称的"封闭针"，这比口服激素药物不良反应小，有些患者注射后症状确实有明显改善，但激素注射也是一把"双刃剑"。有报道指出，每年膝关节腔内注射激素不超过4次，对软骨不会产生不良反应；但是注射激素过于频繁，反而会引起软骨的损伤和破坏。激素注射治疗一定要到正规医院进行。

 ## 31 寒冷真的会冻出关节炎吗

李慧武　骨科

常有长辈叮嘱年轻人：冬天要多穿点衣服，特别是女孩子不要穿露膝的裙子，不然会冻出关节炎来。寒冷真的会冻出关节炎吗？膝关节受冷后，关节痛会加重又是怎么回事呢？

1.寒冷并不是明确病因，但会导致关节不舒服

不能说关节炎是冻出来的，但是寒冷确实会导致关节不舒服。关节局部受凉、受寒之后，韧带紧缩，血液循环不通畅，就会导致关节不适，甚至酸痛。但是，目前还没有明确的证据可以证明，年轻时候关节受冻，老了以后就会得关节炎。一般老年人的关节炎都是一种老化的病变。

有些年轻的女性，膝关节受凉后就会出现酸痛，而做CT、磁共振等检查也没有发现明显的病变，偶尔有少量膝关节积液，多为膝关节滑囊炎症、髌骨软骨软化或滑膜炎症。观察这些人群会发现，她们大多数手脚冰凉，平时怕冷，属于体质偏寒的类型，可能与血液循环不是很通畅有关，特别是天气阴冷的时候，这类人群就更容易发病。很多人遇到这种情况就会担心，是不是得了风湿病，但是这种关节痛并不符合风湿、类风湿关节炎的诊断，并且检查类风湿因子等相关免疫指标都正常。

2.冬季膝关节也要保暖，耐寒锻炼因人而异

寒冷确实会导致关节不适，甚至出现疼痛，这从我们的生活经验就能得知。所以，冬季也要注意关节的保暖，尤其是本身就有膝关节炎的患者，更要加强膝关节保暖，女性在冬季尽量不要穿露膝的裙子外出。

但是，也有人提出要进行耐寒锻炼，有些人冬天穿着短裤外出锻炼也没有出现关节痛。李主任不建议反季节着装，但也不排除个体差异性的存在。少数人从小进行耐寒锻炼，冬天穿短袖、短裤也不怕冷，膝关节功能也都正常，这种情况另当别论。如果年轻时候没有经受过这样的耐寒锻炼，年纪大了反而在冬天开始露胳膊露腿，这样做对膝关节肯定是不利的。所以，耐寒锻炼也要因人而异的，对于大多数人尤其是怕冷的女性来说，运动锻炼不可少，但膝关节保暖也很重要。

需要提醒的是，如果经常出现膝关节疼痛，建议到正规医院去做个检查，即使是年轻人也不可大意。有些人存在先天性的膝关节线倾斜，比如行走时下肢不能保持直线而成为O型腿或X型腿，关节线不平、倾斜明显等一系列先天发育异常或后天形成的畸形以及创伤，都会加速膝关节的老化。对于这类人群，应该在年轻的时候就尽早行手术矫正畸形，避免膝关节过早老化，如果年轻时候不处理，到了老年一定比常人提前发生老化。但是，很多年轻人往往对早期轻度的关节发育异常、畸形等问题不重视，不了解矫治的意义，而错过了早期治疗的时机。

32 抬手就痛，小心肩峰下撞击综合征

张天成　张　峻　骨科

花老伯自离休后就喜欢上了打羽毛球，既可健身又能交友，他坚持每天去附近体育馆打几个小时。可春节前在家进行大扫除时出现了难题：手臂只要一往上抬，手掌还没到肩膀的高度就出现疼痛，且痛得不得了，手臂也变得无力，必须马上放下来。起初几天，他也没在意，以为大扫除时拉伤了筋骨，没想到疼痛越来越厉害，晚上睡觉不要说压到这边的肩膀，就是把肩膀放在上面也会因为剧烈的疼痛而痛醒。花老伯着急了，好不容易捱过春节假期，赶紧去附近的上海交通大学医学院附属第九人民医院骨科求治。经查体诊断是"肩峰下撞击综合征"。

1.需及时治疗，拖延后果严重

在临床门诊主诉肩痛的患者中，有近半数是肩峰下撞击综合征患者，它和肩袖损伤、肩周炎等都是肩部高发疾病。肩峰下撞击综合征，也叫肩关节撞击综合征，致病原因除了很多中老年人的肩峰前下方长出骨刺，很多还和长期过度使用肩关节尤其是经常性做过顶运动有关。患者在转动肩膀时会感到疼痛异常，但是在日常生活中不少人总觉得肩膀疼就是肩周炎，不是大问题，不到难以忍受的地步，很少会来看医生，因此会导致病情越来越严重。但也并非每位患者都会感到疼痛，有些患者是在接受检查时才知道自己的病情。若不及时进行治疗，患者的肩膀会渐渐变得无力，由轻微发炎演变为严重撕裂，后果严重。

肩峰下撞击综合征患病初期，每当举手、转动肩膀、把手向外伸展或睡觉压住肩膀时，就会感到肩膀前方外侧疼痛，疼痛一般在肩膀前举或外展上举的过程中发生。到了中期，肩膀肌肉渐渐无力，无法举起。再发展下去，肌肉会开始萎缩，外在表现是左右肩膀形状不同，到后期可能会引起肩袖被磨断，导致没有力气抬肩膀。值得注意的是，许多人都将肩痛视为肩周炎，其实它们是不相同的两种病。肩周炎多以女性患者为主，没有特殊病因，表现为疼痛和关节粘连僵硬，一般有自愈性。如果想辨别自己是否患了肩峰下撞击综合征甚至是肩袖发生了断裂，可留意进行某些动作时，是否觉得疼痛无力，如拎水壶、倒茶、举手过头等动作，若是有疼痛无力的情况则可能是肩峰撞击综合征的征兆。

2.治疗方法多，首选保守疗法

肩峰撞击综合征的治疗方法有很多。首先是保守疗法，包括口服非甾体抗炎药、局部外用药和肩峰下间隙的封闭治疗，同时结合理疗和一些运动疗法保持关

节正常的活动范围,通过肌力训练来保持肩部肌肉的力量。如果保守治疗3~6个月无效,则要考虑进行肩关节镜微创手术。手术后,患者经过一段时间康复训练,可以逐渐恢复肩关节的功能。

3.平时重预防,才能有效避免

其实,在日常生活中每个人都会有不同程度的肩关节撞击行为,特别是当肩关节长期过度地做上举或外展活动时,比如打羽毛球、擦窗、高处取物、伏案工作等日常活动,使得肩峰下滑囊发炎退化,肩峰增生变形,间隙减小,就会导致肩峰和肩袖发生撞击,肩袖肌腱发炎损伤,出现肩关节的疼痛和活动障碍,引发肩峰下撞击综合征。切记,在进行需要重复肩膀转动的工作或运动前,应做足够的热身活动,让筋腱充分地舒展开,平时也可做些锻炼三角肌、胸肌、背肌的运动,以保护肩膀的旋转肌腱。特别需要一提的是,急性发作期不应像肩周炎一样进行拉伸锻炼,相反地,越是活动越会加重病情,应保持肩部固定少活动;缓解期可适当锻炼,避免暴力和过度负重,注意肩部保暖。

4.关节活动度(ROM)锻炼

肩部疾患功能锻炼应遵循"三适当"原则:适当的强度、适当的幅度、适当的时间。要在主诊医生的指导下进行康复训练,常用的锻炼运动如下:

(1)画圈:在身体向前倾的状态下,完全放松手臂,向下放,按顺时针方向和逆时针方向转动手臂1分钟。

注意事项:将可能受伤的一个肩膀放松,运动身体。疼痛特别严重时,用正常的手臂抓住受伤手臂的手肘。

(2)爬墙运动:面对墙壁站立,正常手臂放在受伤手臂的肩膀上,固定受伤的肩膀,受伤手臂的手掌放在墙上,手心贴紧墙壁,用手指贴墙向上爬,每天标注高度。

注意事项:手越向上,身体应越靠近墙壁。手向下放的时候,身体也应贴着墙壁慢慢向下移。

(3)滑轮运动:将滑轮扣在门上或绑在头上方固定的地方后,用正常手臂抓住上面的手柄,受伤手臂抓住下面的手柄,正常手臂向下拉,使受伤手臂随之向上举,拉至最大高度,坚持约1秒后,慢慢放下,再次反复动作。

注意事项:受伤手臂尽量放松,不要倾斜身体。

(4)侧举运动:用受伤的手臂抓住杆子的一端,正常手臂抓住杆子另一端手柄部位后,正常手臂使劲,将受伤手臂慢慢向身体侧方推至最大限度,向上举起,这一姿势坚持约5秒后,慢慢回到最初的姿势。

注意事项:运动时应伸直腰部,注意手肘不要弯曲,身体不要向正常手臂一侧倾斜。

（5）毛巾拉伸运动：在背后抓住毛巾，正常手臂在头侧抓住毛巾上端，受伤手臂在腰侧抓住毛巾下端，将正常手臂的毛巾向上拉，这一姿势坚持约5秒后，再慢慢回到最初的姿势。

注意事项：可用杆子代替毛巾进行运动，疼痛严重的情况下，可坐在椅子上，在背后抓住两手，用正常手臂将受伤手臂向上拉进行运动。

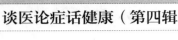 脊柱病高发，3D打印为手术治疗提供新路径

周 洁 赵 杰 骨科

颈椎手术中，3D打印技术能够提高手术效率，减少术中和术后并发症的发生。

生活中，人们似乎总是对唾手可得的事物感到习以为常，而忽视它们的珍贵。比如空气、水。在对待自己的身体时，人们也常常犯这样的错误——长时间对着电脑、躺在床上看手机、坐着睡觉等，这些习惯让您的脊柱时刻承受压力，而当您发现脊柱出现问题时，往往为时已晚。

据统计，在世界卫生组织公布的"全球十大顽症"中，脊柱疾病位居第二。目前，我国门诊体检人群中，颈椎病检出率高达64.52%，且女性高于男性。

"脊柱疾病有这样一个特点，就是治疗方法很有限。病情轻的时候，容易被忽视；一旦加重，手术可能是唯一的治疗手段。"

1."如履薄冰"的手术

在复杂的医学实践中，脊柱外科所面临的风险和挑战是很多其他学科无法想象的。"人体脊柱区域有诸多重要的脊髓、神经和血管，脊柱手术中尽管医生会慎之又慎，仍有发生意外的风险可能"，成为脊柱外科医生需要一种孤勇，因为每台手术都有一种如履薄冰的感觉。

脊柱外科是骨科的塔尖，要求脊柱外科医生不断地创新。

3年前，一位患有巨大神经鞘瘤的32岁患者来到上海交通大学医学院附属第九人民医院（九院）。虽然是良性肿瘤，但这位患者的瘤体很大，又长在颈部，压迫了神经，影响患者的正常工作和生活。"以前，那么大的肿瘤摘除后，残留的空缺部分没有合适材料填充，手术很难完成，所以一般只能建议患者做姑息治疗。"但有了3D打印技术之后，肿瘤切除部分可以用3D打印的支撑假体实现重建。

最终，这位患者接受了手术，九院骨科团队为其摘除了颈部巨大肿瘤，并植入

了3D打印的人工椎体，这也是上海首例将3D打印技术应用于脊柱外科手术的患者。在最近一次的随访中，这位曾经行动受限的患者已经踏上了远洋轮，追随自己的梦想成为了一名海员。

前不久，一位强直性脊柱炎患者，背部已经重度弯曲，连简单的抬头都成了一种奢侈，只能过着"面朝大地背朝天"的生活。"目前的医疗发展水平，这种疾病尚不能完全治愈，医生能做的，只是帮助他们缓解症状，提高生活质量。"强直性脊柱炎是一种风湿免疫性疾病，与遗传等因素有关，虽然不直接危及生命，但患者往往一辈子受其折磨。

强直性脊柱炎的早期症状主要表现为腰背疼痛，大约90%的强直性脊柱炎患者最先表现为骶髂关节炎，然后逐渐累及脊柱，最终上行发展至颈椎。很多患者一开始会选择骨科、推拿科等科室就诊，很容易误诊或漏诊，往往等到关节已经明显融合，才被确诊为强直性脊柱炎。这位患者，无疑已经发生了最坏的情况，唯有手术矫形才能帮助他。手术的目的有两个，一是矫正脊柱畸形，改善脊柱外观；二是恢复患者平视、行走、消化等功能。这个手术对医生而言是一个极大的挑战，治疗前医生探讨了许多手术方案，最终决定了以楔形截骨的方式矫正畸形的脊柱。

楔形截骨术，就是通过截除关节突等后方结构，以椎体后缘为铰链轴闭合后柱，张开前柱从而实现对后凸畸形的矫正。手术对医生的操作要求很高，必须做到稳、精、准，否则极易导致脊髓损伤乃至下肢瘫痪。手术完毕后的最初十分钟，是医生心理压力最大的时刻，如果此时监测神经功能的波幅不断下降，说明患者出现了神经功能受损，而这名患者最终恢复良好，对手术效果也很满意。

2. 脊柱疾病年轻化

近年来，骨科门诊就诊人群日趋年轻化。现在门诊患者中，有1/3的患者是因为脊柱不适来就诊的，在预约患者中这一比例更高。他们大部分都是我们俗称的低头族、手机族。这些就诊人群绝大多数是肌肉型疾病，并没有累及脊柱骨性结构，亦不需特殊治疗。很多患者希望医生帮助止痛，然而实际上，改变生活方式、参加游泳等脊柱康复训练，才是他们最需要的"治疗"。

脊柱疾病是一个长期、慢性、积累性病理过程，如果青少年期的不良习惯未得到纠正，往往到中老年才逐渐出现症状，但那个时候，每做一次手术，患者的自身功能就会损失一点，同时，年龄也会影响到手术效果。因此，最重要的是防患于未然，希望年轻人能够从现在开始，树立保护脊柱的意识，善待脊柱，善待自己。

脊柱相关疾病给患者带来的痛苦是很大的。但由于医疗发展水平所限，很多疾病难以治愈，我们只能做到一定限度的缓解症状，并尽量实现功能重建和外观改善。我们除了在技术上不断努力寻求突破，同时也要善于和患者沟通，最大限度地帮助患者与疾病斗争。

医生总是耐心细致地把病情和医生会诊后的治疗方案，用简洁通俗的话语传达给患者及其家属，让他们明白手术后的得失。例如，前文中接受治疗的强直性脊柱炎患者，术前通过认真沟通，使患者了解到其手术后将不再驼背，可以直行，同时很大限度上丧失了弯腰的能力，让患者对适应手术后的生活状态有了充分的心理准备。

许多脊柱相关疾病，例如腰椎间盘突出症、颈椎病，很多患者都可以通过改善生活方式而自愈。因此，碰到这样的患者，医生常常劝其先观察一段时间，再决定是否开刀。因为手术本身也是一把双刃剑，在改善症状的同时，也会带来一定程度的创伤和损害，能够通过机体自愈机制缓解的病痛，就尽量不要外科干预，避免过度医疗。

㉞ 介入微创技术治疗良性前列腺增生

王精兵　介入科

良性前列腺增生（BPH）是中老年男性的常见病、多发病，50岁以上发病率达50%~90%。BPH导致膀胱出口梗阻，排尿困难，最终引起膀胱和肾脏损害，成为影响中老年男性健康的重要疾病之一。

1.前列腺是怎样的器官，有何作用

前列腺是男性不成对的性器官，由腺组织和肌组织构成，位于膀胱与原生殖膈之间，前方为耻骨联合，后方为直肠，成栗子形，上端横径约4cm，垂直径约3cm，前后径约2cm。

前列腺的生理功能：分泌前列腺液和前列腺素、控制排尿、具有运输功能。

2.前列腺增生的病因有哪些

前列腺增生病因至今仍未阐明。主要因素是随着年龄的增大，体内睾酮总量减少，雄激素含量降到正常生理水平以下，使前列腺腺体和细胞数增多，前列腺体积增大。另外，还与雌激素水平、催乳素等密切相关。相关诱因：吸烟、肥胖、酗酒、家族史、人种及地理环境因素等。

3.前列腺增生有哪些症状

典型症状包括:尿频、尿急、尿失禁、排尿困难,以及排尿后症状(尿不尽、残余尿增多),甚至急性尿潴留。

其他症状:血尿、泌尿系感染、膀胱结石;由于输尿管反流,肾积水导致肾功能破坏,出现食欲不振、贫血、血压升高、嗜睡和意识迟钝。

长期下尿路梗阻所致的下腹部包块或肾积水引起的上腹部包块。长期依靠增加腹压帮助排尿可引起疝、痔和脱肛。

4.怎样诊断前列腺增生

(1)前列腺直肠指检。

(2)国际前列腺症状评分。目前认为7分以下为轻度,7~18分中度,18分以上为重度,需外科处理。

(3)生活质量评分。

(4)尿动力学检查:残余尿测定、最大尿流率。

(5)超声、CT或MRI前列腺测量体积大。

(6)其他检查:血液、尿液检查、前列腺癌相关抗原测定、前列腺穿刺活检等。

5.目前前列腺增生有哪些治疗方法

(1)药物治疗:5α-还原酶抑制剂、α-受体阻滞剂、抗雄激素药、M受体阻滞剂、植物制剂、中药等。

(2)手术治疗:前列腺切除术。

(3)微创治疗:经尿道前列腺消融/切除治疗(电汽化术、离子双极电切术、激光、射频、冷冻、微波等)。

(4)经导管动脉栓塞术。

6.经导管动脉栓塞有哪些优点

经导管动脉栓塞术是局麻下采用股动脉穿刺,将导管送入前列腺的供血动脉。造影后,注入颗粒性栓塞剂,造成前列腺组织缺血坏死,最终前列腺体积缩小,尿路压迫缓解。

优点:前列腺动脉栓塞术与经典的经尿道激光切除相比,疗效相当,并发症少,而且为微创手段,出血少、感染机会少,且为局麻手术,危险性更小,住院时间缩短,甚至可以当天出院。在性功能方面,也会得到理想的效果。

7.怎样的患者适合经导管栓塞治疗

一般认为年龄>40岁,前列腺体积大于30ml,合并严重下尿路症状,药物治疗6个月效果不明显,国际前列腺症状评分>18分,生活质量评分>3分的患者,以及出现急性尿路梗阻症状,药物治疗无效者,拒绝手术治疗、体弱或合并严重内科疾病不能耐受外科手术者。

8.动脉栓塞治疗后多久患者症状能改善

一般术后3月，患者症状减轻，6~12个月改善最大。因此，可以用随访6~12个月的临床症状作为评价前列腺动脉栓塞是否成功的标准。对于疗效欠佳者，可采用再次栓塞并且双侧栓塞，会得到更好的临床效果。

9.栓塞治疗后应注意些什么

（1）多饮水，每天要喝2~2.5L水，这样就会多排尿。浓度高的尿液会对前列腺产生一些刺激，长期不良刺激对前列腺有害。

（2）不憋尿，憋尿对膀胱和前列腺不利。

（3）节制性生活。

（4）多放松。

（5）洗温水澡。

（6）保持会阴部清洁。

（7）避免摩擦。会阴部摩擦会加重前列腺的症状。

（8）克服不良生活习惯。应尽量戒烟，不饮酒，少吃辣椒、生姜等辛辣刺激性强的及油腻的食品，保持大便通畅；多吃些对前列腺有益的食物，如木耳、蘑菇、猪肉、牛肉、鲫鱼、草鱼、豆及谷类等。

（9）多锻炼身体提高机体抗病能力。

35 中青年男性：发现前列腺增生怎么办

谷 猛 王 忠 泌尿外科

最近，因体检发现前列腺增生、前列腺钙化，不少中年男性甚至个别青年男性来门诊咨询：自己年纪还不算大，怎么就患上了前列腺增生、钙化呢？是不是提前衰老了？

1.前列腺增生有"年轻化"趋势

众所周知，前列腺是性腺的一部分，其分泌的前列腺液是精液的主要成分，对维持精子活性有重要作用。正常成年男性前列腺底部横径4cm，纵径3cm，前后径2cm，重约20g；到了中老年，前列腺逐年增大，医学上称为前列腺增生症，俗称前列腺肥大，是一种慢性进行性进展的良性病变。男性45岁左右开始出现轻度前列腺增生，这种增生除了有时表现为尿频外，大多没有任何临床症状。近年来，随着饮食结构等因素的变化，前列腺增生呈现年轻化趋势；存在肥胖等代谢紊乱的男性，前列腺增生可能会更早发生。

2.前列腺钙化，常与前列腺炎相伴

彩超检查发现，前列腺中的钙化点多为前列腺曾发生慢性炎症的表现，也可能是尿液反流入前列腺管内，慢慢演变成钙化灶或前列腺小结石。一般地说，前列腺钙化不会有明显症状，多数无须需特殊治疗。如果前列腺钙化伴随会阴部潮湿、下腹部或肛门部不适等症状，有可能存在慢性前列腺炎，需要养成并保持良好的排尿和生活、作息习惯，适量运动，避免久坐。若上述情况逐渐加重，应及时就医，根据具体情况用药治疗。

3.合理饮水，减少前列腺增生

体检发现前列腺体积增大，不必过于焦虑，若没有排尿相关症状，则不必治疗，定期（半年至一年）进行彩超检查随访即可。一部分中青年男性发生前列腺增生后，会伴随排尿等待、夜尿增多的现象。每晚起夜多于一次，往往会导致睡眠变差，进而带来一系列的健康问题。这种情况发生后，患者应早期到泌尿外科就诊，接受评估，决定是否需要治疗。同时，要合理饮水，把一天中的大部分饮水量尽可能放在上午或者傍晚之前，晚饭后尽量不饮水。如症状改善不明显，或增生的前列腺已经影响排尿或膀胱功能，应配合药物治疗，以减轻夜尿症状，延缓前列腺增生的进展。

4.45岁后体检要查前列腺特异性抗原

45岁以后，每年的健康体检要包括前列腺特异性抗原（PSA）的检测。PSA出现异常时要高度重视，及时就诊，排除前列腺癌的可能性。我国通常把PSA<4ng/mL归为正常；PSA介于4~10ng/mL为"灰色区域"，前列腺癌与前列腺增生均有可能存在，早期前列腺癌有可能"混杂其中"；当PSA>10ng/mL时，存在前列腺癌的可能性增大，需要进一步检查以明确诊断。国外一些专家认为，目前PSA筛查过度，浪费了医疗资源，这种观点也被我国少数学者认同。其实不然，我国对PSA的筛查不但没有过度，而且远远不够，常常有患者来就诊时，PSA已达50甚至数百纳克每毫升；还有的患者出现骨痛后来就诊，才发现前列腺癌已经多处转移，失去了最佳的治疗机会。

即使被确诊为前列腺增生症，排除了前列腺癌，也不能高枕无忧。若增生引起排尿不畅、夜尿增多等症状，经过药物治疗效果不佳，或者前列腺增生引起膀胱功能障碍或膀胱结石、血尿、尿潴留等并发症，都要积极手术治疗，可选择经尿道前列腺剜除术等微创治疗方法。

36 年老起夜忙，并非正常衰老

蒋美琴　王　忠　泌尿外科

年纪大了，尿频、尿急、排尿困难，晚上起夜次数增加，甚至还有尿无力、尿分叉等，很多老年人觉得这是理所当然的。其实，最常见的原因就是前列腺增生症。这是一种病，而且还是一种可以治好的病，没有必要忍受这样的痛苦和麻烦，说不定还会忍出大问题来！

前列腺增生症是中老年男性的常见病。据统计，60岁以上男性中，50%～60%的人患有前列腺增生，而80岁以上的男性几乎都患有前列腺增生。由此引起的排尿等待等现象，不少人误认为是年老所致，故对前列腺增生并不重视。

即使发生了前列腺增生，也不一定每个人会出现异常表现，约一半的人会出现排尿障碍的症状。前列腺增生主要影响排尿功能，比如早期会出现排尿费力、尿线细、排尿时间延长、排尿等待、尿不尽、起夜排尿次数增多等现象，之后出现尿路感染、尿潴留、血尿、膀胱结石、上尿路积水等并发症。

1.前列腺增生不治疗，可伤肾

有些男性觉得年纪大了都会得前列腺增生，即使排尿困难，也认为是年老的关系，不积极治疗。但是，前列腺增生如果不断加重，可能会引起肾积水继而导致肾功能不全。

前列腺增生有很多并发症，主要有以下七种。

（1）痔疮便血：由于排尿困难，经常用力排尿，前列腺增生最常见的并发症就是痔疮、大便出血。

（2）小肠疝气：即腹股沟斜疝，也是由于长期用力排尿导致。

（3）膀胱结石：排尿排不干净，有些尿液就残留在膀胱中了，医学上称之为"残余尿"。残余尿长期积留在膀胱中，其中的残渣也就越积越多，就容易形成膀胱结石。曾有一位前列腺增生患者，手术取出500多颗膀胱结石。

（4）血尿：前列腺增生后挤压周围血管，导致血管曲张，一旦有感染等诱因刺激，就容易引起出血。

（5）尿路感染：排尿不尽，残余尿长期积留，还容易引起感染，感染后没有及时治疗还有可能导致肾功能衰竭。

（6）上尿路积水导致肾功能不全：下游水流不畅，上游的河道就会积水，泌尿系统也是如此。而一旦上尿路积水就会波及肾脏，引起肾积水、感染，甚至肾功能衰竭。

（7）尿潴留：前列腺增大以后压迫尿道，包裹在前列腺中间的尿道就会变得越来越细，一旦遇到喝酒、感冒、某些药物等诱发因素后，突然完全尿不出来，小腹胀大，这种情况必须急诊插导尿管帮助排尿。膀胱储存尿液过多以后，收缩力就会逐渐下降，这就是前列腺增生并发的膀胱功能障碍，这种病变不断进展，总有一天导致膀胱功能丧失，出现尿不出来的情况，医学上称之为急性尿潴留。

前列腺增生导致尿频、尿急、尿不尽，似乎不是什么大病，其实可能会引起很多并发症，甚至危及生命。

2.及时治疗，让排尿恢复顺畅

前列腺增生有这么多危害，那么，是否只要增生了就应该治疗呢？

前列腺增生是否需要治疗，以增生导致的症状以及给患者带来的影响和危害作为判断的标准。有些患者的前列腺很大，比正常人大了几倍，但是症状不明显，可以暂时不治疗；如果出现明显的症状了，就要及时治疗。

前列腺增生症的治疗首选药物治疗，目的是缓解症状。比如，有些人尿频、尿急，排尿非常费力，就可以通过药物治疗来缓解。而经过药物治疗达不到满意的效果，或者病情进展迅速，出现增生造成的并发症，严重影响患者健康时，就要考虑手术治疗。

（1）传统手术：前列腺切除术有130多年的历史了，最早的开放手术，是打开下腹壁后再切开膀胱，才能看到前列腺。医生通过手指将增生的前列腺组织抠出来，经验丰富的医生能够抠出绝大部分增生组织，经验不够丰富的医生就只能抠出部分组织。这种手术尽管能够解决前列腺增生的问题，但是由于创伤很大，出血多，到了20世纪70年代就基本被取代。

（2）经尿道电切术：取而代之的就是微创电切术。经尿道前列腺电切术是从尿道进入一面带电的小"镜子"，既能"看"，又能"切"，还能止血。电切术从20世纪70年代开始至今已有近50年的历史，这一手术的优点是创伤小，缺点是电镜体积小，切除速度慢。如果前列腺增生的体积很大，就很费时间，而且切除过程中会不断出血，需要用水灌洗干净以保证手术视野。为了避免电镜导电，需要使用没有离子的水来灌洗，这种水容易被人体吸收，如果手术时间长，吸收过量就会导致低钠脑水肿，这就是电切综合征。这种手术出血量较多，而且切不干净，容易复发。但是更多的人愿意接受微创手术，宁愿过几年复发后再手术，也不愿意做创伤很大的开放手术。

（3）经尿道激光剜除术和等离子剜除术：2000年初，上海交通大学医学院附属第九人民医院泌尿外科就开始了新技术的探索和开发——经尿道微创前列腺剜除术，包括激光剜除术和等离子剜除术。剜除手术结合了之前两大手术的优势，既做到了微创，又可以很彻底地剥离增生组织。由于电切常常切不干净，泌尿外科团队设计了剜除镜模拟手指的动作，将增生的前列腺组织全部剥离，用激光或等离子剥离的时候，能够同时将出血止住，因此这一手术出血量很少，甚至几乎不出血，既能微创手术，又能保证干净的创面和清晰的手术视野，而且能够用生理盐水灌洗，不用担心脑水肿的问题。

这是一次技术的革新，2014年正式开始在研发和临床上开展这一手术方式，2017年手术技术日趋成熟，并在上海乃至全国开始推广，得到了很多医院和专家的认可。这一手术还突破了年龄和前列腺体积对手术的限制。

3.挑战手术禁区：高危？高龄？不存在的！

以前，我们都认为有心脏病、肺功能差、高龄、神经性膀胱功能障碍等都是手术禁区，手术风险非常高，很多年纪大的人就惧怕手术。但是，随着医学技术的不断发展，很多手术的禁区都逐渐被突破了。

经尿道前列腺激光剜除术和等离子剜除术能够根治前列腺增生，同时又降低了风险，减少了创伤，很多原先不能手术的患者都可以手术了。前列腺增生患者只要没有麻醉禁忌证，都可以进行手术治疗；即使不能麻醉的患者，也可以通过局麻等其他方法解决。

高危、高龄患者，比如有心脏病、肺功能衰竭、90岁以上的老年人等，以前是前列腺切除手术的禁忌证，只能在小肚子上打一个洞（膀胱造瘘）来解决排尿的问题，整天挂着尿袋生活，非常麻烦且痛苦。但是，随着现代技术的不断发展和更新，这些禁忌证都被攻破了。很多高危、高龄的患者都可以采用前列腺剜除术治疗，不必再做膀胱造瘘，给患者带来了很大的便利，减少很多痛苦，生活质量明显提高，家属负担也减轻不少。

很多老年人年纪大了对手术都有这样那样的顾虑，担心手术出问题。随着年龄的增长，不少老年人的心、肺等脏器功能都在走下坡路，或者伴有一些老年性慢性疾病，比如糖尿病、冠心病、脑卒中等。前列腺剜除术采用微创的手术方式，突破了很多手术禁区，高龄、慢性病等都不再是手术禁忌证，甚至卒中后瘫痪的患者也能做这样的手术，避免了长期插导尿管的痛苦和定期更换导尿管的麻烦。

据悉，从2005年最早一位开展前列腺增生激光剜除术的患者，随访观察至今，没有复发，也没有发生尿失禁。目前3 000多例激光剜除术患者，与之前的电切手术相比较，并发症明显减少，患者的整体满意度明显提高。

我们尽量给最需要的患者提供最微创、最有效的治疗方法，以真正解决排尿问题为目标。

"阳痿"与"阳强"

姚海军　泌尿外科

一说起阳痿，可谓并非少见。所谓阳痿，就是指男性阴茎痿而不举，或举而不坚，不能完成正常夫妻生活，西医将其称之为阴茎勃起功能障碍（erection dysfunction，ED）。阳痿让男性患者没有面子，抬不起头。因此，人人希望自己性生活时能够金枪不倒、夜夜笙箫，并为此不断去寻求各种保健药品。可是他们可能不知道，男性勃起还有"阳强"症一说。

"阳强"其实为中医病名，又称"强中"，在西医中称之为阴茎异常勃起，是指阴茎长时间持续坚硬勃起、久久不软，一般认定的持续勃起时间超过6小时即可判定为"阳强"。它是一种与性欲和性刺激无关的阴茎持久坚挺不倒之症。虽然短暂的阴茎持续勃起（4小时之内）可能让人羡慕、令性伴侣享受极致"性福"，但别以为"金枪不倒"就全是好事。之前热播的电视剧《急诊科医生》中，就曾有这样令人着急的一幕镜头。

阴茎异常勃起到底是什么原因呢？大家都知道人体器官和组织都是由动脉负责供血、静脉负责血液回流，阴茎也不例外。动脉不断往海绵体里灌血，而静脉却把"门"关起来，这样流进阴茎的血液就流不走，进而出现阴茎海绵体膨胀、勃起，而把"门"打开放血，阴茎就会疲软。通常在阴茎异常勃起时，可能出现了以下两种情况：

一是低流量性阴茎异常勃起。这种类型较为常见，多继发于药物滥用、血液性疾病、服用抗抑郁药物和海绵体内注射药物等，易引起组织细胞低氧血症和酸中毒，如不及时治疗，最终很容易造成勃起功能障碍。

二是高流量性阴茎异常勃起。这种类型绝大多数为会阴部外伤所引起，局部动脉损伤在周围形成异常血管通道，出现动脉灌流和静脉阻断功能的调节障碍，引起阴茎海绵体内血液高灌流和流出不变。高流量阴茎异常勃起通常呈无痛性，阴茎半垂直或垂直状态勃起，可持续数天到数月。

通俗地说，高流量性阴茎异常勃起就是从动脉进入阴茎海绵体腔内的血量过多，而回流量维持原状，犹如池塘的进出水管，进水量增大，而出水量不变，导致池塘存水量增多，危及池塘周围的生态环境；而另一种低流量性阴茎异常勃起，则是动脉进入阴茎海绵体腔内的血量不变，但静脉却把"门"关死，导致进入的血量无法正常流出而淤积在阴茎海绵体腔内，最终导致阴茎海绵体腔内极度充血、白膜压力升高。当持续勃起时间超过48小时，海绵体腔内则形成血栓，静脉和小动脉都栓塞，最终导致阴茎海绵体纤维化。这就好比池塘的进水量不变而出水却关了，导致池塘内水质变差。如果长时间持续勃起（超过72小时以上），就算随后进行有效的治疗，还是会导致阴茎组织或细胞发生缺血性坏死，严重影响将来的阴茎功能。

阳强症（阴茎异常勃起）发病急，多数情况下不能自行缓解，处理不当也易造成永久性阳痿，故需急诊处理。处理时需要分清类别并进行恰当处置，特别是对于低流量性的处理刻不容缓，千万不要抱着侥幸的心理来等待自然消退，有时等到的却是阴茎勃起功能的永久丢失。

38 前列腺术后尿失禁的康复

张天成　蔡志康　泌尿外科

很多人知道中老年女性好发尿失禁，却很少知道男性也会患这一让人倍感尴尬和痛苦的疾病。男性往往是因前列腺切除术和前列腺癌根治术而导致尿失禁的，因而也称为"前列腺术后尿失禁"。那么，此类患者可以采取哪些康复措施改善症状呢？

1.前列腺术后的并发症

除了继发于前列腺手术后，前列腺癌放疗的患者也会出现尿失禁，原因主要与前列腺和后尿道完全切除有关。如前列腺尖部尿道游离并切除过长，功能性尿道长度变短，往往会发生严重的压力性尿失禁或完全性尿失禁。目前而言，许多医生会在手术中重视并尽量保留膀胱颈，甚至包括位于前列腺近端的部分后尿道，或保留前列腺尖部内的部分远端尿道等，以提高前列腺术后的控尿能力。但尿失禁仍然是前列腺根治性切除手术后的主要并发症之一，发生率接近10%。

2.影响患者术后康复

今年68岁的郭老伯5年前因前列腺癌做了根治性切除手术，没想到此后却被严重的尿失禁所缠上。尽管他遵医嘱努力进行盆腔肌肉练习，但症状丝毫没有改善，郭老伯以为自己可能这辈子都离不开纸尿片了。不喜欢穿纸尿片的他异想天开地将一个塑料袋套在阴茎上，再用塑胶胶带绑起来，收集漏出来的尿液，他只要按时上厕所倒掉就行了，他发现这样做可以省下纸尿片的费用，也无穿尿片的不适感。可是不久前去医院复查时，医生发现他的阴茎因长时间浸泡在尿液里，导致龟头发炎脓肿，甚至有点溃烂，于是建议马上手术，以恢复控制排尿的能力。

长期饱受漏尿之苦的尿失禁患者，一般都有很大的心理压力，通常都不敢出门，因为怕当众出糗。他们也可能会因为沮丧、焦虑或压力等心理因素，使尿失禁更严重，睡眠状况受到影响。特别是大部分患者会因此严重限制自己的饮水量，而这会引起其他的如肾结石和尿道发炎等病症。某些严重尿失禁患者会穿成人纸尿片；有些患者为了省钱而不常换尿片，导致皮肤长期接触湿纸尿片而过敏或尿道发炎；还有一些腿脚不便的高龄患者，因尿急之时来不及赶到厕所，踩到自己的漏尿而滑倒以致严重受伤，包括头部和髋部骨折等，往往会引起意想不到的后患。

3.三种锻炼助患者康复

前列腺术后尿失禁，一般术后半年可逐渐恢复控尿功能。在临床上，我们将手术后1年仍有尿失禁的患者称为前列腺术后尿失禁。这些患者可以采用平卧在床上以降低腹压、增加尿道闭合压的方式，同时进行收缩肛门锻炼，以促进盆底肌的收缩功能。盆底肌肉训练的关键就是要锻炼男性的肛提肌，增强盆底肌肉收缩力，增加尿道阻力，改善尿失禁症状，促进控尿功能的康复。练习方法很简单，患者只需收缩肛门周围的肌肉即可，如同你在避免自己放屁时，会收缩肛门肌肉一般；每次收缩后维持5秒钟再放松，休息一下再继续收缩5秒钟再放松，如此重复10次；早、午、晚和睡前各做10次。此外，也可以运用生物反馈仪刺激盆底肌肉收缩力。紧迫性和混合性尿失禁患者应进行膀胱训练，有计划地训练排尿意识，尽可能定时排尿并逐渐拉长排尿间隔的时间，从而恢复对排尿的控制功能。

前列腺术后尿失禁患者，如果能持续进行上述方式治疗，病情一般都会有所改善。如果做了6个月以上上述方式治疗，症状没有明显好转，就得考虑采取手术治疗了。目前，国内手术治疗男性尿失禁的医生不多，我们团队经过探索掌握了国内领先水平的男性吊带手术，手术成功率达96%，已让不少患者告别了尿失禁。

㉟　别让结石和息肉成为"癌"患

蒋美琴　罗　蒙　普外科

每年4月15日—4月21日是全国肿瘤防治宣传周，今年的主题是"科学抗癌，关爱生命"。胆囊癌、胆管癌作为恶性程度非常高的肿瘤，人们对它的认知存在不少误区，很多不良习惯也会促使其发病。

1.胆囊癌病死率高

近些年来，我们一直在向患者传递这样一种观念：肿瘤并不可怕，它只是一种慢性病。我们现在已经有很多方法能够治疗这类疾病，使患者能够长期生存，并且生活得有质量。但是，还是有少数恶性肿瘤的病死率很高，患者发现后可能不到半年，甚至3个月就失去了生命，比如胰腺癌、胆囊癌等。

胆囊癌的病死率很高，预后不佳，术后1年生存率小于80%。这是因为胆囊癌早期没有症状，发现的时候往往都已经是晚期了，其特点为：

（1）早期无症状：胆囊癌早期对消化功能没有影响，不会疼痛，到晚期出现疼痛或者累及周围其他脏器了，才会出现症状，从而到医院检查才被发现。总体来说，很多胆囊癌发现时就已经偏晚期了。

（2）容易扩散累及肝脏：从解剖位置来说，胆囊紧贴着肝脏。胆囊癌是从内壁的黏膜层开始生长的，突破外面的浆膜层后马上就会累及肝脏。很多患者发现胆囊癌的时候，癌细胞往往已经突破浆膜层扩散到周边组织或者累及肝脏了，手术根治性切除率不高，预后比较差。

2.早期手术切除生存率高

胆囊癌的治疗主要以手术为首选，放、化疗的效果并不理想。

根据胆囊癌的不同类型，有不同的手术方法：

（1）胆囊切除术：如果是很小的胆囊癌，在胆囊内壁的黏膜层刚刚长出来的息肉样组织，病理检查结果是胆囊癌的，行胆囊切除术、肝十二指肠淋巴清扫术即可。

（2）胆囊联合肝脏切除术：如果累及肝脏，除行胆囊切除术外，还要合并肝脏部分切除术，甚至行右半肝全部切除。

胆囊癌好发于45岁以上的女性，有些晚期患者，周边累及范围较广不能手术治疗的，可以尝试化疗和放疗。但胆囊癌对放化疗都不太敏感，效果不是很好。定期体检，早期发现，特别是发现胆囊息肉样结节，要提高警惕，密切观察，因为有些胆囊癌早期跟息肉很难区别，只有切除息肉，对其做病理检查才能确诊。所以，直径大于1cm的胆囊息肉应积极治疗。胆囊癌如果早期发现，早期手术切除，预后还是可以的。

发现疑似胆囊癌的患者也不要过度紧张焦虑，或者灰心丧气，应该积极配合医生进行正规的治疗。

对于非常敏感和紧张的患者，可以把实际病情和家属做好沟通解释，但对患者本人未必将疾病病理讲得过细，以避免产生不必要的心理负担，这样往往更有利于他们的病后康复。而对于心理承受能力很好且依从性好的患者，可以详细讨论治疗方案，这样更有利于患者配合。

3.防控这些诱癌因素

胆囊癌这么可怕，那么我们有没有预防的手段呢？

我们首先来了解一下胆囊癌有哪些诱发因素。胆囊癌的发病与环境、饮食、遗传、情绪等多种因素有关。

（1）慢性胆囊炎症：慢性胆囊炎患者，尤其是合并胆囊壁钙化的患者，反复的炎症刺激会使胆囊壁增厚，细胞增殖，其中一部分细胞可能逐渐不受控制，变成癌细胞。实际上，细胞增殖就是一种癌变的过程，所谓的癌症就是癌细胞无节制、无控制的增生。

（2）胆囊结石：结石在胆囊中滚动，会对胆囊壁黏膜产生反复的不良刺激，以及胆汁中本身含有的致癌物质（如胆蒽和甲基胆蒽），从而破坏胆囊黏膜，也会引起癌症。

（3）癌基因：我们每个人体内都有癌基因和抑癌基因，某个癌基因被激活，其相对应的某类细胞就会无限制增生，形成肿瘤。健康的生活方式可以提高人体免疫力，而熬夜、不良饮食习惯等则不利于健康。尤其是胆囊腺瘤样息肉患者，当超声检查出直径大于1cm、蒂短且粗的息肉的时候要高度警惕，容易恶变。

（4）情绪刺激：不良的情绪刺激、思虑过多，会抑制免疫力，而免疫力低下的时候，就容易受到各种细菌、病毒等的侵害，感染后引起炎症，从而增加胆囊癌的发病概率。最害怕的就是四五十岁的女性，上有老下有小，顾虑重重，就会去查很多资料，自己把自己吓出病来。

（5）环境、饮食不洁：长期接触或食用不干净的东西，容易引起感染，这是胆结石的常见发病因素，也是胆囊癌的诱发因素之一。

（6）遗传因素：肿瘤的发病往往与遗传相关，所以，有相关家族史的人群，更要做好定期体检，早期发现。

胆囊癌的发病往往是多种因素综合作用的结果。而上述这些诱发因素中，有些是我们无法改变的，比如遗传因素、环境因素等；但有些是我们可以改变的，比如生活方式，胆囊炎、胆结石的预防和治疗等。积极控制这些风险因素，对降低胆囊癌的发病还是有一定帮助的。

4.胆囊息肉超1cm就要切

近些年来，随着B超诊断技术的提高和健康体检的普及，不少人被"胆囊息肉"所困扰。有些人听说胆囊息肉会癌变，就非常担心，也有些人对胆囊息肉毫无所知，根本不把它当回事。

发现息肉不用怕，但是定期随访还是需要的。胆囊息肉有很多类型，最常见

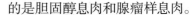

的是胆固醇息肉和腺瘤样息肉。

（1）胆固醇息肉：

胆囊胆固醇息肉其实是附着在胆囊壁上的胆固醇结晶，是最为常见的胆囊良性病变，直径多小于1cm，常常多发带蒂，在超声下判断息肉和结石主要看两个方面：一是看密度，二是看是否移动。息肉是长在胆囊壁上，相对固定，但是结石往往存在胆囊腔内，可以游走移动。

如果B超检查报告描述"有一移动的光团"或者"强回声光团"，往往就是结石。固定在胆囊壁上的，可能是胆固醇息肉，也可能是腺瘤样息肉。

（2）腺瘤样息肉：

理论上来说，腺瘤样息肉有恶变的可能性，但是总体来说恶变率还是比较低的。所以，发现息肉我们不用太过担心，但是要定期随访，大多数的息肉生长缓慢，少数息肉生长比较快，如果直径大于1cm，就要积极治疗，手术切除是一个重要选择。

一般情况下，胆囊息肉不会有明显的疼痛等症状；但是有一部分人会表现为疼痛，或者消化不良的症状，比如吃了油腻的食物就会饱胀不舒服。如果有症状，息肉生长较快的，建议尽早手术切除。

很多人看到息肉很害怕，其实不用太担心，胆囊息肉的恶变率只有3%~5%。有些人是多发性息肉，恶变率就更加低了。单发息肉的恶变率稍微高一点。但是对于胆囊息肉也不能疏忽大意，要引起足够的重视，长了息肉就要定期随访。

5.判断胆囊息肉是否需要手术，主要有4个指征

（1）直径超过1cm、增长速度快、基底宽广者。

（2）胆囊多发息肉样病变，有症状者。

（3）胆囊颈部息肉，伴有疼痛，或进食油腻食物后饱胀、不适。

（4）合并胆囊结石，特别是结石直径大于3cm。

具备上述任何一个指征，都应该尽快手术切除。

胆囊疾病早期往往没有明显的症状，所以有些患者即使在体检中发现了胆结石、胆囊息肉也不重视，但是这些都是胆囊癌的危险因素，应该积极治疗以免成为致癌隐患，定期随访是胆囊癌早期发现的最重要手段之一。

40 甲状腺这个内分泌器官有什么作用

刘文勇　普外科

1.甲状腺这个内分泌器官有什么作用

甲状腺是合成甲状腺激素的内分泌器官,甲状腺激素在体内有广泛的生理作用,其中最主要的是促进组织氧化及产热作用。此外,它对人体的生长、成熟也有重要作用,对神经系统与心血管系统的功能状态以及某些物质代谢均起着一定的调节或促进作用。

2.什么是甲状腺结节

甲状腺结节就是指各种原因引起的甲状腺内出现一个或多个组织结构异常的团块,习惯上较大的团块就称为肿块。结节和肿块没有明确的大小标准去进行区分。

3.为什么甲状腺结节发病率这么高,和我们的饮食有关系吗

人体需要碘来制造甲状腺素,维持正常的生理功能,碘主要从食物中获得。碘缺乏会导致“大脖子病”、甲状腺功能减低、甚至智力障碍等。为此,我国政府采取国际通用的做法——在食盐中加碘。在缺碘地区食用含适量碘的盐仍然是消除碘缺乏病最重要的举措。沿海居民尤其是经常吃海带、紫菜等富含碘的海产品的,可以减少碘盐的摄入。家族中或本人有甲亢病史的或甲状腺癌患者还是以低碘饮食为好。当然也不要谈碘盐色变,其实只要食用得当,对我们身体并无大碍。如果发现甲状腺结节者请不要盲目加碘或戒碘,应该及时到医院就诊。

4.如何判断甲状腺结节的良恶性

甲状腺结节可以单发,也可以多发,多发结节比单发结节的发病率高,但是并不能说多发结节就不是肿瘤。

一旦发现甲状腺结节患者需要在正规医院重新复查一次彩超。甲状腺专业彩超可以比较准确地描述甲状腺结节的大小、数量、性质、形态、边界、钙化以及血流信号等,同时还可以加做双侧颈部淋巴结B超检查,以明确颈部是否存在转移淋巴结。

考虑甲状腺癌,需要评估肿块与周围气管、食管的关系,可以进行颈部CT检查。但如果结节较小,一般CT的诊断价值不大。

患者还需要进行甲状腺功能的测定,如果甲状腺刺激激素(TSH)降低而T_3和T_4升高,说明存在甲亢;如果甲状腺抗体明显增高,则可能患上了桥本甲状腺

炎。目前，已经明确桥本甲状腺炎与甲状腺乳头状癌的发病有相关性。

细针穿刺是明确甲状腺结节的好方法。B超导引下将细针穿到结节内，吸取结节内的细胞后涂在玻璃片上，病理科医生就可以通过这些少量的细胞来观察细胞形态，进一步明确甲状腺结节的性质。放射性核素扫描会通过显示冷热结节来告诉你结节的性质。

5.甲状腺癌有几种，最常见的是哪一种

根据甲状腺癌的类别，合理选择治疗方案十分重要。甲状腺癌有以下几种：

乳头状癌是一种分化较好的甲状腺癌，也是最常见的一种，约占甲状腺癌总数的3/4，大部分病例除甲状腺区有一无痛肿块外，很少有其他症状。

滤泡状癌是以滤泡结构为主要组织特征的另一种分化好的甲状腺癌，占甲状腺癌总数的10%~15%。肿瘤大小不一，呈圆形、椭圆形或结节状，可随吞咽移动，多无痛或疼痛不明显。

髓样癌是一种来自甲状腺滤泡旁细胞的癌肿，占甲状腺癌总数的3%~10%，是一种中度恶性的癌肿，可发生于任何年龄，男女发病率无明显差异，大多是散发性，约10%为家族性。由于髓样癌来自甲状腺滤泡旁细胞，而该细胞又起源于神经嵴的内分泌细胞，可分泌若干生物学活性物质。

6.甲状腺癌手术危险吗

无论做什么手术都会存在一定的风险。具体到甲状腺癌的手术，会出现损伤神经，造成术后呼吸困难、嗓音嘶哑等；如果术后出血，还会引起呼吸困难、甚至窒息等。但是发生概率均不高。

7.甲状腺手术如何才能不留颈部的瘢痕

甲状腺微创手术一般可以分为甲状腺腔镜辅助下切除术或全腔镜下甲状腺切除术。前者主要借助腔镜的视频放大和精细器械，可以使颈部手术切口小，一般为2~3cm（传统开放性手术一般为6~8cm），缩短了颈部伤口的长度。但是美中不足的是，这种手术仍然会在颈部遗留瘢痕，有时不能满足爱美人士的要求。

全腔镜下甲状腺切除手术，一般是在胸部（一般在乳晕及两乳之间）做三个微小伤口，通过胸部建立的皮下隧道到达颈部，在内镜的放大照明下，采用超声刀等高科技器械完成甲状腺切除手术，特别适合对外观要求较高的女性。也许有人会质疑甲状腺微创手术是否能够将甲状腺肿块切除"干净"。其实在腔镜的放大并联合超声刀的良好配合下，更便于分辨甲状腺血管、神经和甲状旁腺来防止对这些重要结构的损伤。因此，微创手术还是比较有效的。适当大小的甲状腺良恶性结节患者均可以采取两种腔镜手术切除甲状腺。但是对于甲状腺癌已侵犯被膜外的患者，还是建议行传统手术切除，以减少腔镜手术导致的种植。

8.甲状腺癌除了手术还有其他治疗方法吗

直径小于0.5cm的甲状腺癌在充分告知患者病情的情况下,可以密切观察,暂时不进行手术,但是外科并不推荐。如果有颈部淋巴结或其他远处转移,手术后可以进行同位素治疗,去除促进甲状腺癌的生长的环境,达到治疗目的。

9.甲状腺癌患者手术后有哪些注意事项

(1)培养良好的生活习惯,忌烟酒及刺激性食物,避免过度劳累,保持充足睡眠;适当锻炼增强抵抗力,防止因感冒引起咽部充血、不适。

(2)术后康复遵医嘱服药,颈淋巴结清扫术后的患者,在切口愈合后开始肩关节和颈部的功能锻炼,防止瘢痕收缩,一般术后3个月内应避免颈部的剧烈活动。

(3)自检:学会自行颈部检查的方法,如发现肿块、结节,及时复查。自查:服药期间若出现心慌、怕热等不适时,应及时到医院检查。

(4)定期检查,监测甲状腺功能,调整服用甲状腺素剂量,B超检查,了解有无复发转移。

10.甲状腺癌可以被治愈吗

大部分早期甲状腺癌可以被治愈,手术效果较好,尤其是微灶癌(直径<1cm)。早期诊断、早治疗很重要。

41 胖子打呼噜未必睡得香

许 珈 王 兵 普外科

2017年的数据显示:目前中国已经有超过8 900万"肥胖"成人,3亿人"超重",已名副其实地成为世界第一大肥胖国。

由于人种之间存在体脂分布的差异,中国人的肥胖和欧美人略有不同,中国人更趋于"苹果型身材",又称"腹型肥胖",这种身型更容易招来高血糖、高血脂和高血压(俗称"三高")等一系列心脑血管以及内分泌代谢疾病。

肥胖,除了本身会带来严重的心理和社会问题外,还是威胁人类健康甚至影响寿命的高危因素。对于那些中重度肥胖的患者,减重手术不仅可以让他们快速减轻体重,还可以减少肥胖带来的诸多风险。

1.肥胖引发"睡眠呼吸暂停"

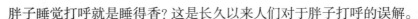

胖子睡觉打呼就是睡得香？这是长久以来人们对于胖子打呼的误解。

打鼾并不是睡得香的表现，相反，有可能是气道不畅的预警。大部分肥胖的人睡觉时都会打鼾，严重者鼾声如雷。更加可怕的是，有些人打着打着会突然"安静"，间隔十几秒甚至几十秒后才又有鼾声。这段异样的"安静"，可能就是医学上所指的"阻塞性呼吸暂停（OSA）"这种疾病。

OSA是一种常见的睡眠呼吸障碍疾病。主要表现是夜间打鼾、憋喘导致晚上持续休息不好，而白天晨起头痛、日间嗜睡、注意力无法集中和易怒。如果病情不能得到纠正，可导致高血压、冠心病、心绞痛、心律失常、肺心病、肺动脉高压、肺水肿、脑血管意外和糖尿病等各种心脑肺血管疾病，病情严重者可致死、致残。导致OSA的病因极其复杂，其中一个重要因素就是肥胖。

有研究显示，50%~70%的OSA为肥胖患者，体重指数（BMI）每增加1，OSA的风险增加4倍。OSA除了打鼾以外，由于上呼吸道梗阻，引起全身组织慢性缺氧，造成糖尿病、高血压、高血脂和心脑血管意外的发病率明显升高；例如，高血压发病风险增加2.89倍；脑血管疾病增加2.13~8倍；心血管疾病增加1.2~6.9倍；糖尿病增加2.5倍。

严重的OSA还易出现夜间窒息猝死，尤其是中重度肥胖的人群。由于它发病隐匿，老百姓对OSA的了解相对较少。

"医生，我不敢睡觉，一闭上眼睛就都是妖魔鬼怪。"不同的两个OSA患者，对我说出了几乎相同的一句话。

憋气10秒以上算一次呼吸暂停，每小时超过30次属重度。在就诊过的患者中，每小时超过60次呼吸暂停的比比皆是。能想象睡梦中无数次被掐着脖子的恐惧吗？OSA患者就在经历这样的噩梦。

"来看病，一会儿眼皮就打架了。"我们的门诊和病房里，到处都是"大胖子"，几乎每个都睡不好。病房里还来过一位16岁就超过400斤的重量级选手，自嘲没拿到身份证就是因为胖得没法出门，好不容易有一次大家把他"运"出去，到了办证点居然又"卡门"了。

2.减重手术有没有风险

OSA患者能否摆脱噩梦？如果单纯是肥胖引起，可以通过减重手术减轻症状。2019年7月问世的《成人阻塞性睡眠呼吸暂停综合征多学科诊治指南》中，也将减重手术列入治疗手段中。这是减重手术第一次被列入该指南，以往对于肥胖OSA患者的治疗意见中，就只写了需要减重，至于怎么减，并没有具体措施。

对于一些中重度肥胖的患者，单纯靠节食、运动来减肥已经没有太大作用，而手术减重可以使他们在短期内让体重明显降下来。每年将近有100例肥胖合并

OSA患者在我院做减重代谢手术，患者在体重减轻之后，呼吸也随之改善，也总算能睡个好觉了。

不少人担心做完减重代谢手术后会有并发症。减重手术后常见的并发症有术后出血、吻合口漏、伤口感染、顽固性呕吐、食管反流，维生素、叶酸和微量元素吸收障碍，营养不良等。同时，体重越重，肥胖相关的并发症会越严重，手术风险越大。

国外研究成果显示，5年随访下来，病态肥胖手术患者的病死率为0.68%，而不做手术的患者的病死率高达6.17%。因此，病态肥胖不治疗的风险远高于手术风险，且手术能部分或彻底改善肥胖以及相关疾病。

也就是说，风险的确有，越胖风险越大，但手术的获益也是巨大的。现在主流的手术有两种，一种是腹腔镜胃袖状切除术（LSG），还有一种是腹腔镜胃转流术（LRYGB）。LSG创伤相对小、不改变胃肠道走向、手术难度低，是国内外减重代谢手术主流术式之一。LRYGB减重效果良好，是经典术式之一，至今仍是美国减重代谢手术的"金标准"，但手术难度大，术后发生各种并发症的概率也较高。

维生素和微量元素摄入不足，是减重代谢手术后可能会出现的情况。几乎每一位接受减重手术的患者，在术后都需在医生的指导下，按需服用维生素、微量元素，定期复诊是预防此类事件发生的最好方法。

当然，也不是每一个"胖子"都可以做减重手术，手术也有指征。根据《中国肥胖病外科治疗指南（2014）》建议，以下情况可考虑行减重手术治疗：

（1）确认出现与单纯脂肪过剩相关的代谢紊乱综合征，如阻塞性睡眠呼吸暂停综合征、2型糖尿病、心血管疾病、脂肪肝、脂代谢紊乱等，且预测减重可以有效治疗。

（2）BMI为判断是否适合手术的重要临床标准。BMI≥32.5，积极行手术治疗；或BMI为27.5~32.5，合并代谢性疾病如OSA、2型糖尿病和高血压等。

（3）腰围：男≥90cm，女≥85cm；血脂紊乱。

（4）高甘油三酯血症（空腹≥1.70 mmol/L）、低高密度脂蛋白胆固醇（男性空腹<1.03 mmol/L，女性空腹<1.29 mmol/L）、高血压（动脉收缩压≥130mmHg 或动脉舒张压≥85 mmHg）。

（5）年龄16~65岁。

（6）患者了解减肥手术方式，理解和接受手术潜在的并发症风险，理解术后饮食习惯的改变并能积极配合术后随访。

42 上肢神经出"故障"，白领女性早"维护"

张文川　神经外科

28岁的小杨（化名）是一名工作已近5年的白领，每天至少有8小时与电子设备亲密接触，手机、键盘和鼠标几乎从不离手。然而，就在半年前，小杨的右手拇指、示指及中指指尖逐渐变得麻木。此后，麻木程度愈发严重，麻木范围大幅扩大，她无法再像过去那样自如地生活、工作。为此，焦急不已的小杨前来我院治疗。经肌电图检查结果显示，患者正中神经损害严重，也就是大家熟知的"鼠标手"，必须通过手术治疗。在制定一系列手术计划后，小杨已于年初顺利完成手术，经过一段时间的休息和功能锻炼后，小杨的右手再一次"重生"了，她的生活与工作也得以回到正轨。

刚刚升职的刘女士（化名）还未设宴庆祝，却先来医院报到了。原来，34岁的她因右手小指、无名指疼痛前往当地医院就医，被诊断为肘管综合征。经过一段时间的保守治疗后，不但症状无缓解，疼痛部位也开始出现麻木，甚至多次在夜间痛醒。为此，刘女士辗转来到我院，检查发现其肘部尺神经损害明显，最终手术治疗后双手疼痛麻木的症状逐渐消失，1个月后便恢复了正常活动。

事实上，上述两个病例的正中神经与尺神经都属于上肢神经，主要负责手臂、手掌及手指的运动和感觉功能。上肢神经损害的患者大多会出现相应部位麻木、疼痛及运动受限等症状。

不少女性对上肢神经损害存在认知误区，误认为年纪轻轻不会有大病、偶有麻木疼痛没关系。殊不知，正是由于日常工作中用手过度，常见正中神经、尺神经受到周围纤维管道的局部卡压，导致神经传导功能受损，进而影响手部的运动及感觉功能。一般来说，上肢神经损害通过手术将神经纤维管道松解，才能达到良好的疗效。

术前，患者需要进行神经电生理检查以及神经超声检查，明确损伤的部位和程度，经过神经外科医师的专业评估后，确认是否需要手术，并设计合理的手术方案。术中通过电生理技术监测神经传导功能，为手术的精确性和安全性提供了有力保障。术后避免血肿、感染的发生，并进行一定强度的功能训练。

43 颈动脉狭窄与颈动脉斑块用药，还是手术

崔超毅　血管外科

老李今年65岁了，最近在体检中心查出了颈动脉斑块。不明所以的他，像大多数人一样开始从网上搜索信息，有人说吃点药就好了，有人说需要做手术。理性的老李知道网络上的信息真假难辨，于是前往血管外科门诊咨询专业医生。

老李： 医生，我体检查出来有颈动脉斑块，那是什么？

医生： 老李，你知道吗？人体正常的血管就像高速公路一样畅通无阻，但如果路边堆满了垃圾，还占据了车道，就会影响交通。斑块就是血管内的"垃圾"，它对正常的血液流动会产生或轻或重的影响。斑块是动脉粥样硬化的一种典型病变。人的动脉分为内膜、中膜平滑肌层和外膜三层结构，斑块一般位于内膜下和中膜之间，也就是几乎位于血管腔内了。如果斑块越来越多，引起颈动脉狭窄甚至闭塞，会导致大脑供血不足，就可能会引起卒中。

老李： 为什么会长斑块？而且为什么会是我长斑块？

医生： 要完全搞明白斑块形成的原因，还需要医生和科学家们的不懈努力，但是有一些风险因素是需要你去注意的。首先，不良的生活和饮食习惯，比如吸烟、酗酒、缺乏锻炼、油腻饮食；其次，一些疾病也会促进斑块的形成，尤其是糖尿病、高血压、高脂血症和肥胖等。你要是有这些问题，就要当心了。

老李： 体检时我被查出血脂高，而且我吸烟有二十几年了。不过，为何我平时没有感觉呢？

医生： 这就要看斑块引起的颈动脉狭窄的程度了，部分轻中度颈动脉狭窄患者可能没有什么异常感觉。但随着斑块的增大，颈动脉狭窄程度越来越严重，很多患者会出现头晕、黑矇、记忆力减退、嗜睡、一侧肢体麻木无力等情况。如果斑块完全堵塞血管，人就会卒中，也就是脑梗死。多达70%的脑梗死患者与颈动脉狭窄有关！

另外，有的斑块即使没有堵住血管，但它脱落的风险比较大，一旦脱落，也会引起脑梗死。这种斑块是不稳定性斑块，也就是我们常说的软斑，相对于不易脱落的硬斑，我们更要当心。

老李： 真吓人，那像我这种斑块该怎么处理呢？

医生： 颈动脉超声报告上显示，你目前的颈动脉狭窄程度为50%，平日你没有什么症状，我的建议是：纠正不良的生活和饮食习惯，一定要戒烟！另外，需要服

用阿司匹林等抗血小板药物和他汀类降血脂药，以控制斑块的进展。每半年或一年到医院做一次颈动脉超声体检，随访颈动脉狭窄情况，必要时可做手术。超声检查是检查颈动脉狭窄的首选，简单实惠，不仅能观察到你的颈动脉狭窄程度，也能判断斑块是软斑还是硬斑。

老李：到什么时候才是做手术的最佳时机？该选择什么样的手术？

医生：手术有颈动脉内膜切除术（CEA）和支架置入术（CAS）两种方式，这两种方式目前都有比较满意的临床结果。CEA是全身麻醉开放手术，是治疗颈动脉狭窄的"金标准"。CAS就是我们所说的微创手术，在局麻下就可以完成。

一般对于半年内发生过短暂性脑缺血或卒中，且颈动脉狭窄超过70%的患者，手术治疗是必须的。还有很多患者虽然狭窄程度超过70%，但没有明显的症状，或者狭窄程度虽未超过70%，但已经有症状的患者，也可以积极手术治疗。

至于选择开放手术，还是微创手术，则因人而异。一般对于情况比较差且不能耐受开放手术的患者，或者解剖位置不利于开放手术的，那么采用CAS可能较CEA更具优势。

老李：做完手术以后是不是就不会再复发了？

医生：这种想法是错误的！即便是手术之后，也需要服用抗血小板药物或降脂药，而且要定期随访，一般术后1、6、12个月以及以后每年都要进行一次随访，做个颈动脉超声检查就能观察疾病的进展。当然，良好的生活和饮食习惯也是必需的！

血管外科医生指出，许多中老年人时常会有头晕甚至晕倒的情况出现，应当引起重视，及时到正规医院做一个颈动脉的超声检查，这非常必要，可以在早期进行干预。另外，中老年朋友也应当养成良好的生活与饮食习惯，控制好基础疾病。

44 百米艰行溃于足下

刘 光 血管外科

【典型病案】

年近七旬的李女士不远千里来上海帮忙照看孙子，平时她身体硬朗，但是患有糖尿病多年，服药不规律。近两年来出现行走乏力的症状，走路约100米，就会出现小腿肚酸胀、乏力，需要休息一会才能继续走。

某一天晚上，李女士在洗完澡后不小心踢了门一脚，第1脚趾破皮，当时就用碘酒消了一下毒，1周过去了，脚趾溃破处不见好转，还越烂越大，虽然不是很痛，但生活不便利。李女士对此并没有认真对待，直到有一天她发高热急症。经检查，李女士患上了"糖尿病足"，因足部感染出现毒血症，急诊入院，并抢救一次。住院期间，经过内分泌科医生对其控制血糖、抗感染治疗，血管外科疏通血管，截去半足，总算让她保住了生命及小腿。

分析病案不难看出，这是糖尿病控制不佳、日积月累造成的。糖尿病会引起周围神经病变，所以李女士的脚即使烂了，她也感觉不到十分疼痛。糖尿病还会缓慢损害周围血管，引起动脉闭塞，所以李女士走了百米就走不动了。动脉闭塞后组织愈合不良，脚趾很难在短时间内长好，加上高糖环境是细菌滋生的温床，导致感染，所以李女士发高热需要急救。

这个真实的案例虽然结局令人欣慰，但所花费的代价巨大，且给患者造成了精神压力，如果能早期治疗，就不会出现这一幕。

近年来，糖尿病在我国被列为高发疾病。据统计，中国约有1.139亿糖尿病患者，且半数成年人徘徊在糖尿病边缘。糖尿病足病多发生于糖尿病发病10年以后，5%~10%的糖尿病患者有不同程度的足部溃疡；病程超过20年者，约45%发生足部神经障碍性病变，1%的糖尿病患者需被迫行截肢术，截肢概率是非糖尿病患者的15倍，约50%的糖尿病患者在发病10年后发生下肢动脉硬化闭塞性病变，其患病率为非糖尿病者的4倍。动脉血管闭塞后，肢体远端足部就会发生缺血，表现为患足皮肤发凉、发麻、退行性变，严重的患者出现足部坏死，也会出现医学上特有的间歇性跛行现象。

糖尿病足一旦发生感染，后果非常严重，最轻微的表现是蜂窝织炎，皮肤发红发烫，重一点的，皮肤充满水泡，甚至破裂。这时，有一定毒力的细菌可穿透皮肤进入足部的深层组织，在组织深部可发展为骨髓炎，并经窦道形成浅组织感染。所产生的炎性液体，可顺筋膜流至组织表面，发生慢性感染。当窦道发生引流不畅时，急性感染可阻塞窦口，很快产生腔内脓肿。严重者可导致患足皮肤、筋膜和肌肉坏死，足趾发黑坏疽，疼痛难忍，有时不得不行截趾，甚至小腿、大腿截肢术。

因此，早期诊断治疗糖尿病足病非常重要，必须先评估患者下肢血管的通畅情况，最简单的方法是给脚"号脉"。足部动脉搏动摸不到，也就是脚上的脉搏摸不出来了，这时就要当心了。

进一步可以进行血管彩超，或下肢血管的CT检查。如果发现有动脉闭塞现象，首先要考虑积极开通血管。传统方法是进行动脉搭桥术，一般需要身体基础条件好，因为手术的并发症和病死率还是很高的，手术后恢复也比较慢。

随着国内血管腔内介入技术的兴起，血管外科也从"巨创"走向"微创"，糖尿病足的血管问题完全可以通过微创介入治疗解决。简单地说，就是通过球囊扩

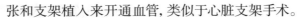

张和支架植入来开通血管，类似于心脏支架手术。

得了糖尿病足并不可怕，关键是要尽早诊治，防患于未然。我们建议患者自学一些简单的检查手段，包括摸摸足部皮肤温度是否降低、脚是否有麻木感，要学会给脚"号脉"。一旦出现这些问题，要马上到专业的血管外科就诊，避免病情加剧，出现感染、坏死乃至不得不截肢的结局。

45 拆除下腔静脉血栓这枚"不定时炸弹"

周　霄　刘晓兵　血管外科

下腔静脉血栓，这个听起来有些陌生的医学名词，却与我们的生活息息相关。一位喜欢"宅"家的女青年，因为长时间久坐不动而形成了下腔静脉血栓，导致双脚严重水肿淤血，根本无法行走。其实，它最大的健康危险远不止于此。一旦血栓脱落阻塞肺动脉，就可能瞬间夺走人的性命。曾有坐长途飞机经济舱的旅行者，坐在座椅上不动，经历了十几个小时的飞行，当飞机落地停稳，他准备起身拿行李的一刹那，突然倒地不省人事，这很有可能就是下腔静脉血栓脱落导致了致命的肺栓塞，"经济舱综合征"是要人命的。

1.下腔静脉血栓，既是"慢性杀手"，又是"不定时炸弹"

下腔静脉血栓是指由于各种原因导致下腔静脉血液凝结形成血栓的一种疾病。临床上，这一疾病多在下腔静脉狭窄或闭塞的基础上发生。另外，如果下肢形成深静脉血栓并向上蔓延，也会引发下腔静脉血栓，会造成双下肢、盆腔、甚至肾、肝静脉血液回流受阻，从而出现相应区域组织器官的淤血水肿，危害全身多个器官和组织的健康。

而这些还不是下腔静脉血栓最可怕的地方，一旦这个血栓脱落，就有可能造成致命的肺栓塞。肺栓塞均由血栓阻塞肺动脉造成，目前按病情轻重分为两类：一类是致死性肺栓塞，约占所有肺栓塞的15%~30%，可在数秒钟之内夺走人的生命，因此极为凶险。另一类是非致死性肺栓塞，患者一般会出现气喘、头晕、咳血等症状，会有中等程度的低氧血症，通过静脉输液进行抗凝治疗可以取得较好的效果。

由此可见，下腔静脉血栓既是人体血管健康的"慢性杀手"，又是一枚随时可能夺走生命的"不定时炸弹"。因此，有效控制下腔静脉血栓刻不容缓。

2.滤器，兜住血栓的一张大网

防治下腔静脉血栓的第一道防线，就是要防止血栓脱落阻塞肺动脉。目前，临床上最有效的防止方法之一，就是在下腔静脉植入滤器。这枚滤器由镍钛合金材料制成，呈网兜状，就像是设在下腔静脉流向肺动脉的必经之路上的哨卡，一来能拦截住直径在4mm以上的大块血栓，它们可是塞住肺动脉、夺人性命的"罪魁祸首"；二来面对那些个大而质地柔软的血栓，钛合金滤器也会像刀刃一般，将这像坨大肉块似的血栓分割成小肉丁，如此血栓就无法对生命形成威胁。

当然，滤器并不能保证百分之百地拦截血栓成功，而且并不是所有的患者都需要植入滤器。只有对那些有出血倾向的、无法耐受抗凝治疗的患者，才考虑为他们植入滤器。

一般植入滤器与吸栓介入手术同时进行，并且先于吸栓执行。因为在吸栓治疗时，有些血栓极易松动脱落，那么就需要先放置好的滤器对其进行有效拦截。

3.溶栓、吸栓、支架，介入"组合拳"歼灭顽固血栓

滤器可以拦截血栓，但无法消灭祸害的根源——血栓本身。对于血栓的治疗，口服抗凝药物或静脉输入溶栓药物仍然是最基础的方法。如今，在介入治疗领域，也有一些新方法，比如机械性吸栓治疗，这一方法对于形成2周之内的新鲜血栓是极为奏效的。它应用特殊的吸栓仪器，通过一根导管将溶栓药物送达到血栓部位进行定点喷射，使血栓融化，再通过吸栓装置将这些融化的血栓吸走。吸栓的好处就是直接消灭血栓，立竿见影，但弊端也很明显：在吸走融化血栓的同时，也可能吸走一部分健康的血液，从而导致一定程度的失血。

对于那些顽固的、残留的、难以被短时间内消灭的血栓，我们还可以通过导管溶栓的方法来对付它们。在血栓部位处留一个导管，定时喷射溶栓药物，边喷射药物，边观察效果，一般观察时间为24~48小时。不过，由于这一方法有大剂量的溶栓药物存在于血液当中，因此在溶栓的同时也增加了出血的风险，对于高血压病患者及出血倾向患者是需要慎用的。最后实在无法清除的陈旧性血栓或纤维化狭窄管壁，我们可以放置支架，来达到重新撑开血管的作用，好比在堵塞的下水道内重新排上管道，及时排空淤塞的污水。

4.滤器，也是一把双刃剑

周奶奶近80岁，女儿长期在国外居住，8年前得了下肢深静脉血栓，为避免血栓脱落发生肺栓塞的危害，放了下腔静脉滤器，但当时未及时将滤器取出。现如今，滤器与血管壁长在一起，引发了下腔静脉血栓，导致双下肢肿胀疼痛，病情非常痛苦，原定的去国外探望女儿的计划也被迫取消。经过及时的吸栓与支架治疗，开通了闭塞的下腔静脉，恢复了下肢静脉血回流，周奶奶病情很快康复，高高兴兴的去和女儿在国外生活了。

滤器在网住血栓的同时，血栓块也阻碍了下腔静脉的血流，时间一长，就会

堵塞血管，也会引发下腔静脉血栓。因此，滤器最好不要一直放在下腔静脉里，在血栓风险消除后要尽早取出。有些滤器可以在吸栓完成后就被当场取出，还有些滤器则在植入后短则三四天，长则2周内需要被取出。因为时间一长，滤器就会和血管长在一起，被血管内皮包绕住，届时非但很难再取出，而且还会成为培养新的血栓的"温床"，造成"滤器血栓"。

对于病史比较长的下腔静脉血栓，特别是由于滤器长期留在体内导致的下腔静脉血栓，处理起来更加棘手。由于这些滤器都难以取出，需要应对那些陈旧性血栓，可通过机械性吸栓联合支架植入术进行治疗。目前，上海交通大学医学院附属第九人民医院血管外科已经开展了30多例相关手术，总有效率达到80%~90%，支架的通畅率达到70%，一些滤器放置时间超过十年的患者也得到了很好的治疗效果。

46 矫治近视的别样"眼镜"

蒋美琴　周激波　眼科

近些年来，随着社会发展和生活方式的改变，近视的人数越来越多，但很多人对近视不以为然，认为即便近视了戴副眼镜就可以了。如果近视发生得早，度数不断加深，出现高度近视以后，就会慢慢导致一些眼底并发症，比如眼底出血、视网膜裂孔、视网膜脱离，而视网膜脱离是一种致盲性眼病，可能导致失明。

所以，对于近视我们要给予足够的重视，科学用眼、保护眼睛是重点，及早干预，必要时积极矫治。除了框架眼镜外，角膜塑形镜、角膜激光术、晶体植入手术等都是有效的矫治手段，可以根据具体情况选择适合自己的近视矫正方式。

1.激光可矫治近视、远视和散光

眼睛能视物，主要与角膜、晶体和视网膜有关。角膜和晶体负责把外界的光线聚焦到视网膜上，其中角膜起主要作用。眼睛2/3以上的屈光力在角膜上，所以角膜屈光力只要稍微改变一点，就能对眼屈光度产生较大的影响。

激光治疗无论是准分子激光还是飞秒激光，其原理万变不离其宗，就是把对角膜表面的曲率改变，从而改变屈光力。相对而言，近视者的角膜中央高而陡峭，激光"打磨"中间部分使其变得稍平坦一点，屈光力就降低了，眼睛的焦点就会往后移动到视网膜上（近视眼的焦点是落在视网膜前面的）。

如果是远视眼的话，焦点落在视网膜后面，激光就要打磨角膜周围部分，使角膜中央变高，屈光力增加。

如果是散光，就要做椭圆形打磨。因为散光是某一方向上的屈光力跟其他部分不一样，整个眼球360°光线都要聚焦，但是散光者在眼球的某一个轴向上不聚焦，或者聚焦在前面称为近视散光，或者聚焦在后面称为远视散光。激光手术就是在相应的部位进行打磨，从而纠正近视散光或远视散光。

任何手术都有并发症，但是目前而言，角膜激光手术是一种安全性极高的可有效矫治视力的方法。角膜激光手术分为三种：一种是单纯准分子激光，另一种是单纯飞秒激光，还有一种是准分子+飞秒激光，俗称"双激光"。

2.不是所有近视都能做角膜激光手术

角膜激光手术虽然能避免戴眼镜的烦恼，但并不是所有近视者都可以做角膜激光手术，需要对以下几个指征进行评估。

（1）患者年龄。一般患者的年龄要求在18~50岁，而实际应用中，根据患者的具体情况，这个年龄范围可以适当放宽。比如，双眼视力相差非常大，无法配戴合适的眼镜，那么即使年龄低于18岁，角膜条件允许的情况下，也可以考虑激光手术。还有些老年人做了白内障晶体植入手术后，仍然存在散光或者近视的问题，再进行人工晶体更换比较麻烦，这个时候也可以选择激光。一位近视患者已经82岁了，白内障术后存在屈光不正，通过激光治疗矫正视力后，生活质量大大提高。

（2）近视度数。一般75~1 200度的近视，可以激光治疗；散光、远视则要求在600度以下。目前，激光治疗近视的范围一般都在1 000度以下，除非患者的眼球条件特别好，角膜非常厚才可适当放宽标准。因为激光打磨之后，角膜就会变薄，而角膜太薄存在安全隐患，容易变软、变形，继发圆锥角膜，形成新的近视。所以，要维持角膜的正常形态，角膜就需要保持一定的厚度。

（3）近视稳定性。近视度数稳定，一般每年的度数变化不超过50度者适合激光手术。如果近视度数不稳定，变化比较大，即使激光治疗矫正后视力正常了，以后可能又会出现近视。

（4）角膜厚度。角膜中央厚度如果低于450μm，就不能做激光。

（5）活动性眼病。比如眼底出血、视网膜脱离、黄斑裂孔、红眼病、病毒性角膜炎等，这些眼病本身状态不稳定，需要治疗，疾病活动期就不适合做激光，必须等这些疾病治好以后或者稳定以后，再考虑行激光治疗。

（6）心理状态。正常心理状态的患者才适合做激光手术。有些患者处于偏执状态，很挑剔、很敏感、要求很高，就不建议做激光手术。因为任何手术，或多或少都有些缺陷，不可能每个人都百分百满意。比如，术后早期眼睛会有干涩感、疼痛、夜间视物模糊等，需要过几个月才能慢慢恢复，但有些人不能耐受这种不适感，就不适合做激光手术。

3.激光手术并不能阻止近视

有些人以为，做了激光手术近视就消除了，以后就不会再近视了。其实不然，激光治疗只是矫治已经发生的近视，在角膜这个层面上矫正高度近视，周边离焦比较小，所以比框架眼镜控制近视的效果要好，但是并不能单纯依靠激光手术控制近视的发展。

近视的度数很容易发生变化，就像体重一样，所以激光手术要求患者的近视度数比较稳定。大多数人18岁以后度数就稳定了，但是也有部分人还是不太稳定，一年增加100度，每年不断增加。比如今年600度，激光手术消除度数后，明年按照原先的进展近视又增加100度，后年近视增加200度……有些人就觉得手术后近视又反弹了，其实这不是反弹，而是本身度数不稳定，一直在进展。

激光手术相当于一副眼镜，眼镜度数直接"雕刻"在了角膜上，这副"眼镜"的度数不会随着眼睛度数的变化而变化。所以，激光手术后再次出现近视，要找出原因，是什么导致了近视的进展，从而采取有效的干预措施。

激光手术后最重要的一点就是要保护好眼睛，不能做完手术又开始天天打游戏、整天盯着手机，这样生活，眼睛负担太重了。其他还有滴眼药水、避免眼外伤等，并按医嘱定期复查。中间如果出现眼睛干涩、疼痛等任何不适，都要及时就医。

那么，如果激光手术后再次发生近视，是否还能再次进行激光手术呢？这种情况下要重新评估手术指征，看角膜的厚薄度是否适合再手术，并结合近视度数等其他情况进行综合评估。如果不能激光，眼镜还可以戴，也可以考虑植入眼内晶体。

4.将"眼镜"植入眼睛内

角膜激光手术矫治近视也有一定的局限性，如果角膜状态不适合手术，或者近视度数非常高，这种情况下又该怎么办呢？还有一种眼内晶体植入术，也是比较常用的手术方式。

眼内晶体植入手术分为"加法"和"加减法"两种。所谓的"加法"就是单纯地植入一片人工晶体。而"加减法"就是先把自己的晶体取出，做"减法"，然后再植入一片人工晶体，做"加法"，通常适用于近视度数很高、自身晶体状况较差者。

晶体可矫正的屈光范围很大，如果将高度近视患者眼内的晶体完全取出，可降低1 900度的近视，再植入一片人工晶体，可调节的屈光度范围在–30D~+20D。角膜激光手术最大矫正范围在1 000度左右，而眼内晶体植入手术的矫正近视范围在2 000~3 000度。但是，眼内晶体植入手术的难度也相对要高一些。

另外，做晶体植入手术的时候，要考虑看近的问题。因为近视眼的问题在于看远模糊，看近清楚。如果完全矫正过来，看远清楚了，看近就不清楚，眼睛会非常疲劳，甚至需要戴老花眼镜才能看清楚。所以，手术既要考虑到看远的问题，也要考虑到看近的问题。

有些高度近视者不愿意做晶体植入手术，觉得戴副框架眼镜就可以了。如果患者更愿意戴框架眼镜，且近视度数没有再增加，那也是完全可以的。有些高度近视者的度数每年都会增加，可能与戴框架眼镜有关，因为高度近视者尤其是超高度近视者，角膜呈圆锥形，戴上框架眼镜后，只有眼睛中央黄斑区的视力聚焦在合适的位置，而周边是离焦的，眼睛为了适应眼镜努力调整聚焦，眼球向后扩张，眼轴延长，就会导致视力越来越差。所以，高度近视者其实不适合戴框架眼镜，戴隐形眼镜更合适，或者做眼内晶体手术，眼内晶体手术就像在眼睛内植入一副眼镜一样，但是对角膜基本没有影响。

47 青光眼虽不可逆，但能有效控制

许 珈　郭文毅　眼科

医学上，眼睛"余光"能看到的范围叫作"视野"。损害视野的疾病很多，青光眼就是其中最重要的一种。青光眼不一定有眼睛胀痛，部分患者可以没有任何自觉症状。青光眼是严重的致盲眼病，难以根治，也不能逆转。

视力的重要性早已深入人心，可大家却都忽略了"余光"的价值。一个人，并不是完全看不见了才叫"盲"。当余光小于10度时，即使拥有正常的视力，也是一个盲人。

走在路上，身旁开过一辆车不会发现；进出家门，会撞在门框上；走楼梯，会一脚踏空……这些，都是青光眼带来的危害。青光眼不干预会致盲，虽不可逆却能控制，关键还是要早发现。

1.年轻人青光眼增多

说起青光眼，总以为是老年人才会遇到的眼病。殊不知，现在年轻人患青光眼的比例也在上升。日本有一项研究显示，年轻人得青光眼比例上升可能与长时间使用电子产品等不良生活方式有关。

人长时间盯着电脑或者使用电子产品、低头或抬头太久等，都容易造成眼部

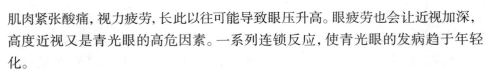

肌肉紧张酸痛，视力疲劳，长此以往可能导致眼压升高。眼疲劳也会让近视加深，高度近视又是青光眼的高危因素。一系列连锁反应，使青光眼的发病趋于年轻化。

有数据显示，预计到2020年，我国将有2 100万的青光眼患者，产生近630万盲人及1 000万的视觉残障人士。青光眼的发病率在2%左右。发达国家的统计发现，有50%的患者未被诊断。在我国，未被诊断的患者数会更多。

青光眼目前还无法治愈，而且是一种不可逆的致盲眼病。就好像一辆一路往前开的汽车，医生不能让他倒车，也不能让他掉头，只能踩刹车。患者如果能早发现，那就可以早介入，虽然无法逆转，但可以通过药物、手术、激光等方式有效控制。只要发现得早，疾病控制住了，就不会致盲，生活质量自然也不会受影响。可惜，有太多患者总不把眼病当一回事，这也让一些患者错失了治疗的最好时机。

2.40岁以上定期检查

人的眼睛很神奇，有"代偿"功能，只要一只眼睛的视力没有问题，视野也没有缺失，即便另一只眼睛发生了眼病，也可能"蒙混过关"。恰巧，青光眼虽是双眼患病，却通常一侧眼睛病变更加严重，因此早期病情比较隐匿。很多时候，即便一只眼睛出现严重问题，大家也不容易发现。等到发现时，通常双眼都只剩"管状视力"了。

话虽如此，难发现并不代表完全没有征兆。哪些蛛丝马迹需要注意？最容易发现的，就是阅读。

看书或者看屏幕时，总是"跳字"或者"跳行"，就要注意。虽然普通人偶尔也会出现这种情况，但如果频繁发生，可能就与视野缺失有关，要警惕是否是青光眼作怪。另外，一些生活中常见的情况也要重视，比如，进出总会撞到门框；逛超市，货架上东西一多就找不到；开车时，经常注意不到两边的情况等等。

很多时候，等到患者自己有所察觉再来看，其实都已经比较晚了。对于这样的患者特别可惜，因为只要能早点发现，丧失的视野是可以保住的。实际上，现在很多单位都有体检，大部分的体检中心都有可以检查眼睛的设备，对于大部分青光眼，只需要做三项检查就能判断，那就是眼底、眼压以及裂隙灯检查。

40岁以上的人应该每年都检查一次眼睛。青光眼有遗传倾向，如果亲属中有青光眼患者，那更要注意每年检查。亲属中没有青光眼患者，但自己本身有高度近视等危险因素的人，也要定期检查。

有些体检后建议来医院复查的患者，一查还是早期，做了一次激光，病情就控制了。这样"幸运"的患者在国内确实是少数，但我们希望青光眼患者都能如此

"幸运"。

【护眼贴士】

坚持体育锻炼。体育锻炼能使血流加快，眼底淤血减少，房水循环畅通，眼压降低。但青光眼患者、高眼压及高度近视人群不宜做倒立、举重等运动，以免使眼压升高。

保持良好的睡眠。睡眠不安和失眠，都容易引起眼压波动，诱发青光眼。睡前洗脚、喝牛奶，都可以帮助入睡，必要时服用催眠药。尤其是眼压较高的人，更要睡好觉。

少在光线暗的环境中工作或娱乐。在暗室工作的人，每1~2小时要走出暗室或适当开灯照明。

避免过劳。不管是体力劳动，还是脑力劳动，身体过度劳累后都易使眼压波动，所以要注意生活规律，劳逸结合，避免过劳。

48　预防近视　"三个一"+"三个二十"

周激波　眼科

青少年近视已经成为"见怪不怪"的现象，越早出现近视，将来的度数也会越深，出现的眼部并发症也会越多。越早进行干预，可以减缓低度近视发展成为高度近视的压力。

1.科学用眼"三个一"

儿童近视一般选择戴框架眼镜比较合适，不适合激光手术。除此之外，还有一些方法，比如戴角膜塑形镜（OK镜），可以控制和延缓近视的发展；滴用低浓度的阿托品眼药水，研究证明对延缓近视进展有一定的效果。但是，早期干预最主要的还是科学用眼，保护视力。

我国对于预防近视提出了"三个一"：眼睛与书本距离一尺、身体与桌子距离一拳、握笔的手指指尖到笔尖距离一寸。

另外，青少年要增加户外活动。有研究证明，每天2小时的户外活动可以减少近视的发病率。

2.保护视力"三个二十"

"三个一"是一种静态的标准，仅仅满足这"三个一"是不够的，长时间以这样的姿势看书、写字，眼睛还是会疲劳。美国视光学会则提出了动态的"三个二十"的标准：二十分钟近距离用眼（比如看书、写作业）后，看二十英尺（约6米）外的景物二十秒。

"眼睛不要连续地工作，需要间隔一段时间就休息一会儿，看看远处的景物。"周主任说，"看近的时候，眼睛的肌肉是收缩的，容易疲劳；看远的时候，眼睛的肌肉就会松弛下来，就能得到休息。"

近视者看近的时候会产生近距离负荷，因此对于近视者，一定要减少近距离负荷，多看看远处。其实，学生的学习也是这样的，建议多花点时间思考，多看看窗外，这样学习效率高，眼睛也能得到休息。就跟锻炼身体一样，眼睛的肌肉也要有张有弛，一直紧绷着，就会很疲劳。周主任建议，孩子做作业的桌子尽量对着窗外，这样孩子可以随时抬头看远处，让眼睛休息。

3.近视防治三大误区

（1）眼镜不戴，是不是近视就不会发展？

有些家长认为，孩子的近视并不严重，可以不戴眼镜，近视还能拖一拖。其实这是错误的观念。

近视患者戴不戴眼镜要看日常需要，如果看不清楚就必须戴眼镜。认为不戴眼镜就不近视了，这是掩耳盗铃的做法。

另外，学生的座位不仅要左右换动，还应该前后换动。一直坐在第一排也容易近视。

（2）做了手术就不近视了吗？

不少人认为，近视做了角膜激光手术后就可以根治了，再也不会近视了。其实，这也是一个误区。即使做了手术，如果不注意保护，还可能出现新的近视。这就像配戴了眼镜，不注意保护，近视还会加深一样。

角膜激光手术后，视力得到了矫正，但是角膜变薄了，有些患者更加容易眼疲劳。如果不注意科学用眼的话，近视还是有可能继续进展。

（3）戴了眼镜，近视度数就会增加得更快？

很多家长担心给孩子戴上眼镜近视会越来越严重。即使不戴眼镜，如果不注意保护视力，近视度数照样会加深。近视的发生及加深主要跟用眼习惯和遗传因素有关。

㊾ 眼睛肿胀、眼球突出，也可能是静脉畸形所致

周　霄　贾仁兵　眼科

眼睛肿胀、眼球突出，当这些症状出现后，不少患者自然而然地就想到是不是青光眼所致。而去医院眼科检查后发现，结果并非是青光眼，但一时又很难找到真正的致病原因。其实，这种症状还可能是一种眼部疾病——静脉畸形诱发的。

1.眼部血管畸形，治疗难度往往大于其他部位

如今，在临床工作中，遇到的一大类眼病就是眼部的血管类疾病，包括血管瘤和血管畸形。

"瘤"是有增生，而"畸形"并未有增生，只是外形改变，这是两者的本质区别。由于现在很多眼科医生对血管瘤和血管畸形不甚了解，往往将不少血管畸形误诊为血管瘤。其实，眼部血管瘤和血管畸形的另一大不同之处在于，前者好发于儿童，后者好发于成人。

有一位30岁左右的女性眼部静脉畸形患者，已经很长时间没有外出工作了。原来，她左眼畸形的血管，已经让她的整只眼睛变得面目全非：眼皮下垂，病变已把眼睛顶在眼眶外，还有血管团凸出在眼球表面，左眼保有一定的视力。这些症状都是从眼睛发胀逐步进展而来的。

眼部静脉畸形，其实与下肢静脉曲张、痔疮等其他部位的血管问题一样，都属于血管畸形。痔疮分内痔、外痔，眼部静脉畸形也有内、外之分。长在眼睛外的静脉畸形，肉眼可见，一团隆起的血管；长在眼睛内的血管畸形，不痛不痒，如果不出现眼睛发胀、眼球凸出等症状，一般很难发现。

但与身体其他部位所不同的是，眼睛位于人体的头面部，毗邻大脑、鼻、鼻窦等重要结构，周围血管密布，血液供给极为丰富。畸形的血管壁往往薄而脆，很容易破裂，一旦破裂，要想止住出血就非常困难；而且眼眶内还有与脑部相连的视神经，如果操作稍有不慎损伤到视神经，那就可能造成患者的视力下降甚至失明，而这种损伤往往又是不可逆的。因此，对眼科医生来说，想在眼眶内做血管手术，无异于就像在瓷器店里捉老鼠，需步步小心，来不得半点闪失。

2.内镜导航，绘出手术全程蓝图

导航下腔内血管激光治疗和手术治疗，导航技术是治疗成败的关键。

在没有导航的时代，眼部静脉畸形的手术，全凭医生的经验，畸形位置在哪里、血管厚薄有多少、如何进入血管部位，往往只有切开后才知道，如此也大大增

加了手术中的出血量。而导航技术能精准地找到血管的畸形点，从而实现了对手术的合理规划设计，并且在术中能评估手术效果。这就好比在有了施工图纸的基础上修挖煤气管道一样，精准而安稳。

而手术成败的另一关键则是激光与传统手术的联合使用。"激光就好比是战争中的炮轰，经过激光的一番烧灼后，畸形血管的病灶点大量减少。而传统手术就好比是战争中的冲锋步兵，在敌寇被炮火大量歼灭后，由步兵深入进行更彻底的扫荡。"经过激光高温烧灼后，血管病变部位会由多变少，从而使手术在少量的病灶点进行，出血量就大大减少了。

正是因为如此，经过导航下的激光治疗和手术后，女患者的左眼已基本恢复到了正常位置，她的外貌以及视力都有了极大的改善，患者对治疗效果非常满意。

3.手术目的是改善功能症状，绝非只是做得干净

其实，对于眼部静脉畸形的治疗，很多患者仍然存在着这样一个误区：手术一定要做干净。

首先，对于静脉畸形，并非是发现后一定要手术治疗。尤其是一些靠近视神经旁的静脉畸形，只要不出现严重的自发性出血，一般是不需要手术的，只需定期观察即可，因为此时的治疗风险要远远高于保守观察的风险。

其次，对于大多数眼部静脉畸形来说，医生往往是在确保安全的前提下，尽可能多地清除畸形血管，但不一定完全清除干净，会留下小部分暂时不影响眼睛功能的病灶。此时，有患者就会责问医生："为什么不做干净？万一以后再长怎么办？不是要再挨一刀吗？"

"要完全切干净，就好比头痛就要把头颅打开切除疼痛部位，肩痛就把肩膀砍了，这样能行吗？"有一些残留的畸形血管，因为牵涉到重要的视神经和血管，所以是无法清除的；一味清除，就会导致损伤视神经、引起大出血的严重后果。

所以，手术治疗的根本目的是改善功能和症状，提高生活质量，而绝非只看结构意义上的清除"干净"。

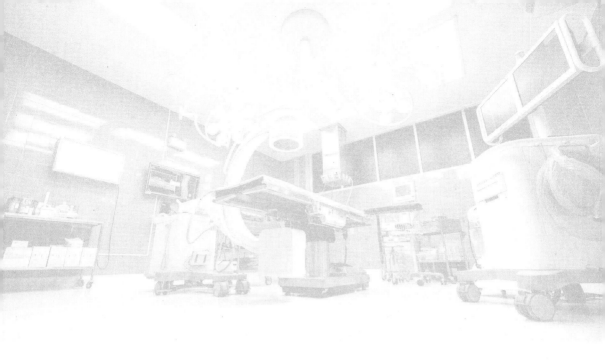

三、口腔科

50 种牙其实并不复杂

蒋美琴　吴轶群　口腔第二门诊部 口腔种植科

随着大众生活水平的提高，享受美食已经成为很多人的一种日常喜好，也是生活品质提升的一种表现。但是，没有一口好牙齿，面对美食只能看不能吃又是何等的痛苦。

在口腔健康的维护方面，我国跟发达国家还是有一些差距的。发达国家对牙齿保健非常重视，定期检查、洗牙，维护牙齿的健康和功能是基本需求，因而人群中缺牙的比例相对较低。而我国民众对口腔保健的重视度还不够，定期看牙医的观念还没有普及，很多人出现口腔疾病也没有及时就医，口腔问题就比较严重，缺牙的比例也较高。

1.缺牙不治，影响全身健康

很多人觉得，缺一颗牙不要紧，还是可以照样吃东西。虽然暂时不影响饮食，但是，如果不及时镶牙，久而久之就会造成邻牙的松动、倾斜，及对合牙伸长。随着缺失的牙齿越来越多，咀嚼功能则会逐步受到影响，治疗的难度也会越来越高。

过去有很多人缺牙后未及时治疗，随着年龄的增长，严重者全口牙齿缺失，甚至失去咀嚼功能。咀嚼是食物消化吸收的第一道关卡，如果失去了咀嚼功能，食物嚼不碎，就会增加胃肠道的负担，进而对全身健康造成一定的影响。老年人想要维持身体健康水平，咀嚼功能非常关键。年龄不仅体现在皮肤、头发等表面的形象，更重要的是功能，如果各项功能指标正常，能跟年轻时候一样，那才是真正的年轻。

随着观念的改变，现代人对形象非常重视，对生活品质的追求越来越高，对社交也非常重视，没有牙齿也会影响正常的社交，很多人因为缺牙而自信心不足。

因此，缺牙以后要及时治疗，不要让问题进一步发展。

2.缺牙首选种植牙

对于缺牙的补救方法，目前种植牙是首选的治疗方案。

固定义齿（俗称固定假牙）：牙齿缺失后，如果两侧（或一侧）的牙齿都正常，可以选择做烤瓷牙。但是，这种方法需要调整、磨小两侧（或一侧）的正常牙，然后装上烤瓷（或全瓷）桥，才能把假牙固定住。这种类型的假牙缺点是，会导致缺失牙齿两侧的牙齿不可逆地损伤。

活动义齿（俗称活动假牙）：是一种可以自行摘戴的修复体，多为塑料牙，也有瓷牙或金属牙。早期多用于全口缺牙或多数牙缺失的情况。这种类型的假牙，要用金属丝固定在旁边的正常牙齿上，在美观度及舒适感方面都相对要差一些。

种植牙：近年来发展较快的一种新技术，方法是在牙槽骨内植入种植体，通过种植体与牙槽骨形成骨结合，再在种植体上戴入牙冠，达到美观和功能的双重需求。

种植牙手术也有适应证。一般要求患者全身健康，如果患有高血压、糖尿病、冠心病等慢性基础性疾病，一定要在各项指标控制稳定的前提下才能做种植牙手术。如果平时血压就高，没有规范治疗控制，手术时血压可能更高，就容易导致血管破裂出血。年龄方面没有严格限制，目前超过90岁的老年人做种植牙的病例也不少。吴主任表示，高龄老人全口缺牙者，也可以考虑种植牙。一般种植2颗牙齿作为"桥墩"，再装上一副假牙，坚固耐用，使用方便，不会有痛苦。种植牙可以让老年缺牙患者一下子回到年轻时候的状态。

3.多数种植牙手术比拔牙创伤更小

很多人对拔牙、补牙、种牙有一种恐惧感，听到口腔科诊室里的电锯声就想逃。种植牙其实是比较简单的一种手术，就好比是拔牙相反的一个过程。"拔牙就是从牙肉中取出牙齿，而种植牙就是把一颗牙齿放入牙肉中。"只要人为地置备一个"牙洞"，将种植体植入，牙槽骨就会逐渐与种植体"融合"，最后成为一体，这是一种生物结合过程。大多数的种植牙手术创伤比拔牙的创伤还小。

种植牙手术按难易程度分为简单、中等和复杂三种类型，多数患者属于简单类型。缺牙后只要及时治疗，在牙床、牙龈等条件都比较好的情况下种植，手术就非常简单。

所以，对于一般的种植牙手术，患者不必过于担心，关键是要及时规范治疗。医生通过检查判断是否适合做种植牙，种植难易程度属于哪种类型，与患者充分沟通后，制订手术方案，预估治疗周期等。

4.手术向无痛、舒适化迈进

对大多数人来说，主要的害怕来源于疼痛，如果能保证手术没有痛苦，那么大众的心理接受度就会普遍提高。现在的医疗都是以人为本，治疗以不产生痛苦为前提。即使遇到复杂的病例，也可以通过静脉辅助麻醉或者全麻等方式，避免给患者带来痛苦。

还有些人对在口腔中注射麻醉剂有恐惧心理。其实，麻醉的过程也可以做到

"无痛注射"，将麻醉过程分为三步走：先进行表面黏膜麻醉，然后浅表注射少量麻醉剂，等麻醉剂起效后，再进一步注射足量的麻醉剂。在这种无痛注射的过程中，医生经常跟患者聊着天就完成了手术。"只要把握好每一个环节，患者就不会有痛苦的感受。"

简单类型的种植牙手术，可以选择无痛注射微创种植，整个过程没有疼痛，做完手术马上可以去继续上班。中等难度的患者，术后可能会有轻度的肿胀，有轻微的不适症状，可以休息一两天，也能很快恢复正常。复杂的病例可能需要住院治疗，第二天在全麻下进行手术，醒来后即可出院。

目前，种植牙的治疗要求是向"舒适化"迈进，改善患者的治疗体验。对于复杂手术后的患者，如果术后短期内出现疼痛，建议使用止痛药物或镇痛泵等，尽量不给患者带来痛苦。

5.术中智能导航挑战高难度

如果缺牙以后没有及时补牙，造成周围牙齿松动、歪斜，对合的牙齿伸长，简单的种植牙手术就不适用了，需要联合多学科诊治，处理措施就比较复杂，把长歪的牙齿矫正拉直，伸长的牙齿则需要修复。

也有很多病情非常复杂的患者，比如多年佩戴假牙者，以前有很多老年人牙齿一颗颗掉了，就戴上了满口假牙。但是，长期佩戴满口假牙压迫牙床，使得牙床骨缓慢、持续地吸收，最后导致牙套吸不住而经常掉落。对于重度萎缩的牙颌，种植牙的难度就非常高。以前认为这种情况已经失去了种植牙的手术条件，无法再进行种植。患者终身食用流质食物，生活质量大大下降。

还有一些是先天性缺牙、颌面部肿瘤术后骨缺损，也属于高难度类型。

目前，上海交通大学医学院附属第九人民医院种植团队对于这种高难度的种植牙手术有很多特殊的方法，植骨、智能导航技术下的颧骨牙槽骨双重固位等，因人而异地进行修复种植，恢复患者的咀嚼功能。智能导航下的手术定位精准度达到毫米级，以前需要非常有经验的手术医生才能完成这种高难度手术。现在有了导航技术，有一定经验的医生都能操作，定位精准，创伤小，给患者更大程度的获益。

预防重于治疗，一定要重视口腔保健，平时多看看牙医，定期洗牙，小洞及时补，缺牙及时看，不要等到不能咀嚼、疼痛难忍了才去看医生。洗牙是非常重要的牙齿保健措施，有些人担心洗牙会对牙齿有损伤，但整体而言利大于弊。

51 你了解牙痛的原因吗

娄 群 贾 兰 口腔第二门诊部

牙痛这个问题大家应该都不陌生，而对于牙痛的原因及相应的治疗，相信有很多患者都会感到迷茫。今天我就为大家介绍一下牙痛的种种原因以及相应的治疗方法。

1.第一种牙痛称牙本质过敏

当你觉得吃酸或甜的食物时，牙齿酸软无力，异常敏感，但平日吃饭或喝水并不疼痛，这种牙齿的异常敏感称为牙本质过敏。临床检查时经常会发现患者牙颈部有一横向的楔形缺损，或牙龈萎缩、牙根暴露。这些牙齿的异常形态都会使牙本质暴露，从而引起牙本质过敏。牙本质过敏的治疗为：如有楔形缺损，及时予以充填治疗，通常可以用玻璃离子或复合树脂等材料充填，并嘱患者平时刷牙时避免用力过猛，造成充填脱落而进一步加重缺损。而对于牙龈萎缩、牙根暴露的患牙，应积极治疗牙周疾病，并配合使用抗敏感牙膏。

2.第二种牙痛称龋齿

根据龋坏程度又把龋齿分为浅、中、深三种，其中浅龋发展到中龋时仅在进食冷热食物时感不适，平时并无症状，因而经常被忽视。当从中龋发展到深龋时，患者进食时食物嵌入窝洞就会有剧烈的疼痛感，或受冷热刺激时疼痛明显，而平时无自发痛。对于龋齿的治疗，临床上应尽量去除龋坏组织，再给予充填治疗。龋齿的发展和口腔中细菌密切相关，故提醒大家平时认真刷牙，饭后漱口，减少口腔内细菌对牙齿的损害。

3.第三种牙痛称牙髓炎

牙髓炎就是平时患者所指的牙神经疼，痛起来睡不着觉的牙痛。经常会有患者捂着脸跑来说："医生医生，帮我看看吧，我牙痛死了""晚上痛得要命，半边脸都痛啊"。牙髓炎就是牙神经发炎了，是由于龋坏深达牙髓组织而使牙髓发炎，髓腔压力增大造成的牙齿剧烈疼痛。此种疼痛呈阵发性、放散性、自发痛、夜间痛等特点，疼痛常不能准确定位。一旦发生牙髓炎，临床确诊患牙后应及时开髓引流，使患者疼痛得以缓解，之后进行根管治疗术，即所谓的"抽神经"。但完善的根管治疗术不单单是抽掉牙神经，而是彻底地清理患牙牙根，充分消毒后再行根管充填。一个完整的治疗通常需要患者按时复诊，积极配合，不能自认为牙不痛了就不复诊、不进行后续治疗了，那样是对自己不负责任。而未进行完善治疗的牙齿由于感染未被彻底控制，将来会发展为根尖炎，严重者会形成根尖脓肿、囊肿等。

4.第四种牙痛称根尖炎

经常有患者会觉得自己牙龈上起了脓包，拿针可以挑破，流出血水后脓包消去，但没过多久，脓包再次出现，这才来就诊。这是因为龋坏侵犯牙髓，牙髓慢性炎症后坏死，但坏死的牙髓组织未被彻底清理而导致细菌继续侵犯根尖周组织，破坏牙槽骨从而形成牙龈瘘管。这种疼痛没有牙髓炎那么剧烈，通常是咬东西时钝痛，没有冷热刺激痛。虽然疼痛不剧烈，但是严重的根尖炎预后并不好，如果不进行早期治疗，可能会造成患牙的拔除。治疗方法也是彻底完善的根管治疗，封闭患牙根尖，形成根管无菌的环境。

大体上，平时患者遇到的牙痛就是以上四种，希望大家一定要定期检查牙齿，有龋坏早发现，早治疗，不要等到疼痛厉害了才去医院，越早的病变治疗效果越好，拔牙的概率越低。

最后希望人人都能做到世界卫生组织提出的"8020"计划，即80岁时仍保留20颗牙。

52 口腔健康第一步：别羞"齿"

吉双琦　夏　烨　王　蓓　口腔第一门诊部

炎热的天气逼退了女生的优雅，在大口吃冰的瞬间，一阵短暂而尖锐的疼痛着实将难得的酣畅打入"冷宫"。事实上，牙齿敏感属于非常常见的情况，统计数据显示，超过30%的成年人有过类似的经历，不仅是喝冷饮、吃冰激凌，还包括水果、甜食等酸甜食物，也可能出现牙齿敏感。

1.牙齿敏感，"不期"而遇怎么办？

那么，造成牙齿敏感的原因有哪些呢？牙齿的过度磨损、牙龈的萎缩，都会导致牙本质暴露。当进食遇到冷、热、酸、甜时，刺激了牙本质内的神经末梢，便会出现疼痛的现象。女生若出现牙齿敏感，应选择正确的处理方式，切不可盲目洗牙或使用牙贴等。

首先，应掌握正确的刷牙方式；其次，选用抗过敏牙膏，可将抗过敏牙膏直接涂抹在敏感的牙上，敷10~20分钟；再次，选用小头、尖毛或软毛牙刷，保护牙龈与牙釉质。如果尝试上述方式后，牙齿敏感仍未改善过敏症状，则建议前往口

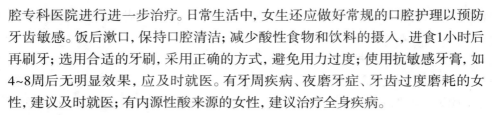

腔专科医院进行进一步治疗。日常生活中，女生还应做好常规的口腔护理以预防牙齿敏感。饭后漱口，保持口腔清洁；减少酸性食物和饮料的摄入，进食1小时后再刷牙；选用合适的牙刷，采用正确的方式，避免用力过度；使用抗敏感牙膏，如4~8周后无明显效果，应及时就医。有牙周疾病、夜磨牙症、牙齿过度磨耗的女性，建议及时就医；有内源性酸来源的女性，建议治疗全身疾病。

2.口腔治疗，"佳期"有约

一旦牙齿敏感等口腔问题发展成疾病，就应及时前往医院治疗。需要提醒的是，女性就诊口腔科，别有一番讲究，务必根据个人身体情况，选择合适的"黄道吉日"。女性经期、青春期、孕前孕后以及更年期都有不尽相同的就诊攻略。一般来说，女性在经期不宜行拔牙或种植牙手术。由于经期的血液凝固性降低，如在此期间种植牙或做其他的手术，都可能发生大出血。同时，由于经期的痛觉神经比较敏感，全身的抵抗能力相对较弱，所以，经期拔牙会增加疼痛的感觉，而且易发生感染。因此，女性在经期建议不要治疗牙病。

青春期女生容易罹患牙周病。发育时期的少女易出现口臭、牙龈出血、牙周溢脓等牙周疾病的症状，而且这个时期牙周炎发展迅速，易引起牙齿的松动、出现缝隙等，影响美观。因此，青春期少女一旦出现牙龈出血、口臭等症状，要及时治疗，防止牙齿松动。对于有备孕意向的女性，务必及时治疗牙病。统计数据显示，80%的孕妇有牙痛、牙龈出血等牙科的并发症，因此女性尤其需要未雨绸缪。此外，对于孕妇而言，孕早期和孕晚期都不适合拔牙，否则可能引发流产或早产。治疗口腔疾病比较适合的时间是怀孕4~6个月。

孕妇要严格预防感冒，以防止感冒影响胎儿的芽胚发育或造成其他疾病。进入更年期后，女性更要重视牙病，这一阶段，女性衰老的速度加快，骨质变得疏松，其中牙槽骨最先疏松萎缩，牙齿逐渐松动脱落，应加强口腔卫生的保健，每天按摩牙龈，可以防止和延缓牙槽骨的萎缩，使牙齿脱落的时间向后推迟10~20年。值得一提的是，女性若罹患妇科疾病，也要及时护牙。女性的牙龈是雌激素作用的器官之一，有妇科病的女性往往有内分泌紊乱，通常都伴有牙周炎，这是因为有妇科病的女性口腔中的细菌比正常妇女口腔中要多出 3%~5%。由于口腔中的细菌较多，容易引起牙周炎、口腔炎症。因此，有妇科疾病的女性应比一般女性更注意口腔卫生。提醒女性，治疗牙周疾病的最佳时期是月经期后的8~14天，其中以月经后第10天为宜，因为此时期拔牙出血量最少、痛感轻、术后感染的概率较低、伤口愈合快。因此，女性应选择此时治疗牙病。

53 乳牙未脱，恒牙已出

汪 隼 儿童口腔科

最近，7岁的小胖变得怪怪的，平时食欲很好，吃饭很快，这几天吃饭时突然变得慢吞吞的。小胖说，下门牙有点晃动，吃饭时有点痛，所以吃不快。小胖妈妈检查后发现，小胖下颌的门牙有2个"双排牙"，外面的牙齿有点晃动，里面新长出了2颗牙齿，而且边缘凹凹凸凸的。就医后得知，这种情况称为乳牙滞留，比较常见。

1.什么是乳牙滞留

人的一生有2副牙齿，乳牙与恒牙。乳牙于婴儿出生后6~7个月开始陆续萌出，2岁半~3岁全部萌出。从7~8岁开始，乳、恒牙逐渐替换，乳牙脱落，恒牙萌出，到12岁左右替换结束，口腔中的牙全部为恒牙。乳牙滞留是指继承恒牙已萌出，乳牙还没有脱落；或恒牙未萌出，但乳牙已超出正常换牙年龄极限而仍未脱落。乳牙滞留的临床诊断依据为：乳牙已到达替换时期但尚未替换，而且该乳牙根部或唇、颊、舌侧有继承恒牙萌出；也有部分孩子无继承恒牙，导致乳牙一直滞留于牙列中，乃至呈现在恒牙列中。未脱落的乳牙可松动或不松动，取决于牙根的被吸收程度。如果乳牙的牙根被吸收得多，仅有软组织保留于原位，常常会比较松动，进食时会有不适或疼痛；如果乳牙的牙根被吸收得少，会比较牢固地存留在原位。最常见的乳牙滞留是下颌乳中切牙，继承恒牙在乳牙的内侧萌出，呈"双排牙"现象。刚萌出的恒牙切端表现为凹凹凸凸的，是由于恒牙萌出不久，磨耗少的缘故。随着时间的推移，磨耗增加，恒牙的切端就会变得比较平整。

2.乳牙为什么会滞留

造成乳牙滞留的原因有很多，多数原因目前尚不清楚。局部因素有：继承恒牙萌出的方向异常，使乳牙牙根未吸收或吸收不完全；继承恒牙先天缺失、异位萌出、埋伏阻生，不能促使乳牙脱落；继承恒牙萌出无力，不能使乳牙根被吸收；全身因素，如佝偻病、先天性梅毒、先天性外胚叶发育异常、颅骨锁骨发育不全，以及一些遗传因素等，也会造成乳牙滞留。

3.乳牙滞留怎么办

乳牙滞留常常会使继承恒牙萌出受阻或异位萌出，若不及时干预，会造成牙列不齐等，往往需进行正畸治疗。当恒牙异位萌出、乳牙尚未脱落，出现"双排牙"现象时，应拔除滞留的乳牙，解除恒牙萌出障碍。拔除松动明显的乳牙，一般

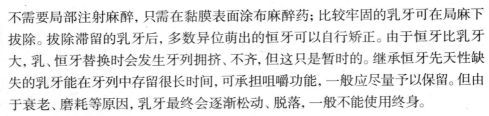

不需要局部注射麻醉，只需在黏膜表面涂布麻醉药；比较牢固的乳牙可在局麻下拔除。拔除滞留的乳牙后，多数异位萌出的恒牙可以自行矫正。由于恒牙比乳牙大，乳、恒牙替换时会发生牙列拥挤、不齐，但这只是暂时的。继承恒牙先天性缺失的乳牙能在牙列中存留很长时间，可承担咀嚼功能，一般应尽量予以保留。但由于衰老、磨耗等原因，乳牙最终会逐渐松动、脱落，一般不能使用终身。

4.如何预防乳牙滞留

从小多吃富含纤维的食物，让牙齿多咀嚼，可以促进颌骨发育，有利于乳、恒牙的正常替换和牙齿整齐美观。对于先天性缺失恒牙的乳牙，应做好预防和治疗龋齿、牙髓病、根尖周病的工作，尽可能保留乳牙，让其行使咀嚼功能；实在无法保留的，可拔除乳牙后安装间隙保持器或进行义齿修复。

54 说说对防治龋齿的误解

周 霄 汪 俊 儿童口腔科

如今，孩子的牙齿健康问题，尤其是龋齿问题，正越来越受到家长们的关注。2017年，第四次全国口腔健康流行病学调查结果显示，我国儿童龋患率呈现出上升的态势：12岁儿童恒牙龋患率比10年前上升了7.8%，达到34.5%；5岁儿童乳牙龋患率上升了5.8%，达到了70.9%。虽说家长们正逐渐重视孩子的龋齿问题，但是龋患率的不断上升，可能也与家长们对孩子龋齿的认识误区有一定关系。

误区一：做了窝沟封闭，等于把大牙上容易嵌塞食物的面给填平了，就不用担心牙齿被龋坏的问题了，可以放心吃甜食。

正解：窝沟封闭只保磨牙表面，不保护牙齿邻面，填补材料也可能会脱落。

1.窝沟封闭后仍需要养成护牙好习惯

做了窝沟封闭，便等于一劳永逸，可放心吃甜食的想法是错误的。

说到窝沟封闭，我们先从牙齿的类型和结构说起。孩子的牙齿主要分为三类：切牙、尖牙和磨牙。磨牙俗称大牙，主要承担着咀嚼功能，是接触食物最多、时间最长的牙齿，因此也是最容易被龋坏的牙齿。由于磨牙的表面，就像溶洞中的石头一样，有深浅不一的凹陷，在口腔医学上称为窝沟。这些窝沟是非常容易嵌塞食物残渣的，这就为龋齿的发生创造了条件；而如果用树脂等与人体口腔环境相容的材料，把窝沟填平了，那么食物残渣就无处停留了，牙齿龋坏的概率也就大大降低了。这就是窝沟封闭的意义所在。

但是，窝沟封闭也有它的局限性，首先它只保护磨牙的上面，而不保护牙齿的邻面，对于发生在牙齿与牙齿之间接触面的龋齿就无能为力了，而邻面龋却十分常见。其次，如果磨牙的窝沟较浅，那么树脂材料的附着力就会减弱，如此在不断的进食咀嚼过程中，就容易发生脱落。

所以，窝沟封闭只能保护磨牙上面而且是窝沟较深的磨牙，对于牙齿邻面没有保护能力，而对于窝沟较浅的磨牙保护力较弱。故而孩子即使做了窝沟封闭，仍然需要养成良好的进食和口腔保护习惯，不可以肆意吃甜食。

误区二：糖果、甜点是最容易引起蛀牙的食物，所以，只要让孩子不碰"甜"，蛀牙便会远离他。

正解：在各类食物中，糖可以说无处不在，不光是显性的糖果、甜点，还有更多隐性的糖。我们家长要做的不是让孩子戒糖，而是让孩子学会科学、合理地吃糖。

2.科学吃甜食，可以没蛀牙

糖果几乎是每个人童年最美好的味觉记忆之一，而家长因为怕孩子得蛀牙就不给他们吃糖，无异于是因噎废食，未免有些简单粗暴了。其实，通过科学合理的吃"甜"法，完全可以让孩子享受甜蜜滋味的同时，远离龋齿的烦恼。

另外，家长们千万不要以为，只有糖果、巧克力才是糖，其实，饼干、面包、米饭、面条及水果中都含有碳水化合物。在科学吃糖的同时，也需强调科学进食。如进食时间过长、含饭、进食频率过高等均容易导致龋齿的发生，这恐怕也是不少几乎"不吃糖"的孩子发生龋齿的原因。

吃甜食的频率、分量、食物黏度等因素都会对龋齿的发生产生影响。频率比分量更为重要，同样分量的甜食，一次性全部吃完，比多次、少量地进食，所导致的龋齿概率要低得多。因为不断有甜食进入口中，会使口腔始终处于酸性环境，如此，容易诱发龋齿。

此外，如面包、饼干、蛋糕等黏度较高的甜食，容易附着在牙齿表面，比较难以清除，建议让孩子减少这些食物的摄入量。另外，不容忽视的是，长期饮用可乐、汽水等甜味饮料，不仅是引起儿童肥胖的主要因素，也是导致儿童龋齿和牙齿变黑等酸蚀症的诱因。因此，也要控制孩子甜味饮料的摄入量。

误区三：乳牙反正迟早都要被恒牙替换的，所以只要不痛，乳牙蛀了也没关系。

正解：不痛的蛀牙更危险！若龋齿烂及牙根甚至牙槽骨，它就是一枚"定时炸弹"，不仅影响恒牙发育，而且会带来慢性炎症。

3.大部分龋齿不痛，但危害可不小

民间有句俗话，牙痛不是病，疼起来真要命。很多时候，我们对龋齿的恐惧是来源于它所带来的疼痛，以至于出现疼痛了，引起身体不适了，才会想起来就医。而只要不疼，即便龋齿存在，也很少会引起我们的重视。

然而，一个残酷的现实就是，大多数的乳牙龋齿是没有疼痛的，尤其是发生在牙齿与牙齿之间的邻面龋。而邻面龋的危害在于，它破坏了两颗牙齿之间的接触面，使得牙齿与牙齿之间没有了支撑，如此会导致整个牙齿排列出现问题。

然而，不痛的龋齿的危害，绝不仅仅于此。随着龋坏的扩展，它会伤及牙神经，造成牙根发炎。此时，这颗不痛的龋齿，就像是一枚"定时炸弹"，如果人体出现劳累、免疫力下降的情况，它就会发作，出现更剧烈的疼痛并伴有肿胀；有些慢性炎症还有可能形成感染性囊肿，对颌骨造成破坏。

当龋齿剩余的组织过少无法充填，或炎症导致牙根、牙槽骨破坏严重，患牙无法保留时，就只有拔牙一条路了。但即便是把烂牙拔了，仍然会有许多后续的麻烦事。比如牙齿拔除后，恒牙还没有萌出，此时就要考虑到牙齿间隙的问题，要根据患儿的年龄、牙齿间隙的大小和预估恒牙萌出时间来制订牙间隙保持的治疗方案。

因此，千万不要等孩子牙痛了，才想起来带孩子看牙，因为大部分龋齿都不会带来疼痛的信号，还是要定期带孩子来正规医院接受口腔检查，及早发现龋齿，及时治疗，如此治疗效果最好。

55 莫让口腔溃疡熬成口腔癌

张天成　何　悦　口腔颌面-头颈肿瘤科

夏末秋初，天气渐凉，吃火锅又被提上了日程，再加上加班熬夜等不良的生活习惯，口腔溃疡不期而至。这些口腔溃疡或如野草般"春风吹又生"，或长期占据固定部位总好不了，以致吃饭喝水都成了煎熬。

2017年初，华老伯的口中长了一个黄豆粒大小的肿物，起初以为是上火，并未引起足够的重视。后来，肿物破溃形成了口腔溃疡，使用了治疗溃疡的药物后依然不见愈合。不过，这个溃疡不痛不痒，便也就不了了之了。直至近日，华老伯感到张口困难才匆匆前往医院就诊。经口腔活检发现，华老伯患了左颊及口咽鳞状细胞癌，即口腔癌的一种，需要手术治疗。如果能够早发现、早治疗，完全可以通过药物控制病情，但由于很多人对口腔疾病的认识不足，贻误了病情。口腔溃疡虽不是

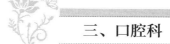

大病,但在同一位置复发且超过1个月都无法愈合就有口腔癌的可能,患者应及时前往医院诊断治疗。

1.切莫忽视口腔溃疡

虽然口腔溃疡会令人叫苦不迭,可人们对此却并不重视,喷点西瓜霜喷剂、吃些维C片就草草了事。其实,口腔溃疡可能是某些严重口腔疾病的先兆,口腔癌就是其中之一。口腔癌主要包括舌癌、颊癌、牙龈癌、腭癌、唇癌、上下颌骨癌、口底癌等,是一种起源于唇或口腔的常见恶性肿瘤,极易发生颈淋巴结转移,患者的5年生存率较低。近年来,我国口腔癌的发病率呈明显上升态势,其发病与多种因素有关,除机体免疫状态、遗传、紫外线与电离辐射因素外,不注意口腔卫生而造成口腔内滋生细菌或霉菌,也会促使癌症形成和发展。另外,锐利的牙嵴、残根、假牙,以及抽烟、喝酒、咀嚼槟榔等刺激性食品、喜吃烫食等不良习惯长期对口腔黏膜的刺激也是诱发癌变的重要因素。

2.探寻口腔癌的蛛丝马迹

口腔癌可由口腔黏膜的"癌前病变、癌前状态"发展而来,主要表现为口腔黏膜长期不愈的溃疡、白纹、颜色改变等。如果出现以下情况,请务必尽早到医院检查。

(1)口腔溃疡经久不愈,或有烧灼感、疼痛等症状逾两周仍不见好。

(2)口腔黏膜颜色会变成白色、褐色或黑色,尤其是口腔黏膜会变粗糙、变厚或呈硬结。口腔黏膜出现白斑、红斑,或疼痛明显,有时还会引起周围组织器官的疼痛。

(3)舌运动感觉异常。

(4)嘴唇、口腔或颈部出现肿块。

(5)口腔功能出现障碍,开闭口受限。

3.越早治疗预后越佳

口腔癌的发展分为早期、中期和晚期3个阶段,越早治疗,效果越好。对于大多数口腔癌,手术治疗是最完善的初始治疗方式,必要时可追加使用术后放疗或化疗。早期口腔癌经手术治疗后的5年生存率约为80%,手术对患者的局部外形和口腔功能影响较小。针对中、晚期口腔癌,临床通常采取手术结合放疗、化疗的治疗方案,然而疗效仍不容乐观,5年生存率约为50%。临床资料发现,与诊断后30天内治疗的患者相比,拖延手术超过30天的患者,其死亡风险增加1倍有余。因此,口腔癌一经确诊或高度怀疑,应尽快治疗。对诊断心存侥幸,或对手术治疗过多犹豫,都可能是致命的。

近年来随着影像学检查方式、手术重建方法、多学科综合治疗方案等的发展，即使是大范围手术切除的患者，也能恢复比较满意的外观，保留较为良好的语言、吞咽、咀嚼等功能。此外，由于相关辅助治疗的应用，患者的生存率也有了进一步的提高。

56 口腔溃疡真的会癌变吗

蒋美琴　陈万涛　口腔颌面-头颈肿瘤科

近些年来，恶性肿瘤的发病率明显增高，关于恶性肿瘤的医学知识也是铺天盖地。但说起肿瘤，大家想到的往往是肺癌、胃癌、肠癌、肝癌等脏器的恶性肿瘤，对于口腔癌却知之甚少。相比那些常见的癌症，口腔癌的发病率并不算很高，但是其危害同样不容忽视。

口腔癌诊断、治疗的整个过程应该再前移，前移到预防这一阶段，其发病率有望降低，生存率还能再提高。

1.重视一级预防，将治疗关口前移

疾病的预防可以分为一级预防、二级预防和三级预防。防治效果最好且投入费用最少的就是一级预防。

一级预防就是病因预防。对于口腔癌的一级预防，首先要明白口腔癌的病因是什么。口腔癌的发病因素主要分为机体内因和外部因素两大类。

1）内部因素（遗传因素）

基因的易感性一般是从出生就决定的、无法改变的因素。如果携带口腔癌的某些易感基因，由于基因突变和表达变化、内分泌激素和免疫功能改变等内在因素的影响，罹患口腔癌的概率就比普通人大。

2）外部因素

在内部因素作用的前提下，加上外部因素的协同作用，往往就会导致癌症的发生。

（1）吸烟饮酒：目前，口腔癌致病因素的外因中，国内外研究都认同的因素是烟酒，这是口腔癌发病中最重要的影响因素之一。研究发现，吸烟、喝酒的人比不吸烟、不喝酒的人罹患口腔癌的概率明显增高。有统计资料显示，口腔癌在我国男性患者中发病率和病死率明显高于女性，这与男性吸烟、喝酒的比例高于女性不无关系。

（2）嚼槟榔：湖南、海南、中国台湾、福建等地区的人群经常嚼槟榔，其中的槟榔碱和槟榔制作添加物是口腔癌已经明确的诱因之一。长期嚼槟榔的人会导致

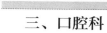

口腔黏膜下纤维样变，口腔黏膜逐渐变硬并伴有慢性炎症发生，在此基础上就容易发生癌变。

（3）其他物理、化学刺激：比如残根、残冠、不良修复体的长期摩擦刺激；慢性口腔黏膜的糜烂、溃疡等炎症刺激；生物学的病毒（比如高危型HPV病毒、HIV病毒）的感染等。

明确了可能的致病因素之后，我们就可以有针对性地预防口腔癌。比如，戒酒、戒烟，去除嚼槟榔的习惯，及时治疗口腔黏膜的慢性炎症，积极处理残根、残冠和不良修复体等。

我国民众缺牙问题凸显，残根、残冠不及时治疗和处理，形成锐利的边缘，对舌头及周围黏膜造成长时间慢性刺激，长此以往，就容易引起癌变。所以，牙齿龋坏要及时修补；无法修复的残根、残冠应及时拔除并做种植牙等修复；还要及时处理口腔内不良修复体，包括某些不合适的义齿、填充物等。

2.舌癌发病率升高

口腔癌是发生在口腔黏膜的恶性肿瘤的统称，包括牙龈癌、舌癌、颊癌、口底癌、软硬腭癌等。

在20世纪70—80年代，统计数据显示，口腔癌中最常见的是牙龈癌。因为那时候牙周病患者较多，残根、残冠者较多，慢性炎症刺激的情况较多见。但是，20世纪90年代后的统计数据显示，口腔癌以舌癌最为多见，其次是牙龈癌、颊癌。

为什么舌癌的发病率升高了呢？可能的原因是：

第一，烟酒刺激增加，首当其冲受影响的就是舌头。

第二，舌头容易受到外界刺激的影响，因为它位于口腔的中心部位，受到的刺激也就最多，无论是饮食，还是牙齿锐利边缘，都会刺激到舌头。比如一口热水喝下去，舌头肯定会被烫到。

过烫的饮食会烫伤口腔黏膜，造成黏膜损伤和炎症，自身修复机制被激活，机体的免疫及细胞因子、炎症因子发生变化，进一步影响上皮细胞的功能，这些细胞基因就可能发生改变，久而久之某个（某些）细胞的生长就可能不再受控制，进而发生癌变。有研究证实，慢性炎症是癌症发生的重要原因之一，口腔黏膜癌也是如此。

因此，在饮食方面，我们还要尽量避免进食过烫的食物或饮料。

3.手术治疗需兼顾功能修复

千防万防，总有漏网之鱼。如果不幸患上了口腔癌，又该如何治疗呢？

口腔癌的治疗目前主要采用以手术为主的综合治疗方案。先做根治性切除手术，然后根据病理分期和手术切除的干净程度，配合放疗或者生物治疗等综合治疗。对于晚期口腔癌也可先进行术前的化学治疗（诱导化疗），然后再进行手术治疗和放疗，期望提高治疗效果。

对于口腔癌切除手术，很多患者担心的一个问题是："切干净了吗？"那么，如何判断口腔癌是否切除干净了呢？

对于口腔癌的根治性手术，临床上有一个"安全缘"的概念，一般要求距离肿瘤边缘1.5~2cm的范围做病灶的全部切除，这样复发的概率就非常小。

但是，口腔癌晚期患者肿瘤体积大，肿瘤边缘可能都已经侵及颅脑或波及重要的神经、血管等，不能全部切除；即使能够全部切除，同时也会丧失相关组织器官的功能。口腔癌手术后的修复非常重要，越是晚期的口腔癌，肿瘤切除组织越多，组织器官缺损也越严重，修复就更困难，语言、咀嚼、吞咽、味觉等很多功能就会受到影响。所以，我们要积极做到早期发现、早期治疗。

术后的生存期也是患者非常关心的问题。在正规治疗的情况下，晚期口腔癌患者的5年生存率可以达到60%以上；早期发现、早期治疗的话，生存率无疑会更高。

4.口腔溃疡反复不愈需警惕

口腔的慢性炎症要及早治疗。比如复发性口疮，就是我们平时说的口腔溃疡，一般1~2个星期，就可以自己愈合；或者采取一些对症处理措施后，2周内愈合。没有其他原因，口腔黏膜溃疡超过4周还没有愈合，就要怀疑是否存在恶变可能，最好能及时到专科医院就诊，切取部分组织做病理学检查，明确诊断。

口腔黏膜的某些白斑、红斑或黑色素斑，往往是口腔黏膜的癌前病变（或状态），若再经过一些不良刺激，时间长了就可能癌变。所以，发现口腔有癌前病变要提前处理，至少要定期观察随访。

那么，怎样才能发现口腔黏膜的癌前病变呢？

平时要多注意观察，刷牙的时候注意口腔内是否有某些部位的疼痛不适，或局部有粗糙感、结节、肿块等，如发现这些问题都要及时到医院口腔专科就诊检查。

定期到口腔专科看医生很重要，最好半年检查一次，包括洗牙。做一次口腔检查很简单，专科医生能够及时发现问题，发现了问题及时处理。定期洗牙对口腔健康而言是非常重要的一项防治措施，可以预防很多口腔疾病，包括牙周炎、龋病等。

做到以上几点，口腔癌的发病率可以得到一定程度的降低，另一方面，还能早期发现口腔癌。早发现的治疗效果就非常好，因为早期患者手术切除的安全缘较大，可以进行根治性切除。肿块越小，切除范围越小，组织缺损也越少，对功能的影响也就越小，预后也会更好。

57 头面部创伤急症那些事

桂海军　口腔颅颌面科

涉及眼睛以下锁骨以上的多部位、多层次、多原因的软组织外伤、骨折急症时，我们该看什么科？治疗同时是否可以兼顾美观？看哪个急诊科室更对路些？这里给大家情景再现一个急诊病例，您看过就知道啦。

1.情景一：医生，脸上这些伤口要缝吗？

某夜，市民王先生下班回家，不慎摔倒，脸上摔出好几处深浅不一的伤口。作为资深上海市民，凭着对周边医院头面部创伤急救的一些了解，赶紧前往上海交通大学医学院附属第九人民医院看急诊。很快，王先生被分诊到口腔颅颌面科急诊医生处。

急诊时，王先生第一个问题："医生，我这些伤口要不要缝针啊？""王先生，一般脸上的软组织伤口分为三种类型：擦伤、挫伤、裂伤。您的三处伤口恰好各占其一。"初步检查后，医生答疑，并简单解释如下：

1）擦伤

这种伤口仅是表面擦伤，暂时不需要缝合处理。但是，擦伤的特点是在短期内会不断有组织液渗出，从而导致伤口清洁甚至结痂，所以，即使这样不需要缝合的伤口，也需要做专业的一期清创，并告知后续的护理措施，这样才能保证伤口更快更好地愈合。

2）裂伤

这种伤口因为已经深达肌层甚至更深层，有明显的开放性裂伤，需要缝合处理。缝合的主要目的是为了彻底关闭创口，避免伤口开放导致的继发感染；而且伤口位于活动比较丰富的面部，您吃饭、说话等日常的动作都会导致伤口的活动，从而导致愈合困难，所以，建议缝合处理。

3）挫伤

表面看来并没有明显的损伤，所以也不需要缝合处理。挫伤的特点是皮下组织受到钝力导致的潜在性损伤，主要表现为受伤部位的淤青、肿胀、压痛等。对于这类伤口，早期的冷热湿敷可以预防肿胀的进一步加重，并给予早期预防性的抗感染治疗，防止肿胀存留导致死腔感染。所以及时地消肿加预防性抗感染是我们的建议。

2.情景二：医生，缝合后会不会留疤啊？

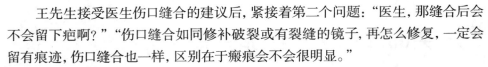

王先生接受医生伤口缝合的建议后，紧接着第二个问题："医生，那缝合后会不会留下疤啊？""伤口缝合如同修补破裂或有裂缝的镜子，再怎么修复，一定会留有痕迹，伤口缝合也一样，区别在于瘢痕会不会很明显。"

1）瘢痕是个什么东西

本质上说，瘢痕就是以胶原纤维为主的新生组织在受伤部位的沉积，但因为在伤口深部的愈合一般不会直接影响外形，所以，从我们的直观视觉来看，最直观的部分就是在表皮/真皮层的沉积部分。因为沉积程度、范围等的不同，导致出现不同的瘢痕类型。

2）不同程度的瘢痕可能什么样

伤口愈合后会有最好和最坏的状态，患者对伤口恢复要有正确的认识。不同程度的瘢痕在形态学上是存在差异的。

3）导致瘢痕程度不同的原因

影响瘢痕明显与否的因素有很多。对急症患者而言，如何受伤、受伤程度、伤口类型这些都是无法选择的，对医生而言，就是要及时有效地进行一期处理；伤口恢复的好坏，患者后期遵医嘱对伤口的护理也很重要；每位患者体质不同，伤口愈合过程可能会出现新组织的再沉积，这是医患无法选择的。

4）如何尽可能让瘢痕不那么明显

保证安全的情况下及时就医，接受及时专业的诊治，治疗回家耐心细致遵医嘱进行伤口护理，好好休息，等待愈合，以期恢复达到最佳状态。

3.情景三：医生，能给我用美容线吗

市民王先生终于表示了解并接受医生关于缝合和瘢痕的解释。就在医生准备缝合时，市民王先生突然抬手，挡住医生双手，提出第三个问题："医生，能不能给我用美容线啊？"手术"急刹车"。放下手中的器械，医生说："王先生，这是今天第30位患者问我这个问题了。来来来，我们再来好好科普下这个问题。"

1）美容线？不存在

医生先要告诉你，没有"美容线"这种名称的缝线。医生选择使用的线，缝合才是它最重要的目的，而取得的美容效果只是它附加的收益，所以这样的线有它专业的名字叫作"缝合线"，不叫"美容线"。

2）关于缝线

缝线有很多种，对于人体来说，无论哪一种缝线都是异物，是异物就会造成组织反应。丝线的蚕丝蛋白作为一种异种蛋白，在人体内发生的组织反应较重，而各类合成线的组织反应就轻得多。所以医生会根据需要做出专业的选择。请您信任受过专业训练的医生，医生会掌握缝线选择的原则：在能够充分对抗张力的情况下，选择组织相容性最好、拆线最简单甚至不用拆线、针眼/线痕最细的缝线，从而在缝合的基础上，使美容的效果最优化。

4.情景四:打麻药会不会影响大脑?

医生再次准备好器械给王先生缝合，刚拿起麻药的手又一次被王先生紧急拦下:"医生，打了麻药会不会影响大脑啊? 我脑袋会不会坏掉啊?"

"关于麻药问题，可以分为4个小问题。"医生回答。

1) 要不要打麻药

如果不打麻药，那就得忍受得住痛。

2) 打什么麻药

（常见种类）在急诊缝合时通常选择的是局部注射麻药（全麻/基础麻醉/表面麻醉等）。

颅颌面科急诊常用的局部注射麻醉剂主要是:阿替卡因，浓度4%（每100ml含4g阿替卡因）;肾上腺素，浓度1/100 000（每100 000ml含1g肾上腺素）

	品名	成分	优点	注意
酰胺类局部麻药	利多卡因	2%盐酸利多卡因	便宜、药效温和	起效慢、代谢快、孕妇慎用（可透过胎盘）
	添加肾上腺素的利多卡因	2%盐酸利多卡因 1/5000~1/100 000肾上腺素	可根据需要配比，药效较持久	起效慢;孕妇慎用（可透过胎盘）
	碧兰麻	4%盐酸阿替卡因 1/100 000肾上腺素	起效快，代谢慢，组织渗透性好，专用注射器控制注射速度并减少痛感	高血压或糖尿病患者慎用，4岁以下慎用
	斯康杜尼	2%盐酸甲哌卡因 1/100 000肾上腺素	暂无过敏等报道，药效温和	血管收缩剂肾上腺素带来的不良反应

3) 麻药怎么打?（注射方式）

在急诊注射麻药的时候，一般有两种注射方式，局部浸润注射麻醉和神经传导阻滞麻醉。根据受伤的部位、麻药的种类和特性等因素（如碧兰麻的浸润性很好，局部注射即可达到满意的效果;利多卡因的浸润性较差，在大剂量使用时可考虑用神经阻滞麻醉或添加肾上腺素），医生会选择合适的注射方式。但采用无论哪种麻醉方法，共同的结果只是限制在受伤区域周围的麻感，不会影响患者正常的说话、行动、思考。

4) 打完会不会脑袋坏掉了?(不良反应)

医生会根据自己的专业知识和患者的具体身体情况，在急诊条件下选择最合适的麻醉药和麻醉方式。在注射麻醉后，受到影响的只是局限于受伤区域的周围，并且是暂时的，这将使患者在不痛的情况下配合医生顺利完成手术；手术后，一般麻药会在1~2个小时后由肝脏完全代谢掉，不会影响到大脑和生活；在麻药持续期间，由于受伤区域依旧没有知觉，要特别注意监护以避免二次损伤（尤其是儿童）。

5.情景五：医生，缝完针我是不是不能吃酱油啊

"医生，缝完针我是不是不能吃酱油啊?"市民王先生又发问了。

说到这里，医生必须替酱油君做个科普平反，就我们经常进食酱油的量和方式，大多经过胃肠消化就吸收代谢了，只要您不是真拿酱油泡澡，是断不会沉积到伤口的下面。伤口恢复长疤的过程中，留下的与皮肤颜色不一致的印记，大多是因为色素沉积导致的。

1）伤口着色的主要原因

（1）阳光、紫外线等过量照射后的色素沉积。

（2）化妆品、药物等刺激的色素沉积。

（3）渗出到皮下的淤血(已经算是异物)消退不及时，导致红细胞破裂后色素等的沉积。

（4）灰尘、线头、痂皮等异物没有及时清洁干净，留在伤口表面的沉积。

2）创伤后的护理问题

（1）衣：医生这里说的当然不是衣服，而是伤口的保护衣，医生是不建议伤口处一直包扎着纱布的。一来，纱布的机械摩擦会有加重瘢痕的风险；二来，线头、棉絮等异物存在风险；三来，伤口在愈合期间还会不断流出渗出液，不及时清洁会导致与纱布粘连，从而加重结痂、感染等风险。

（2）食：虽然酱油不为瘢痕背锅，但油腻不合理的饮食对于伤口的消肿、恢复都是不利的。因此，医生还是建议清淡的饮食，并注意补充富含维生素A和C、微量元素、高蛋白的食物。健康合理的饮食，无论对于伤口的恢复，还是全身的健康都是大有裨益的。

（3）住（主要对儿童而言）：创造安全的居住环境，检查可能或者已经导致儿童受伤的家具、装饰等，并加以防护，以免再次或重复受伤，这才是医生最关心和需要提醒的。

（4）行：前面说过，紫外线、阳光等的直接照射是导致黑色素沉积的主要原因。因此，在必要外出的时候，做好防晒工作，但医生不建议涂抹过多的防晒霜等产品，戴帽、遮阳伞等是最切实可行的选择。

6.情景六："医生，最后一个问题……"

"我现在明白缝合后的伤口愈合后都会留疤，那愈合后的疤能不能整形啊?"

1)一个观念

只要受伤,伤口再精细的缝合和护理,也一定会留疤。

2)二个观念

瘢痕一旦形成,即使采用最精细的整形法,也只能使其得到部分改善,不能彻底根除。

根据您最后瘢痕成型的不同表现,医生会选择最合适您的整形方法。为了方便您大致了解,医生将瘢痕的整形治疗方法做个简单的分类总结:

非手术治疗	治疗方法	使用方法	主要适应证
	糖皮质激素	注射:10~40mg,膏剂涂抹,2周复诊	增生性瘢痕及瘢痕疙瘩
	压迫疗法	弹力帽绷带等	增生性瘢痕及瘢痕疙瘩
	药物治疗	医用硅酮类制剂祛疤药	浅表性瘢痕及增生性瘢痕
手术治疗	激光治疗	促进瘢痕软化祛红/减少色素沉着	各类瘢痕均有不同效果
	注射充填	脂肪等局部注射充填	萎缩性/凹陷性瘢痕
	直接切除缝合	瘢痕痉挛引起的畸形并伴有功能障碍	
	Z字成形术		
	皮片转移		
	皮瓣转移		

58 恼人的口腔溃疡真不是小毛病

陈 易　沈雪敏　口腔黏膜科

1.恼人的口腔溃疡真不是小毛病

坚硬的牙齿出现疼痛,有时候会让人痛不欲生。柔软的口腔黏膜要是破了个口子,一样会在说话、咀嚼,甚至喝水的时候,不断提醒我们它的存在。

口腔溃疡和发热一样,只是一种特定的黏膜损害,与之相关的疾病有几十种,病因更是包罗万象。口腔溃疡的存在实实在在对人们的日常生活造成了影响,有些小溃疡可能蕴含的大问题,不容小觑。

人体黏膜与皮肤就像衣服的两面,一表一里。外露的皮肤划个口子、擦破些许,可能让人很在意,担心会不会留疤。黏膜多半羞答答地藏着,不显山露水,可要是破了一块,同样让人不省心,比如胃溃疡,胃黏膜溃破,常会让人感觉到灼烧一般的疼痛,口腔黏膜溃疡同样让人难以忍受。

2.口腔溃疡病因众多,日常预防应多留心

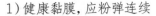

1）健康黏膜，应粉弹连续

口腔黏膜可以分成咀嚼黏膜、被覆黏膜和特殊黏膜，几乎覆盖了从咽部到唇部的所有位置。简单而言，口腔内，我们可见的地方，除了白白的牙齿，其他都属于口腔黏膜的范畴。健康的口腔黏膜常常不会使人们感觉到它的存在，却担任着辅助食物吞咽等重要工作。

正常的口腔黏膜应该为粉红色。如果口腔黏膜，包括舌头、牙龈等在内的黏膜出现其他颜色，比如赤红色、白色，甚至发黑、发蓝、发黄等，都可能是出了问题。

同时，黏膜还应是柔软而富有弹性的。某些疾病会导致口腔黏膜的弹性发生改变，出现弹性下降，例如口腔黏膜下纤维变性。此时，患者也应提高警惕。

黏膜应保持连续性。如出现突起、溃破等，也标志着口腔黏膜出了问题。口腔溃疡的一大特点就是黏膜连续性遭到破坏，出现溃破和凹陷。

此外，正常黏膜还是湿润的。如果呈现干涩状，同样说明一些疾病正在侵害我们的身体。

总而言之，健康的口腔黏膜可以用六个词来描述："湿润""柔软""粉红色""有弹性""光滑""连续"。如果你的口腔黏膜不能同时用这六个词来描述，那可能就有麻烦了。

2）口腔黏膜是健康前哨

不同于胃肠道黏膜，深藏在人体内部，必须借助胃镜、肠镜等才能观察，口腔黏膜张口即见。而数以百计的疾病会导致口腔黏膜出现各种各样的异变，因此口腔黏膜可以成为监视身体状况的前哨站。

如口腔黏膜苍白、口腔溃疡，就应该警惕贫血。口腔溃疡长期不愈合，牙龈苍白，则有可能是白血病。口腔黏膜出血严重，则需要检查是否患有血友病。留意口腔黏膜的异常状况，有时还真能发现一些不易察觉的全身性疾病。

3）口腔溃疡常见，且病因多样

在口腔黏膜异常的症状中，口腔溃疡是最为常见的，也是最具代表性的一种。同时，口腔溃疡对患者正常生活的影响也非常大。口腔黏膜出现溃疡，常会使患者在饮食时感觉到疼痛，影响日常营养的摄入，从而对全身健康造成影响。

几乎每个人都曾经遭遇过口腔溃疡，这样一种人们极为熟悉的口腔损害，具体发生的原因却不容易分辨。准确地说，口腔溃疡是许多疾病都会出现的一种损害，能够导致口腔溃疡的原因非常多。

其中最常见的就是复发性口腔溃疡，也称为复发性阿弗他溃疡。这种溃疡从1周出现一次，到1个月出现一次均有可能，发生的位置也会不断变化；自愈的时间

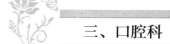

也会从1周到1个月不等。除了一些全身性疾病，如克罗恩病等之外，贝赫切特综合征（白塞病）、口腔结核、一期梅毒等，也会导致口腔溃疡的出现。

此外，免疫系统问题、胃肠道疾病、贫血、微量元素缺乏、内分泌问题等，也会诱使口腔溃疡的出现。

4）预防溃疡要从日常生活做起

由于大多数口腔溃疡的病因尚不明确，因此在预防时需要从日常生活入手，留心哪些因素可能与自身溃疡发作相关。

如有的人吃烧烤，或吃羊肉等，就会出现口腔溃疡；有的人劳累之后，容易出现口腔溃疡；还有些人情绪不稳定、工作压力大、睡眠不足等，也会诱发口腔溃疡。但这些诱发因素并非人人相同，有些人在同等条件下并不会出现溃疡，而有的人则"每试必灵"。如果确定某些因素与自身口腔溃疡的出现密切相关，则应当尽量避免，以实现预防的目的。

5）溃疡位置固定且长期不愈要警惕

常见的复发性口腔溃疡具有复发性、周期性、自愈性的特点。一般而言，这种口腔溃疡会在不同位置出现。有时是"你方唱罢我登场"，有时则是"联袂献演"。这类溃疡即便不进行用药处理，也会在一段时间后自己痊愈。自愈时间因病种和患者自身情况而异，最短可能三五天，最长则会绵延月余。

复发性口腔溃疡虽然带给患者较大痛苦，但危险性并不高。如果口腔溃疡固定在一个地方，且超过两到三个月没有自愈，则要前往正规医院就诊，接受系统检查，排除癌变的可能。

6）Tips：口腔溃疡偏方不可信

口腔溃疡常发，困扰着许多人。有些患者就开始尝试网上传播的偏方。如：

（1）将维生素B_2磨成粉末状，然后敷在口腔溃疡处。

（2）将维生素C研磨成粉末状，然后敷在溃疡处，即可有效地减轻痛感。

（3）将维生素E胶丸直接刺破后，取维生素E液涂在溃疡处。

（4）用茶水漱口，具有一定的消炎作用。

（5）用姜水或鲜榨萝卜藕汁来漱口，早、中、晚各一次。

这些传说的偏方多半不可行，即便有患者通过这些方法实现自愈，也只是个例，无法推而广之。在患处涂抹不对症药物，反而会刺激伤口，使疼痛加剧。

一般而言，口腔溃疡症状较轻时可在局部应用含漱剂、含片、散剂、膜剂等消炎止痛药。目前，医院中使用较多的含激素类药物的局部制剂，可有效减轻疼痛，促进溃疡愈合。溃疡症状较重时，应及时前往医院，在医生指导下应用口服药物进行全身治疗。

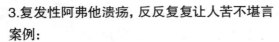

3.复发性阿弗他溃疡，反反复复让人苦不堪言

案例：

小张是一家广告公司的设计师，经常为了一个设计方案，工作到凌晨三四点钟。有时下了班，还要跟同事去吃上一些夜宵，喝点小酒，放松一下。工作压力虽说不小，但成就感十足。每当小张看到自己的设计稿得到老板和客户的认可，他总感觉心里美滋滋的，觉得之前的辛苦付出总算是有了回报。

上个月，小张被老板提拔为设计总监，工作自然更繁忙了。最近几周，同事邀请他一起夜宵，小张总是推托不去。同事在背后议论，小张升了官，架子大，请不动了。听到这些非议，小张感觉有些委屈。小张之所以不愿跟大家一起聚餐，原因在于他嘴里出现了好多个溃疡。同事们喜欢的川菜馆、火锅店里那些火辣辣的食物，对小张而言无异于上刑一般。

为了解决这些麻烦，小张多次前往医院就诊，但效果却不明显，往往是这个溃疡刚好，那边又开始作祟了，实在是让他苦恼不已。

专家分析：改善生活习惯，保持心情舒畅

口腔溃疡反复发作，最常见的可能是复发性阿弗他溃疡在作祟。复发性阿弗他溃疡具有周期性、复发性和自愈性的特点，好发于唇、颊、舌缘等位置。溃疡通常在发生后7~10天内自愈，但经长短不一的间歇期后又可复发。

根据临床表现可将复发性阿弗他溃疡分为轻型、重型和疱疹型三类。

轻型复发性阿弗他溃疡（黄、红、凹、痛）外观为直径3~5mm的单个或多个圆形或椭圆形溃疡。患处边界清晰，中心微凹陷，表面覆有一层淡黄色假膜，溃疡周围黏膜充血呈红晕状。一般7~10天自愈，一段时间后可复发。

重型复发性阿弗他溃疡（大而深、似弹坑、留瘢痕）是各类型中最严重的一种，多发于软腭咽部、唇内侧及口角区黏膜。溃疡直径1cm以上，边缘微隆起，中央凹陷，似"弹坑"，持续时间通常超过1个月，愈合后可遗留瘢痕。

疱疹型复发性阿弗他溃疡（满天星、数不清）外观和轻型复发性阿弗他溃疡相似，但直径更小且数量多。

口腔溃疡的发生很大程度上与个人的生活习惯及精神状态相关，尽量避免诱发因素，可降低溃疡发生率。

（1）注意口腔卫生，避免损伤口腔黏膜，避免辛辣食物和局部刺激。

（2）保持心情舒畅，乐观开朗。

（3）保证充足的睡眠时间，避免过度疲劳。

（4）注意生活规律性和营养均衡性。

4.口腔结核性溃疡，咳嗽来时溃疡发作

案例:

柳伯伯今年60多岁,经常有咳嗽的症状,他也不怎么在意。反正咳一阵,好一段时间,一不注意又会咳。

秋季将近,柳伯伯又开始咳嗽了。这次咳嗽看着比以往要厉害些,以往止咳有效的药吃下去,总不见好转。咳嗽不止,吐出来的痰中还隐约能见到血丝。老伴催着他去医院就诊。柳伯伯总推说忙,没时间,老毛病,自己知道云云。

拖了几周后,柳伯伯的咳嗽丝毫没有好转,牙龈也肿了,嘴里还出现了好几个溃疡,痛得他连饭都没心情吃。实在受不了的柳伯伯,这才前往医院就诊,希望开点药,把溃疡治好。

就诊之后,柳伯伯的口腔溃疡却始终不好,牙龈肿得更厉害,牙齿都有些松动了。无奈之下,柳伯伯再次来到医院。医生详细了解柳伯伯的病情后,发现他还有一些发热的症状,便建议他做一个结核杆菌的检测。拿到报告一看,柳伯伯傻了眼,原来他是得了肺结核。但他不明白,肺结核与口腔溃疡有什么关系呢?

专家分析: 细菌病毒诱发口腔溃疡难自愈

多种细菌病毒感染都会引发口腔溃疡,这名患者得的就是口腔结核病。这种情况通常是由于肺部感染结核杆菌,又没有进行针对性治疗。在吐痰时,部分结核病杆菌随痰液残留在口腔中。当患者口腔出现破损、擦伤或口炎症状时,结核杆菌便直接从口腔黏膜的破口进入,引发口腔溃疡。

口腔结核病除了要对症治疗,消除口腔局部的创伤因素外,更重要的是要进行抗结核治疗。如果患者身体其他部位也有病灶的话,还要进行全身抗结核治疗。一般治疗及时,并不会导致严重的后果。

因此,如果出现咳嗽、咳痰或咯血超过2周,应尽早到专科医院就诊排查肺结核。另外,个人平时应养成良好的口腔护理习惯,以免细菌滋生,如出现牙龈出血肿痛,应及时治疗。

5.手足口病引发溃疡,手脚嘴巴都有典型症状

案例:

刘女士的儿子小虎,今年5岁,在家门口的幼儿园上学。有一天小虎放学回家,就跟妈妈嚷嚷着嘴巴痛。刘女士以为小虎是在幼儿园午饭时不小心咬到了自己,也没太当回事儿。

平时都能睡到7点多的小虎,第二天早上5点就把刘女士从睡梦中摇醒,哭着说嘴巴痛得不行。刘女士在儿子嘴里找了一圈,才看到几个小白点,于是她放下心来,对儿子说:"只是几个溃疡,吃饭时候当心点,几天就好了。"

将小虎送进幼儿园后,刘女士还是对小虎的状况有些担心。此时,她看到幼儿园的家长群里，家长们纷纷议论，说隔壁班的小朋友被查出手足口病，现在正在消毒隔离呢。刘女士联想起儿子嘴巴里的溃疡，担心是不是他也被传染了呢？

无心上班的刘女士赶快请假，向老师说明了情况，带着小虎直奔医院。

接诊的儿科医生仔细查看了小虎的嘴巴，检查了他的手和脚，还看了一下小虎的屁股，很肯定地告诉刘女士，孩子得的就是手足口病。向来胆子小的刘女士听到这里，猛然想起前些日子听朋友说看到过一篇新闻报道，一个1岁多的娃娃因为得了重症手足口病，没有抢救过来，不由得一阵惊慌，眼泪都快掉下来了。赶紧问："这下怎么办？会有生命危险吗？"

专家分析：牢记5点防控手足口病

手足口病由肠道病毒引起，包括柯萨奇病毒、埃可病毒和肠道病毒71型，重症及死亡病例多由肠道病毒71型所致。密切接触是手足口病重要的传播方式，通过接触被病毒污染的手、毛巾、手绢、牙杯、玩具、食具、奶具、床上用品、内衣等引起感染；还可通过呼吸道飞沫传播；饮用或食入被病毒污染的水和食物亦可感染。由于病毒传播途径广泛，传染性强，幼儿园里小朋友们常常集中发病。

手足口病多发生于5岁以下小儿，尤其是3岁以下的婴幼儿，发病率更高，夏季流行。刚发病时有低热，口腔黏膜出现小疱疹，后破溃形成溃疡，吃东西痛，孩子食欲减退，多同时在手、足皮肤出现斑丘疹，有时可见于臀部，偶见于躯干、大腿部，斑丘疹很快转为小疱疹，少数孩子可伴有咳嗽、流涕、腹泻等症状，大部分孩子会在1周内痊愈，无后遗症。

病毒主要是通过手–口、粪–口进行传播的。所以，预防和控制手足口病，需要牢记：勤洗手、吃熟食、喝开水、勤通风、晒太阳。

6.口腔黏膜创伤性溃疡，长期不愈易癌变

案例：

钱老伯年过七十，身体还挺硬朗，每天早上跑步，晚上跳广场舞，隔三岔五地还会组织老朋友去农家乐休闲。

上一次去农家乐时，钱老伯和老伙计一时兴起，叫了几瓶啤酒助兴。服务员端来了啤酒，却没有拿开瓶器。于是，钱老伯直接用牙当起子开啤酒瓶盖。没想到，一咬之下，瓶盖没有开，钱老伯的牙齿反而崩落了一块，这可把大家吓了一跳。钱老伯仔细查看，牙齿破了一块，不过也不疼，喝点水也没什么特别的感觉。于是，也没当回事儿。

从农家乐回来不久，一次吃饭时，钱老伯感觉嘴里一处撕裂疼，原来是那颗咬瓶盖有缺损的牙齿将旁边的口腔黏膜划破了一道口子。第二天，这道口子就变成了溃疡。这可苦坏了钱老伯了，缺损的牙齿就像刀片一样，不断触碰着已经溃破的口腔,不时让钱老伯感到钻心的疼。

无奈之下,钱老伯只能来到医院向医生求助。医生看了之后,建议钱老伯赶快把患牙修补好。医生告诉钱老伯,如果不修复残牙,长此以往,可能导致口腔癌的出现。

专家分析:残根残冠应及时治疗

导致口腔黏膜溃疡的原因有很多,机械性的刺激是重要因素之一,这一现象在老年群体中尤为常见。长期不愈的创伤性溃疡出现癌变的可能性相对较高。

随着年龄的增加,老年人的牙齿常会因为各种原因出现缺损。然而,很多老年人对此并不在意,总觉得牙齿不疼就不用管它。但是原本圆润光滑的牙齿缺损后,往往会出现尖锐的角或锋利的边缘,在日常饮食过程中不当心就会对口腔黏膜造成损害,口腔黏膜破损后,又容易形成溃疡。这些溃疡在机械刺激下通常很难痊愈。有些即便痊愈了,在残裂牙齿的刺激下,还会再度破损出现溃疡。

除了残裂的牙齿外,一些制作不良的修复体也会存在一些尖锐锋利的边角,容易对口腔黏膜造成刺激,导致创伤性溃疡。

此类患者在溃疡治疗的过程中,必须要对残根残冠进行修复,对不良的修复体进行调整,去除容易导致创伤的刺激物。

7.贝赫切特综合征(白塞病):不易发现的免疫性疾病

1)案例

今年40岁的李先生六七年前开始反复出现口腔溃疡,溃疡的状况好好坏坏,就诊吃药也没什么好转。不过照李先生的话说,反正也不影响日常生活,一点小痛不算事儿。

最近几个月,李先生发现自己的视力开始下降,看东西开始感觉模糊。去眼科门诊就诊后,医生怀疑他患了结膜炎,给配了一些眼药水,叮嘱他注意用眼卫生。虽说用药后,症状有所减轻,但也没有特别大的改善。之后,他又发现身上出现红斑,还有疼痛。

不知自己出了什么问题的李先生赶紧到医院做了全面的检查,最后确认罹患了白塞病。

2)专家分析:留意全身其他症状

白塞病和复发性阿弗他溃疡的症状很接近,常容易被忽视。所以,我们在问诊时除了观察口腔溃疡的状况外,还会注意询问患者其他部位,特别是眼睛、外生殖器、皮肤等是否有异样。

白塞病除了会导致口腔溃疡外,还会伴随有外生殖器溃疡、视力下降、皮肤结节红斑等症状。白塞病是一种免疫反应介导的慢性全身性血管炎,常见表现为

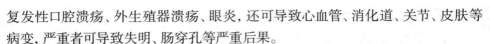

复发性口腔溃疡、外生殖器溃疡、眼炎，还可导致心血管、消化道、关节、皮肤等病变，严重者可导致失明、肠穿孔等严重后果。

白塞病病程漫长，容易复发，导致患者心情烦躁，精神负担重，甚至对治疗失去信心。做好患者疾病教育，稳定情绪，纠正患者的错误认识，解除心理障碍，排除一切不良刺激因素，在医生的指导下积极系统地治疗才有利于病情的恢复。

白塞病任何症状的出现都是不能忽视的，需要认真系统地治疗，以达到避免症状复发和重要脏器不可逆损伤的治疗目标。

3）预防白塞病，建议做好以下几点：

（1）按时作息，避免熬夜，增强机体抵抗力。

（2）保持心情舒畅，及时排解不良情绪。

（3）注意个人卫生，保持皮肤和会阴的清洁，尽量选择棉质内衣。

（4）避免进食刺激性食物，控制口咽部感染。

（5）反复口腔溃疡，特别是伴有外生殖器溃疡、眼炎、皮肤损害时，应及时就医，尽早干预。

（6）伴有活动性结核患者，应彻底治愈结核。

59 智齿发炎，单吃甲硝唑管用吗

王保利　郑凌艳　口腔外科

"最近一直加班，熬了几个通宵，我的智齿又开始痛了。"

"智齿痛起来时，简直要人命，恨不得拿把刀把它撬下来。"

……

"快吃点甲硝唑，上次我智齿发炎，吃了甲硝唑就好了，价廉物美。"

生活中，我们经常听到"小伙伴"抱怨"智齿"给他们带来的烦恼。一些人碰到智齿发炎，马上想到吃甲硝唑。智齿发炎，吃甲硝唑到底管不管用？

1.智齿"发炎"，大多发生在抵抗力下降时

"智齿"是人类口腔内的第3磨牙，一般在16~25岁萌出。此时人的生理、心理发育都接近成熟，是"智慧到来"的象征，因此被俗称为"智齿"。由于智齿萌出时间较晚，齿槽骨骨量不足，大多会萌出不全而异位或阻生，以致部分牙冠被牙龈覆盖。如此，在牙龈与牙冠之间就会形成一个狭窄的盲袋，不仅容易积存食物碎屑和细菌，且一般刷牙、漱口难以清洗干净。当全身抵抗力下降、细菌毒力增强

时，便可引起牙冠周围软组织的炎症，称为"智齿冠周炎"，俗称智齿发炎。

2.治疗：局部处理加全身抗炎

智齿发炎时，患者会感到智齿周围牙龈肿胀不适、疼痛。若病情加重，可出现面颊部肿胀、张口受限。检查可见龈瓣红肿糜烂，有明显触痛，压迫龈袋可有脓液溢出。急性发炎时，治疗以局部处理和全身抗炎为主。局部处理指对智齿周围的牙龈盲袋进行冲洗、上药，以及应用抗炎漱口水。全身抗炎指全身应用抗菌药物，常用的抗菌药物有青霉素类、头孢类及甲硝唑等。很多患者在智齿发炎时口服甲硝唑会获得较好的疗效，那是因为多数情况下，口腔感染的致病菌是厌氧菌，甲硝唑在对抗厌氧菌方面疗效显著。

3.单用甲硝唑：难以有效控制炎症

但是，甲硝唑并不是万能的。首先，就致病菌而言，智齿冠周炎除厌氧菌感染外，还有需氧菌感染，使用抗生素应针对需氧菌和厌氧菌联合用药，如头孢类和甲硝唑联合应用。其次，智齿冠周炎可能会导致局部脓肿，或严重的软组织间隙感染，此时，单纯服用甲硝唑并不能有效控制炎症，需及时实施脓肿切开引流术，可避免炎症进一步扩散。

4.根治措施：抗炎治疗后及时拔除智齿

智齿冠周炎的病因是智齿萌出不全及阻生而造成的周围软组织炎症，只要智齿存在，炎症往往就会反复发作。因此，对智齿冠周炎的根本治疗措施是消炎后拔除智齿。若每次发炎仅依靠服用甲硝唑治疗，往往会造成细菌耐药。此外，甲硝唑对胃肠道有较强的刺激性，长期服用会造成恶心、胃肠不适等不良反应。

总之，患智齿冠周炎时，服用甲硝唑有一定的治疗作用，但单纯依靠甲硝唑，可能会造成疗效不足、胃肠反应及疾病迁延等。当智齿发炎时，患者最好及时就医，待急性期后及时拔除，以免复发。

⑥⓪ 反复唾液腺肿大发炎，或是结石作怪

许　珈　俞创奇　口腔外科

肾结石、胆结石见多了，你有听说过"唾液腺"里也会有结石吗？

唾液腺导管结石，也称"涎石"，在临床上并不少见，主要发生在下颌下面的下颌下腺和耳垂周围的腮腺。一旦发生，可能会引发腺体发炎。特别是因腮腺导管结石引发的腮腺炎和民间通常所说的"大嘴巴"外观表现有些相似，但发病原

因却完全不一样，容易被混淆。

有些患者反复出现耳垂周围或者下颌下面肿痛，发作时就到医院打点滴消炎，肿痛缓解了就当没事了。其实这种抗炎治疗主要是控制局部感染，只能治标。待症状消失后，需要进一步寻找发病原因，并积极去除病因，以防止再次发作，避免造成不良后果。

1.导管阻塞不通引发炎症

引起唾液腺发炎的原因有很多种，可能是由细菌或病毒感染、免疫功能异常引起的，也有可能是导管因各种原因阻塞引起的。

民间俗称的"大嘴巴"，是由流行性腮腺炎病毒引起的急性传染性疾病，可以通过唾液飞沫传播，传染性很强，并可累及身体其他部位，出现相应的并发症。

流行性腮腺炎是腮腺炎中比较常见的一种疾病，儿童更易感染，但并不是说成年人就不会感染。只是流行性腮腺炎属于"终身免疫型"疾病，一般感染过一次后，因人体内产生了针对病毒的抗体，一般不会再次发病。

由于儿童感染率高，很多人小时候已经感染过，具有了对流行性腮腺炎的免疫力，才有了"大人不会感染流行性腮腺炎"的错觉。目前，流行性腮腺炎可以通过疫苗预防，因此俗称的"大嘴巴"，临床上反而相对见得少了。

因此，并非所有碰到的"大嘴巴"都是流行性腮腺炎引起的。医院里常会有一些反复"大嘴巴"的儿童，总是在发炎、打点滴消炎中往返。这种反复发作的腮腺炎，通常是由细菌逆行性感染、腺体分泌异常以及全身疾病引起的，与病毒引发的流行性腮腺炎并不是一回事。

人体的唾液腺由大唾液腺和小唾液腺组成。大唾液腺有三对，为腮腺、下颌下腺和舌下腺。感染容易发生在腮腺和下颌下腺，因为它有导管和口腔内相通，细菌和异物可以逆行进入导管。常见的唾液腺炎主要有两种。一种是上面提及的慢性复发性腮腺炎，儿童较为多见；另一种是慢性阻塞性腮腺炎或下颌下腺炎，顾名思义，它是由导管因各种原因阻塞引起的感染。

哪些原因可以引起唾液腺导管阻塞呢？较常见的是导管内结石，是因为口腔内的东西逆行进入导管引起的，最常见的是鱼刺或细小食物颗粒，进一步可以导致结石形成，引发感染。

新近的研究发现，导管内慢性感染引发的黏液样栓子也会引起导管阻塞。还有就是局部损伤引起的，比如腺体导管口被硬性食物划伤，或者是腮腺导管口不小心被邻近牙齿咬伤，这会导致导管口出现瘢痕性狭窄，唾液分泌受阻，进一步引发导管不规则扩张。

至于唾液腺导管内为何会出现结石，这可能与它们的特殊解剖结构和唾液成分有关,确切原因尚不完全明了。

所有唾液腺都会产生结石,下颌下腺最常见,腮腺次之。而腮腺结石引发的腺体肿大,往往会被误认为病毒引起的"大嘴巴"。临床上,这样的情况并不少见。随着诊断技术的进步,特别是涎腺镜的出现,能够更直观和明确地了解唾液腺导管内发生的情况,特别是一些微小结石。

发生在唾液腺导管内的结石数量可以是几颗到十几颗不等,有些大的结石有2cm长。很多患者唾液腺炎反复发作,总是没法断根,可能就是这个原因。

无论是何种原因引发的唾液腺发炎,都要积极找到病因,对症治疗,去除病因才行。否则,每次发炎都只是消炎,找不到病因,那只是治标不治本,并且会影响腺体的正常分泌功能。

值得注意的是,儿童反复腮腺区肿痛要加以重视。小孩子本身就是复发性腮腺炎的高发对象,而腮帮子一肿就很容易被误认为是流行性腮腺炎。流行性腮腺炎一般情况下只会感染一次,如果反复出现"大嘴巴"的情况,还是要及时就医,寻找发病原因。要了解患儿的腺体结构和功能情况、口腔及咽喉部有无感染存在、全身的免疫功能有无异常等。

需要提醒的是,导管结石也会发生在儿童,同时要关注儿童的饮食结构和作息情况。感染的发生往往是由多种因素综合而成的,单一的抗感染治疗往往效果并不理想,平时应该加强预防意识,通过合理饮食、注意口腔卫生和增强唾液分泌功能,从而减少疾病的发生。

2.女性患者警惕"干燥综合征"

口干舌燥,水杯不离手。有一种反复发生的腮腺炎,就会让人有这种痛苦的经历,那就是"干燥综合征",又称"舍格伦综合征"。

干燥综合征是一种自身免疫性疾病。患者经过各种检查后会发现多个唾液腺受累,血液检查显示一些免疫指标异常,自身抗体会出现。这是一种较为少见的疾病,会影响到身体多个脏器,以往很多人对此病都不甚了解或不重视。

干燥综合征诊断较为复杂,需要从临床、病理和免疫三方面综合确认,目前专门诊治和研究这个疾病的单位也不多。这个疾病主要表现之一是唾液腺肿大,特别是腮腺肿大,同时因唾液分泌减少而出现不同程度的口干。长期的口干,又会引起多发性龋齿和口腔黏膜损伤,泪腺也会受到牵连,出现眼干症状和角结膜炎,有些患者还会伴有其他自身免疫性疾病。如果不规范治疗、不积极控制,最终部分病例可能演变成淋巴瘤。

虽然干燥综合征目前尚无根治的方法,但可以控制疾病的发展,减少并发症。常用的方法是免疫抑制治疗、免疫调节治疗、中医药治疗、手术治疗等。治疗方法的选择，需要根据不同的临床表现综合考虑，关键还是要早发现、早治疗，以免出现各种并发症，甚至恶性变。

特别是中老年女性，如果出现较长时间的口腔或眼的干燥、多个牙齿同时龋坏、唾液腺或泪腺出现肿大或呈多发性结节状，就要警惕，需要到医院做相关检查，明确原因。

能够引发腮腺肿大的，还有其他一些疾病，比如放射性腮腺炎、过敏性腮腺炎和腮腺良性肥大等。医学中有太多需要我们去研究和探索的问题，而患者的病痛和疑问，就是我们迫切需要解决和研究的问题。

⑥1 全身健康，牙周护航

陈 易 束 蓉 牙周病科

很多医生会将牙齿比喻成大树，将牙周组织比喻成稳固大树根系的土壤，两者相互依存。失去了牙齿，牙龈会退缩、牙槽骨会吸收，所以医生常建议患者牙齿脱落后尽快修复。而如果忽略了牙周组织，使其持续处于炎症状态，同样会导致牙槽骨吸收、牙齿松动，甚至脱落。

越来越多的研究表明，除了牙齿松动脱落、牙周组织不可修复外，牙周炎还与很多全身疾病关系密切。保护好牙周的健康，或许就能距离那些危险远一些。

1.牙周疾病与多种疾病相关

"来自牙龈的细菌或许会突破层层防线，进入大脑，导致老年痴呆（阿尔茨海默病）。因此，口腔不健康，后果很严重。"这段看起来很像朋友圈健康类段子的论述，已经发表在Science Advances（《科学》子刊）上。研究者证实，阿尔茨海默病已故患者的大脑里存在牙龈卟啉单胞菌，这是一种重要的牙周致病菌。

牙周炎与阿尔茨海默病存在关联，其实并不是新闻。牙周炎与阿尔茨海默病确实存在一定关联。曾有实验发现，感染牙周炎细菌的实验鼠存在一定的认知功能障碍；而在对动脉血管斑块的研究中，人们在斑块中找到了牙龈卟啉单胞菌。口腔中的特定细菌会通过呼吸道进入肺部，口腔细菌还会诱发类风湿关节炎。

虽然，口腔细菌如何影响身体其他器官，真正的致病机制又是如何，目前尚无定论。但肿胀出血的牙周无疑会成为口腔细菌入侵人体、危害健康的绝佳途径。"中重度牙周炎患者的炎症性创伤面积有多大？"束蓉医生说，伤口加起来差不多有手掌大小。这样的创伤出现在身体任何一个部位，相信没有人能够置若罔闻。更何况这样大的破损还终日处于充斥着细菌的环境之中。

大量的数据研究表明，牙周炎如果不及时治疗就会影响到患者的身体健康。牙周致病菌可直接进入呼吸道和消化道，使一些全身抵抗力低的人群成为"易感者"，它是"易感者"患肺炎、慢性胃炎和胃溃疡的风险因子。患牙周炎时，导致牙周局部慢性感染的细菌及其毒性产物可进入血流中，这些细菌和毒性产物会增加和加重动脉硬化和血栓形成过程，使牙周炎成为感染性心内膜炎、冠心病、心肌梗死和脑卒中发生的风险因子。

2.牙周炎影响糖尿病患者和新生儿健康

临床观察发现，牙周炎与糖尿病有着较为紧密的关联。凡是患有牙周炎的患者，其血糖的控制难度相对较高。血糖控制后，牙周炎的情况也会有所好转。

同时，牙周炎是糖尿病的第六大并发症。糖尿病患者中牙周炎的发生率和严重程度均高于非糖尿病人群。糖尿病患者血糖高、血流迟缓，容易出现微循环障碍，从而造成牙周组织缺氧，有利于细菌及毒素的侵袭。患者口腔内水分减少，自洁效率下降，唾液、龈沟液中葡萄糖浓度升高，易导致病菌生长繁殖。患者经过牙周病基础治疗后，糖化血红蛋白水平会相应降低。

牙周炎甚至还会危害新生儿的健康。孕妇如果患有牙周炎，则会增加早产低体重儿的风险。牙周炎的炎症因子可以通过血液循环进入子宫，并增加个体对细菌性下生殖道的敏感性，发生羊膜炎、阴道炎等，影响宝宝的生长发育，最终导致早产的现象。

3.牙周炎反映个体免疫状况

以往对于牙周炎的研究更多聚焦在细菌上，致力于发现究竟是哪些细菌更容易导致牙周炎。但随着研究的进展，人们发现存在相同口腔细菌的患者，有的发病，有的则不发病，发病症状的轻重程度也各不相同。牙周炎其实是一种机体对外来物的反应。换而言之，细菌感染和人体免疫力是决定了牙周炎是否发病及症状轻重的两个重要因素。因此，牙周炎不仅仅是感染性疾病，更是一种炎症性疾病。从发病机制来看，牙周炎与全身性疾病有着共通之处。它与许多全身疾病一样，受到机体整体情况的影响，因此能在一定程度上反映全身的健康状况。

牙周炎与细菌及细菌的毒力相关。人体口腔中存在着数百种细菌，其中有十多种细菌与牙周炎关系密切，包括伴放线放线杆菌、牙龈卟啉单胞菌、牙龈类杆菌、福塞类杆菌等。这些细菌数量的多少，以及细菌毒力的强弱，是牙周炎发病的重要因素。

牙周炎还与个体免疫力相关。在同样的细菌作用下，免疫力强的人有可能不出现症状。有的人在劳累后容易出现牙龈肿胀，究其原因就是疲劳导致免疫力下

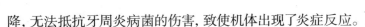

降，无法抵抗牙周炎病菌的伤害，致使机体出现了炎症反应。

口腔细菌和个体免疫力仿佛天平两端的砝码，当细菌占据上风时，牙周炎症便会随即出现。当人体出现一些疾病影响了自身免疫系统，致使免疫力下降，也会诱使牙周炎的发生。

4.防治牙周炎两步走

或许有些人觉得既然是细菌感染，服用抗生素一定能发挥作用。短期来看，使用抗生素对于牙周炎的治疗确有一定作用，但无差别地灭杀菌群则会造成更为严重的全身性影响。通过疫苗来对抗牙周炎也是一种思路，国外已经有了一种作用于牙龈卟啉单胞菌的疫苗，据称可以降低牙周炎的破坏程度。但引发牙周炎的病菌很多，仅仅对抗其中的一种，很难阻断牙周炎出现的脚步。

防治牙周炎尚没有捷径可走，清洁口腔是较为可行的方法之一。每天至少两次刷牙，清除口腔内的致病菌，能够在一定程度上阻止牙周炎的发生。但口腔是一个相对开放的环境，外部细菌会源源不断地进入口腔，因此进行口腔清洁必须持之以恒。除了每天刷牙外，还应定期前往医院接受专业口腔维护，即牙齿洁治。我们家中每天扫地，过年过节还会进行大扫除，专业洁牙就相当于请医生定期为你的口腔做一次彻底的大扫除。

除了清洁口腔外，提高自身免疫力也是降低牙周炎发病风险的手段之一。可行的方法包括均衡饮食、运动锻炼、充足睡眠和愉快心情，即"吃好睡好运动好"。

5.Tips: 挑选一款清洁效率高的牙刷

牙刷是口腔清洁的重要工具，很多人在挑选时却犯了难。琳琅满目的牙刷，各自标榜着种种特性，实在让人无从下手。

牙周专家认为，一支合格的牙刷首先应当具备两个特性。首先刷头要小。口腔环境较为狭窄，特别是后牙难以清洁的区域，较大的刷头根本无法涉及。

其次，牙刷的刷毛有软、中、硬三种类型，适用于不同的口腔状况和牙周状况。可以咨询专业医生，在不同的牙周状况和治疗阶段选择不同类型的牙刷。

选择电动牙刷也是提高清洁效率的一种方法，可以为忙碌的人们节省一些时间。选择电动牙刷同样需要注意刷头和刷毛。只要注意口腔清洁的方法，无论是电动牙刷，还是手动牙刷，都能取得良好的清洁效果。

6.各类牙周问题如何防治

1）案例故事：洗个牙还要量血压

公司白领小张40岁不到，几年前在体检中查出已经患有高血压，需要接受降压治疗。不过，小张并不在意，他感觉自己头不晕眼不花，工作和生活没受到影响，不治疗似乎也没什么关系。紧张忙碌的工作、日夜颠倒的生活让他无暇顾及身体上的一些不适。

最近，小张遇到了一件烦心事。抽烟频繁的他常被同事嫌弃一嘴烟味，牙齿更是一片焦黄。他买了几款漱口水，更换了据称有美白效果的牙膏，每天刷三遍牙，可是效果并不明显，嘴里的烟味虽有所改善，但牙齿依然是黄黄的，怎么刷都不见广告中的美白。同事建议他去洗牙，可以让牙齿迅速变白。

于是，小张便来到医院洗牙。医生了解了小张的情况后，却要求他先去量血压。这让小张有些摸不着头脑，"为什么洗牙要先量血压，血压和洗牙有什么关系？"小张疑心，这是不是医生的什么"套路"呀。

专家解答：高血压患者牙周治疗中应避免紧张

高血压和牙周炎存在一定关联性。研究人员发现，患有牙周病的高血压患者，其高血压治疗失败的风险比无牙周炎的患者高20%，且对降压药物反应较差。因此，患有高血压的患者更要留心自己的牙周状况，并积极接受治疗。

同时，高血压患者接受牙周治疗时，应该更加慎重一些。因为疼痛、紧张等患者在牙周治疗过程中容易遭遇的情况，都可能成为促使血压升高的因素。对于高血压合并心血管疾病者，口腔治疗中患者的高度紧张可能诱发心绞痛或者充血性心力衰竭。因此，在洗牙前确定患者的血压状况，能够避免一些意外的发生。

一般而言，高血压患者的牙周治疗最好放在上午，如有不适症状，下午可去牙周门诊及时处理，且每次治疗时间不宜过长。有时医生可能会分多次完成全口的洁治。在麻醉药物的使用中，高血压患者可以接受的浓度和剂量与一般患者不同，医生会根据患者血压状况进行选择。

此外，高血压患者牙龈肿大不一定是牙周炎症，也可能是使用了钙通道阻滞剂类降压药引起的药物性牙龈肥大。此类药物包括硝苯地平和氨氯地平等。

2）案例故事：看牙竟然查出了糖尿病

赵先生年纪虽然不大，但已经是公司的高级管理人员，其下管辖好几个部门。他每周一到周日，几乎天天被各种事务所困扰，半夜也会有下属打电话来请示应急事件。赵先生还要忙于没完没了的应酬活动，有时处理连早饭都被约出去。忙碌的赵先生发现，近几年自己发福得厉害，人就像吹气球一样。他总是打趣道，就自己的身材，再辛苦也看不出来。

说到身材，最近一两个月赵先生倒是瘦了一些，各种宴请推了不少。原来他的牙龈肿了，吃东西就觉得疼痛，还容易出血，所以只能将就着咸菜喝点粥。他去口腔医生处检查，医生为他做了处理，牙龈消肿了，可没几天又肿了起来，朋友说这个是上火，吃点阴凉的食物或许有帮助。赵先生照方抓药，可依旧是好几天坏几天。没法正常吃东西的赵先生，饿得眼冒金星。最近一次去就诊时，医生建议他去测个血糖。赵先生虽然觉得这是多此一举，但出于对医生的信任，他还是照办了。赵先生拿到检查结果就惊呆了，自己的空腹血糖指数竟然要接近20mml/L。看牙竟然查出了糖尿病，这究竟是怎么回事儿呀。

专家解答：糖尿病患者更要注意牙周状况

糖尿病与牙周炎的关系非常紧密。与非糖尿病者相比，糖尿病患者的牙周炎患病率及严重程度较高的观点已成为专家的共识。糖尿病患者患牙周炎的风险较无糖尿病者高3倍。因此，糖尿病已成为牙龈炎和（或）牙周炎的一个重要风险因素。此外，前瞻性研究的证据表明，血糖控制情况影响患者未来患牙周疾病的风险；牙周炎增加了血糖控制不佳的风险，而牙周基础治疗能有效改善血糖控制水平。同时，持续的高血糖还会使牙周炎症造成的破坏更加严重，使牙周炎症状控制变得更困难。另外，未经控制的牙周炎可能会增加血糖控制的难度，同时也可能诱发心血管疾病、肾病等其他并发症。

医生因为赵先生反复出现牙龈肿而怀疑其患有糖尿病，也是基于较为丰富的临床经验。糖尿病患者的牙周炎治疗与其血糖控制情况相关联，血糖控制不佳的患者建议先内科治疗，待血糖稳定，且相对控制在正常范围内再进行牙周治疗。

糖尿病患者的牙周治疗，推荐安排在上午早饭后和服用降糖药物后约1.5小时，尽量不影响患者的正常饮食。

对患糖尿病但尚未出现牙周炎的患者，建议采取积极的牙周预防措施，并定期监测牙周组织的变化。儿童和青少年糖尿病患者，推荐从6岁开始每年进行牙周检查。

3）案例故事：牙龈出血，医生建议拔牙

马老伯年近七旬，头不晕，眼不花，每天广场舞跳跳，生活别提多滋润了。他逢人就说，退休后就该好好享受生活。年轻的时候为工作、子女忙了半辈子，现在的时间都是属于自己的，应该过好每一天。从事业单位退休后，马老伯也不再精心计算每一分钱，越发舍得在吃喝玩上花钱，什么新奇好吃的东西，他都买来尝尝味道。一天，他在市场上看到小贩卖人参果，小小圆圆的，全然不是《西游记》里的模样，但就冲着这个名字，马老伯还是买了两斤。

回家吃了几个，马老伯感觉没尝出什么味道，但却发现残留果肉上有些血红色。一照镜子，他发现原来是牙龈出血了。当天马老伯也没放在心上，过了几天，他刷牙时，发现牙龈依然有出血。马老伯心想，最近没什么其他安排，还是去牙医处看看处理一下。医生检查了马老伯的口腔，确认马老伯患有中度牙周炎，还发现了几颗牙齿摇晃得厉害。医生建议马老伯把那两粒松动的牙齿拔掉。这回马老伯不乐意了，"我只想止住牙齿出血，可医生却想要拔掉我的牙齿。"难道牙齿松动会导致牙龈出血吗？

专家解读：留不住的牙齿别强留

随着年龄的增长，牙周组织自然出现生理性吸收和退缩，更容易引发牙周炎。还有些老年人患有牙周炎多年，从未进行过牙周治疗，牙齿出现松动，而这些松动的牙齿不具备保留的条件，或治疗后的效果也不好。它们非但不会成为消化咀嚼的助力，还会成为藏污纳垢滋养病菌的温床，此时就该考虑尽早地将其拔除，消灭这些潜在的感染源，促进牙周炎的治疗效果。

老年人在牙周治疗时不要追求彻底和快速。通常医生会根据患者的实际情况，分步骤进行牙周治疗。虽然这样所需就医次数会多一些，但能够减轻治疗对患者机体的负担。有时，如果老年人牙周破坏进展缓慢的话，甚至只进行一些最基本治疗即可。贸然一次性将牙石等悉数清理干净，反而会出现牙齿敏感、说话漏风的不适症状。这需要医生在治疗中进行综合考量。

老年患者多会伴随有一些全身系统疾病，包括心脑血管疾病、肾病、肺病、肝病、血液病和糖尿病等。在进行牙周治疗的同时，还应积极对全身系统疾病进行治疗和控制，避免相互影响。

牙周炎高龄患者更需要注意日常口腔卫生的维护，包括由家人协助进行口腔护理等。老年朋友不要失去信心，注意口腔卫生，注意保护牙齿和牙周组织，到80岁拥有一口健康的牙齿的目标是完全可以实现的。

62 残牙不管，留小疾成大患

周　霄　蒋欣泉　口腔修复科

李大爷最近老觉得牙齿疼痛厉害，去医院检查后，医生发现了一颗断裂、表面粗糙的牙齿残冠。李大爷回忆说："这颗牙我记得是咬小核桃时，不小心，牙齿崩断了半颗，留下残根了。"医生说，这颗残牙就是让李大爷受尽折磨、痛苦不堪的罪魁祸首。

对待残牙，很多人会觉得只要不痛，就让它留在口腔里吧。其实，牙齿残冠的边缘，会像利刃一般会摩擦口腔黏膜，引发创伤性口腔溃疡；残冠本身也可能成

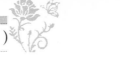

为感染源，会造成严重的口腔颌面部感染，从而影响心脏、肾脏等重要脏器的健康。

1.牙体缺损了，能留尽量留

牙体缺损的范围和程度不同，可能产生多种不良影响，比如牙本质敏感、牙髓炎症、损伤牙周、咬合不良，影响患者面部的功能、美观，以及影响发音和心理状态等。

在出现牙体缺损后，有些人置之不理，而有些人则会选择拔掉，用假牙替代。其实，这都是比较极端的做法，牙体缺损不能不管，但也不是拔掉就万事大吉了。

一般情况下，剩余牙体组织越充足，患牙的修复效果和远期预后就会越好。一般牙齿中度以上缺损（2~4个牙面缺损），但仍保存至少1.5mm宽牙体组织；或牙齿缺损严重，断到龈下，但牙根有足够长度，经牙周手术或正畸牵引暴露出至少1.5mm的龈上剩余牙体组织高度，就可保留残牙，并进行修复。当然，前提是该患牙需经完善的治疗，使原有炎症得到控制。不过，如果牙体缺损太大，即便医生尽力保存，该牙齿或修复体出现问题的概率也会比较大，使用寿命仍较短，那么保存意义就不大了。

2.盘点四大常用残牙修复方法

牙体缺损的修复，主要是采用某种材料，做成恢复牙体形态与功能的人工替代体，通过粘固剂粘接在有缺损的牙齿上。根据缺损的类型，常用的修复体有以下几种类型。

（1）嵌体：嵌入牙齿里面的修复体。

此种修复方法主要应用于后牙。如果牙体缺损比较局限，剩余的牙体组织可以耐受咀嚼食物时受到的力而不致折裂，也能保持修复体不从牙齿上面脱落，则为嵌体修复的适应证。

优点：嵌体与其他全冠、桩核冠等修复体相比，对牙齿的创伤较小。

缺点：嵌体与牙体衔接的交界线更长，发生龋坏的概率更大，而且嵌体对剩余牙体组织的保护作用不及全冠修复体。因此，它是指当龋坏率高、缺损大、牙体薄弱时均不适合选用嵌体。

（2）贴面：以树脂或瓷制作的粘结在牙齿唇颊侧的修复体。

贴面主要用于：①前牙较小、较为表浅的牙体缺损；②前牙的变色牙，包括四环素染色牙、氟斑釉质牙、死髓变色牙、釉质发育不良牙；③前牙形态异常，如畸形牙、锥形牙等；④前牙非常轻微的排列异常，如略扭转的前牙、牙间隙增大、轻度的中线偏移等。需要注意的是，上颌牙严重的排列不齐、上颌前突、牙唇面严重磨损无间隙，以及有夜磨牙、紧咬牙等口腔副功能的患者一般不宜选用贴面修复。

优点： 牙体磨损小，美观性较强。

缺点： 对粘结操作要求高，另外由于贴面很薄，在修复严重牙体变色情况时可能出现遮色效果不佳。

（3）全冠：适合较严重的牙体缺损的修复体。

如牙体缺损较严重，使用嵌体或贴面修复容易损坏或脱落，则可以采用覆盖全部牙冠表面的修复体，即全冠，有金属、烤瓷熔附金属、全瓷等材料可选择。

金属全冠只适用于后牙牙体缺损、与邻牙邻接不良有较严重食物嵌塞、后牙隐裂等，但对金属材料过敏者或要求不暴露金属的患者应避免使用。烤瓷熔附金属全冠及全瓷冠前后牙均适用，适用于前牙牙体缺损较严重的氟斑牙、锥形牙、釉质发育不全等，或贴面无法遮色的四环素牙，不宜或不能做正畸治疗的前后错位、扭转的患牙。其中对美观要求高、不希望口内有金属材料存在，或需做某些检查而要求口内不能存在金属者，可考虑全瓷冠修复。但夜磨牙患者或有其他创伤性咬合力者，选择全瓷材料需谨慎。

优点： 对剩余牙体组织保护性好，可以获得较大的固位力。

缺点： 对牙体磨削量较嵌体和贴面大，而且当修复体边缘形态处理不佳时容易引起牙周疾病。

（4）桩核冠：有效弥补全冠修复的不足。

当牙齿缺损非常大，剩余牙体即使进行全冠修复也容易脱落时，需要牙根根管内插入桩来增强固定作用，外面再制作全冠，这种修复方式称为桩核冠。患牙应具备完善的根管治疗，根周炎症得到控制，方可行桩核冠修复。桩核冠修复的禁忌证是剩余牙体组织过于薄弱，无法承担正常咬合负担，或牙体缺损达到龈下3mm以上，无法通过正畸或牙周手术方法获得足够的冠方牙体组织（牙本质肩领）。

优点： 可以挽救很多大面积缺损的患牙。

缺点： 桩核无法增强剩余牙体组织的抗力，远期预后较差，而且金属桩核硬度过大，还可能由于过大咬合力出现根折的问题。

3.Tips: 修复好的牙齿仍需好好呵护

（1）患者进行牙体缺损修复后应注意口腔卫生维护，要学会正确的刷牙方法，以及正确使用牙线清洁牙齿的相邻面，并定期接受口腔卫生检查和清洁治疗。

（2）接受修复的牙齿往往自身条件相对较弱，仍需注意避免创伤性咬合

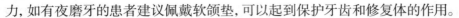

力, 如有夜磨牙的患者建议佩戴软颌垫, 可以起到保护牙齿和修复体的作用。

3. 修复后患者要定期复查, 一旦发现疼痛、松动、咬合异常以及修复体损坏等问题应及时与医生沟通, 及时进行处理。

63 "把根留住", 根管治疗让牙齿保留"存在感"

梁景平　牙体牙髓科

牙痛不是病, 痛起来真要命。对于牙髓坏死和根尖周组织感染或严重龋病的患者来说, 钻心一般的疼痛, 让很多人招架不住, 只得将牙齿连根拔起, 安装义齿。而随着根管治疗术的不断发展, 尤其是显微根管治疗的成功率明显提高, 牙髓坏死的牙齿, 通过治疗可以把根留住, 在此基础上再进行牙冠的修复, 恢复牙齿的形态和功能。

牙神经坏死, 牙齿疼痛难忍, 保牙还是拔牙? 根管治疗是目前牙髓病与根尖周病最有效的治疗方法, 任何种植牙、假牙都不如真牙好, 能做根管治疗保留患牙的, 就不要做假牙。把根留住, 就是保留了牙齿的"本体感受"。

1.根管治疗保住牙齿

牙齿中间空洞的部分包含称为牙髓的软组织。空洞上部宽阔, 称为牙髓腔; 下部有管状的根管, 里面含有丰富的神经和营养神经的血管等。不同的牙齿拥有不同的根管数目, 后部的牙齿根管最多。如果牙髓发生感染, 会造成疼痛, 引起根尖周炎, 不及时治疗最终会导致颌骨感染, 甚至全身感染, 从而威胁生命。

所谓根管治疗是在牙体表面切割, 去除龋坏或病损的组织, 获得进入髓腔的通道, 并由此进入牙齿内部的根管空间, 采用手术的方式清除感染病灶, 并用惰性材料对根管进行严密的填充以消除死腔。显微牙髓治疗, 可以在手术放大设备或显微镜的帮助下, 对根管内部进行系统清创治疗, 医师对于根管的解剖结构将更为清晰, 使手术变得更简单。医师无须磨除过多的牙体组织, 即可获得牙髓治疗的入路, 从而保留更多的牙体组织, 使牙齿的抗力进一步得到增强, 同时根管壁破坏等手术并发症也能得到有效的控制。目前, 根管手术的治愈率为80%~85%, 显微根管手术则能提高3~5个百分点, 甚至更高。

根管治疗对于手术操作者的要求很高, 每一步都要非常准确。比如, 根管预备之前进行术前评估、根管治疗中感染的控制、根管填充时机的把握等; 而在后期修复中, 冠部修复材料的选择、树脂修复过程中涂抹黏结剂、光固化照射时间、温度等，任何一个环节做得不好，效果就有差异。目前，根管治疗的平均水平，差距仍然较大。

对于牙髓感染的严重龋齿患者来说，有些人认为干脆拔牙以后装假牙或者种植牙。其实，能做根管治疗保留患牙的，就不要做假牙。种植牙齿，不能与骨组织很好地结合，后期护理不好，容易诱发种植牙周围炎。正常牙齿有3个牙根，而种植牙只能种植一个牙根，所以承受的咀嚼压力也不同。假牙分为活动的和固定的。活动假牙的托板、钩子，长期使用如果不注意卫生，会对邻牙造成影响，导致邻牙松动，或产生龋齿；而安装固定假牙时，则要把旁边的好牙磨损，对牙齿也是一种损害。当然，很重要的一点，根管治疗的成功率与种植牙成功率基本相同，但使用舒适度本体感觉更好，同时价格更加便宜。

对龋洞的修复，现在临床上主流是用高分子复合树脂材料进行美学修复，颜色和质感与真牙无异。相比传统的银汞修复，树脂的抗耐磨率与银汞一样，但更环保、更符合美学需求，而且造成继发龋的概率更小。

牙齿大面积损坏，树脂无法修复的，可以在保留牙根进行根管治疗基础上，采用牙齿修复材料制作嵌体、全冠等。目前，通过计算机辅助设计，对牙齿修复材料进行3D切割，2个小时就能完成一个漂亮的牙冠。不需要像做假牙那样，反复几次取模、成型。相比假牙，牙根的存在，能保留住牙齿的本体感受，感受到自己的牙齿，使患者感觉更好。

2.养成良好的口腔卫生习惯

那么，龋病发生的原因是什么呢？

龋病是与细菌感染相关的菌斑性疾病，这些疾病包括龋病、牙周病等。正常人口腔中有上千种细菌，当细菌数量、质量、生长环境发生改变就会致病。口腔细菌与全身性疾病密切相关。比如，细菌感染会通过血液进入心血管，促进心血管动脉粥样硬化；牙周病还会促进糖尿病，糖尿病也会加重牙周病。

对于龋齿的治疗，应关注如何早期发现、及时控制，阻断龋齿进一步的发展。拖得越久，治疗的代价越大。也要注意个性化的治疗，每个人的咀嚼、饮食、口腔卫生习惯都不同，要根据患者的口腔卫生状况，寻找龋病的发生原因，并根据病因对患者进行指导和随访，这样成功率才能提高。

现如今，因为饮食习惯的原因，孩子的龋齿发病率很高，那么，日常生活中应如何预防龋齿呢？

首先，要养成良好的口腔卫生习惯。定期到口腔科进行口腔检查和牙齿的清洁。养成饭后漱口的习惯，平时使用牙线、牙刷来清理牙齿缝中残留的食物。其次，饮食上需要注意，少食含糖制品，避免可乐、雪碧、果汁等糖分较高的软饮料，这些软饮料进食后，很容易在牙齿上形成菌斑，对牙齿损害很大。咖啡加糖，也要注意适量。总之，注意口腔卫生的保健，定期检查口腔卫生，是预防口腔龋病、牙周病发生发展的必要条件，这样才能使我们的牙齿"长治久安"，才能提高我们的健康水平。

64 辨析四大误区，洗牙不伤牙

左　妍　钱洁蕾　牙周病科

很大一部分人内心对于洗牙是抗拒的，还有一部分人则对洗牙充满了不切实际的幻想。洗牙不是牙齿美白，刷牙并不能代替洗牙……

1.我刷牙勤快点，是不是就不需要洗牙了

刷牙和洗牙的关系就好像是——虽然每天都扫地，但还得时不时来个大扫除。目前，采用"菌斑百分率"来评价一个人的口腔卫生情况。出现牙菌斑的牙面越多，那么百分率就越高，口腔卫生也就越差。这个百分率数值在很多患者口中高得惊人，达到100%的也不在少数，而国际上将5%定义为口腔卫生良好。牙菌斑一旦矿化成为牙结石，就不能通过刷牙来去除了，洗牙便成为唯一的途径。

2.可以用吃药代替洗牙吗

大部分患者之所以会得牙周炎，还是因为口腔卫生不好，牙菌斑长期堆积在牙周围形成牙结石，最终导致牙周围组织的炎症。牙结石作为刺激牙周组织发炎的罪魁祸首之一，是由牙菌斑混合唾液中的矿物离子形成的，有一定的硬度。目前还没有哪一种药物可以实现"药到石除"的效果，如果想要通过药物来化解，那必定如"化骨散"一般，除了去除牙结石外，其他组织也"同归于尽"了。

3.听说洗牙之后牙缝变大说话漏风，是真的吗

牙缝的始作俑者，其实是没有及时清除的牙菌斑和牙结石，洗牙顶多充当了"侦探"的角色。

经历过"洗牙洗出牙缝"的人，初次洗牙的年龄往往不小，牙结石沉积时间也较长，占据了一部分本应由牙龈填满的位置，牙龈被压得久了自然就萎缩了，但牙结石充填了这个空间，同时在牙菌斑的刺激下，牙龈表现出肿胀的症状，自然是很饱满的。因此，洗牙前患者没觉得牙龈有问题。而一旦经历洗牙，牙缝就全暴露出来了，患者心里对于洗牙必是有了误解，"洗牙洗出牙缝"的谣言由此产生。

4.洗完牙，牙反而容易酸，是不是牙釉质被洗掉了

长期炎症会导致牙龈下方牙槽骨的吸收，这是不可避免的。但牙结石的存在掩盖了一定的症状，当牙结石去除后，一方面出现了牙缝，另一方面牙根也暴露在口腔中了，其表面是没有牙釉质保护的，接触到冷热食物的刺激后，内部的牙神经自然就会敏感，如果暴露的牙根面积不大，那洗牙后感到牙酸的时间会比较短；如果暴露的牙根面积比较大，那敏感症状可能会持续很长的一段时间，使用抗敏感牙膏才能缓解症状。

牙釉质是身体最坚硬的组织，正确的洗牙操作不会对牙釉质产生破坏作用，反而是不当的横刷牙习惯，滴水穿石，硬生生地把牙齿刷出了凹坑，危害很大，却让洗牙"背了黑锅"。

65 儿童防蛀牙大全

陈　曦　杨　彬　杨雯洁　口腔预防科

根据最新的全国调查数据显示，我国70%的5岁儿童有蛀牙，平均每个孩子嘴里有4颗蛀牙。

"你知道1岁的宝宝要刷牙吗？用什么刷？牙膏要不要含氟？啥时候开始涂氟？乳牙能不能窝沟封闭？乳牙不好会不会影响换牙？你知道吗？"

1.谨记防龋五大法宝

法宝一：好好刷牙

预防龋齿最重要的就是好好刷牙，清洁牙齿，刷干净牙面上的菌斑软垢和牙齿缝里的食物残渣。不要说"我买了超贵的漱口水呢！""我有超级厉害的冲牙器呢！"

"所以我能不刷牙吗？"

"不行。"刷牙是最重要的！什么牛货都不能替代！刷牙第一！其他第二！

刷牙不是随便刷一刷让自己心安的，好好刷牙有三个关键：好牙刷、好牙膏、好方法。

（1）好牙刷。牙刷要选小头的，小头牙刷才能在口腔里来去自如，刷到每一个牙齿，每一个部位。刷毛一定要软，并且刷毛末端要磨圆的，这样的牙刷可以避免刺伤牙龈。最好还要带有防滑柄的，若是刷牙的时候满手泡沫，牙刷也不会从手中脱出。牙刷要根据孩子的年龄和口腔的大小来选择，随着年龄的变化而变

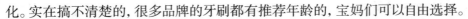

化。实在搞不清楚的，很多品牌的牙刷都有推荐年龄的，宝妈们可以自由选择。

（2）好牙膏。说到牙膏，这里的问题就多啦！宝妈们肯定有一股脑的问题又要抛出来了：什么时候开始用牙膏啊？能不能用含氟牙膏？把牙膏吞进去会不会中毒啊？

最为常见的家庭局部用氟的方法就是含氟牙膏了。所以我们所说的"好牙膏"自然就是含氟牙膏啦！

是不是所有孩子都适合使用含氟牙膏呢？

年龄太小的儿童不会吐口水的，的确会担心每次刷牙后会把牙膏吞下去。含氟牙膏是好东西，但架不住你"吃"牙膏是吧？

好了，关键词来了，多大的孩子可以用？用多少量？关于这个问题，目前我们推荐3岁以上儿童可以使用含氟牙膏刷牙，用量是黄豆或豌豆大小。

3~6岁儿童使用这么大一点的含氟牙膏刷牙，刷好后要把牙膏浆都吐干净哦。还有一点，一定要有家长在旁边监督哦，监督小朋友不要把牙膏都吞进肚子里。

那么，小于3岁的孩子要不要使用含氟牙膏呢？如果孩子属于非常容易患龋的情况，还是应该用的。如果自己不好判断，还是听从专业牙医的建议吧。

这里可以告诉大家的是，如果你要给小于3岁的儿童使用含氟牙膏，使用量是米粒大小哦，这也是国际上权威组织推荐的使用量。

（3）好方法。不同年龄阶段的儿童也是不一样的哦。

0~6个月：口腔保健应从出生时开始，这一时间一般牙齿还未萌出，但也需要给宝宝清洁口腔。如喂养后将消毒棉花或纱布套在手指上，沾水后将婴儿口腔中的舌头及牙龈处奶渣擦拭干净。

6个月~1.5岁：这个时间孩子的牙齿陆续萌出，家长可以让幼儿躺在自己怀中，拿清洁纱布或婴幼儿专用的指套牙刷，沾温开水为孩子清洁牙齿的各个牙面。

1.5岁~3岁：这个时期的儿童可以开始使用牙刷，家长应注意培养孩子对刷牙的兴趣，使孩子从小养成良好的口腔卫生习惯。但刷牙的质量还是要家长来把控，也就是说由家长来主导完成。

3~6岁：这个年龄阶段的孩子，应该在成人的指导下开始自己刷牙，但仍需要成人的帮助才能把牙刷干净。可以使用含氟牙膏刷牙，并使用圆弧刷牙法。

很多家长会说，我们家孩子天天刷牙，刷得可认真了，怎么还有那么多蛀牙？由于孩子的手部肌肉发育程度还不够好，6岁以前的孩子还是无法很好地掌握刷牙这一精细动作。因此，在孩子上小学之前，家长都要帮助孩子补刷一次。

说的我嘴巴都干了，总算把刷牙这档子事讲了个大概。

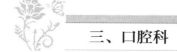

法宝二：控制含糖饮食摄入

孩子都喜欢吃糖，不是说不能吃，只是不能无节制地吃。

（1）降低餐间零食的次数。

（2）对于低龄儿童，避免夜间喂养、含奶瓶睡觉、奶粉加糖等不良习惯。

（3）不光是限制糖、巧克力这些含糖零食，饼干、蛋糕、含糖饮料都是蛀牙的危险元素，需要引起重视。

（4）吃过含糖饮食后，及时漱口，可以在一定程度上降低蛀牙风险。

法宝三：局部用氟

除了在家使用含氟牙膏，还有在医疗机构使用的高浓度氟化物（局部涂氟和含氟凝胶或泡沫）。现在很多幼儿园有免费涂氟项目，朋友圈里好多朋友咨询我能不能涂，答案是：能！这种局部用氟的方法，由于浓度高，自然不需要用得很频繁，一般一年2~4次。

法宝四：窝沟封闭

现在窝沟封闭的普及率已经很高了，经常会有家长带着孩子来说，要给孩子做什么窝沟填充。窝沟封闭的原理是用高分子材料，把牙齿表面（主要是吃东西的那个面）的深窝沟封闭起来。这些深窝沟刷不干净，很容易蛀牙，封闭之后细菌就进不去啦，也就不容易蛀牙啦。

对于有深窝沟的磨牙，窝沟封闭都有很好的作用，尤其是和氟化物结合在一起，绝对是我们的防龋利器啊。一般来说，对于第1恒磨牙，窝沟封闭是它的保护罩。强烈建议儿童在6岁左右，第一恒磨牙完全萌出后，找医生做窝沟封闭。

很多宝妈会问，乳牙需要窝沟封闭吗？对于这个问题要辩证对待。乳磨牙的确可以封闭，但孩子太小可能配合不好，封闭容易失败；乳磨牙最容易患龋的位置是牙齿的邻接面，也就是说即便封闭剂没有脱落，也无法完全避免乳磨牙患龋。所以，是否封闭，要结合很多情况来决定。

法宝五：定期口腔检查

这已经是陈词滥调了，但无论怎么强调都不为过，你再厉害，都不如专业的口腔医生眼睛毒辣，人家可能一眼就能看出孩子的问题。

其实孩子出生后第1年里，尤其是乳牙萌出后，就应该去看牙医了。一般半年一次，专业的口腔医生可以对孩子存在的问题或潜在问题提出治疗和预防的建议。所以，为孩子找一个靠谱的牙医还是很有必要的。

2.敲黑板、敲黑板啦，总结一下0~6岁儿童龋病预防的方法

（1）好好刷牙（儿童牙刷、含氟牙膏、圆弧刷牙法）。

（2）控制含糖饮食的摄入。

（3）局部用氟（医疗机构使用，一年2~4次）。

（4）窝沟封闭。

（5）定期口腔检查（半年一次）。

好动的宝宝，牙齿磕坏了怎么办

周　霄　陈　曦　口腔预防科

最近1周，黎红已经被她家两个宝贝磕坏牙齿的问题弄得晕头转向。大宝刚上二年级，才换好的门牙，就在一次课件休息时因与同学推搡打闹而被磕坏，断了半颗；小宝才1岁多，刚刚学会走路就在外面摔了一觉，门牙磕掉一颗。才带大宝去儿童口腔科没几天，又带小宝去了，实在是让她无奈又焦虑："两个男孩怎么这么容易磕牙？都不敢让孩子出门了。"其实，只要做好正确防护和及时处理，磕牙并不会对孩子的牙齿生长造成不利影响。

1.乳牙外伤

乳牙外伤好发于刚刚学会走路的婴幼儿，撞伤部位以前门牙磕碰居多。外伤的情况主要分牙齿折断、牙齿移位和牙齿脱位三种。

（1）牙齿折断：小折断做修复治疗，大折断做根管治疗。

牙齿折断是指牙齿经受撞击后，牙冠或牙根部分发生断裂和缺失。如果牙齿折断部分较多，牙神经就会暴露在外，遇到酸、冷食物刺激就会疼痛，如果长时间未解决还会造成牙根炎症，再长时间不解决还会影响恒牙的发育。

因此，如果是小部分折断的话，稍做修复即可；如果是大部分的折断，以至于暴露牙神经，则需要做根管治疗。

（2）牙齿移位：家长吃不准，还是带孩子来医院。

牙齿移位是指牙齿经受撞击后，发生位置的偏移。牙齿的偏移可分为前、后、左、右的位移，或牙齿挫入牙槽窝里，家长可能就会感觉牙齿变短了。

不少家长会疑惑："为什么孩子的乳牙门牙掉了之后，恒牙门牙还不长出来？"这其中就很有可能是乳牙门牙受过外力撞击后挫入牙窝槽内，从而影响了恒牙胚的发育。因此，在发生如何撞击后，当家长无法判断孩子的牙齿到底有没有受伤时，最好带孩子去正规儿童牙科做检查，并且要定期随访。因为在撞击发生后，对恒牙的发育是否存在影响，医生有时也难下结论，这还需要等恒牙长出之后才能判断情况。

（3）牙齿全脱位：落下的牙齿可以不管，但是牙齿位置要保留好。

牙齿全脱位，即牙齿脱落，指牙齿被撞得完全掉了出来。如果是乳牙的话，可以弃之不管。但是，家长还需要带孩子去口腔门诊，根据医生的建议，必要时做一下牙间隙的保持治疗，以免邻牙生长将缺牙的位置挤占，导致日后恒牙萌出困难。

总之，无论是乳牙的折断、移位，还是脱出，我们家长应该关心的是，牙齿在受到外伤后是否会对今后恒牙的生长产生影响。

2.恒牙外伤

儿童的恒牙外伤，多发生于7~9岁，即小学低年级时，又以男孩居多。男孩之间喜欢推搡打闹，而门牙那时刚刚换好，属于年轻恒牙，其牙根还未完全发育好，所以特别容易受到外力发生损伤。常见的恒牙外伤大致可以分为牙齿折断、牙齿移位、牙齿震荡和完全脱出四种情况。

（1）牙齿折断：牙神经暴露，可先留牙髓待成人后再抽除。

牙齿折断分冠折、根折和冠根折三种情况。相较于复杂且较为少见的根折和冠根折，冠折是恒牙折断中最为常见的。如果牙冠折断部分较大，牙神经就会暴露在外，时间长了，就容易受到细菌感染而疼痛发炎。

此时，就需要做活髓切断术，即将感染的牙髓切除，保留未感染且仍有活性的牙髓，其目的是要让牙根继续生长。因为年轻恒牙的牙根，无论是长度，还是厚度都不足，所以要等到孩子18岁、牙根完全长好后再进行后续的根管治疗。

（2）牙齿移位：及时送医复位固定。

如果说乳牙时的牙齿移位，发生挫入会影响到恒牙胚的萌出，那么恒牙发生移位，一方面会导致牙列不齐，另一方面还会严重破坏牙周组织的健康，如果不做处理的话，会激发牙龈炎、牙龈脓肿等牙周疾病。所以，当年轻恒牙发生移位后，一定要及时进行复位固定。

（3）牙震荡：及时就诊，定期观察。

牙震荡是指牙齿在经受撞击后，牙齿本身并未发生明显的移位，但是撞击后牙齿会感觉不舒服，这是因为撞击使牙周组织产生了损伤，使得牙齿的感觉和正常牙齿不一样，发生了牙震荡。家长一般不会上心，感觉牙齿没什么问题，等发生了牙齿颜色变黑，牙齿疼痛，甚至牙根长脓包了，还不知道这是当时的牙齿撞击惹的祸。因此，当孩子牙震荡发生后，无论情况严不严重，都需要到正规口腔科门诊，让牙医检查一下，他们会告诉你牙齿可能发生的情况，外伤后应该注意的地方，同时会提醒你定期复查，观察受撞击牙齿的情况。

（4）牙齿全脱位：半小时内，将掉落的牙齿泡在牛奶里送医院。

因为恒牙是孩子需要终身使用的牙齿，所以，一旦恒牙发生全脱位，就应该设法尽快将其找到，并带去医院复位固定。首先，正确拿起脱落牙齿的部位是牙冠，而非牙根。如果发现牙齿掉在地上沾染了脏东西后，千万不能用手搓，因为在牙根上脆弱的活性细胞会因此被搓掉。正确的处理方法是手指捏着牙冠，然后用流动的清水冲洗牙齿的污染处。

当牙齿完全脱位后，最好的办法是直接将它塞回去。当然这种疼痛一般孩子是无法忍受的。所以最好立即将脱落的牙齿放在牛奶或生理盐水当中储存，然后带到医院让医生复位处理。

想要保住这颗脱落的牙齿，就需要与时间赛跑。一般脱落的牙齿在半小时内再植成功的可能性比较大；如果时间超过两个小时，那么再植成功的可能性就微乎其微了。

Tips: 孩子运动时给他戴牙托

在孩子做轮滑、滑板、滑雪以及骑自行车等运动前，给孩子口中咬一个尺寸合适的牙托，可以分散撞击时对牙齿的冲击力，从而有效预防牙外伤的发生。

67 矫正牙套的选择

谭　宇　房　兵　口腔正畸科

正畸牙套对于刚决定正畸的小伙伴来说可能有点复杂，下面给大家介绍几种常见的类型。

1.钢牙套

这是最常见的一种戴在牙齿外侧/唇侧的牙套，其体积小巧，结实耐用，是正畸应用最广的牙套。

2.陶瓷牙套

陶瓷牙套是钢牙套的"姊妹"，同样粘在牙齿唇侧，具有和牙齿类似的色泽，比钢牙套更为美观。

3.舌侧牙套

舌侧牙套粘在牙齿内侧/舌侧面，美观性好，悄无声息地矫正牙齿，对于成人、对美观有特别需求的爱美人士是上佳选择。

4.可摘透明牙套

可摘透明牙套是数字化与正畸结合下的产物,告别正畸"钢丝钢牙"局面,使用透明材料制作的可摘牙套,美观舒适且便于口腔卫生保持。

牙套是正畸医生的治疗工具。个性化正畸治疗方案,要全面考量每个人的自身情况。牙套的选择不能盲目,要协调正畸医生的治疗计划和个人美观需求。

68 隐形牙套并非人人能戴!张嘴睡觉会变丑

许 珈 房 兵 口腔正畸科

张嘴睡觉越睡越丑?真是这样吗?长期口呼吸,的确会影响面容。但是,张嘴睡觉和口呼吸是两个概念,不应该混为一谈。

不少爸妈害怕孩子输在起跑线上,一见孩子张嘴睡觉就不由分说地戴上矫正器。实际上,没有明确诊断就戴矫正器,可能会对孩子的身体以及大脑发育带来不可逆的影响。

1.隐形牙套并非人人能戴

说到箍牙,很多人第一反应就是"钢牙套"。钢牙套不美观,也不活络,让不少人对箍牙望而却步。也正是因为这些原因,当隐形牙套出现后,不少曾经想箍牙却没有决心的人纷纷加入了口腔正畸的队伍。

隐形牙套的确美观,可随时脱下牙套则更加便利。最直接的获益,就是可以轻松刷牙,可以很好地维护口腔卫生。对于上班族而言,在出席一些场合时想要临时脱掉也不碍事。这些优势,让隐形牙套红火起来。

然而,隐形牙套并非人人都能戴,它也有适应证。对于一些需要用较大外力矫正的牙齿,隐形牙套往往力所不能及。更关键的是,隐形牙套能达到的效果取决于医生的水平。这与医生正畸的水平和对隐形牙套的理解程度、熟练程度都有关系。

隐形牙套前后有很多步骤,要根据牙齿具体的畸形情况定制牙套。牙套方案的设计是根据电脑软件测算模拟,这个模式让隐形牙套的入行门槛直线降低。如今是个牙科诊所,几乎都在做隐形牙套,因为方便。医生只要给患者拍个片和制作牙模,后续怎么做牙套、各个阶段做成什么样子都有人跟进。然而,正畸并不是那么简单的事。

医生在临床工作中遇到过一些患者用了隐形牙套没有效果,或者完全和预期不同,这些都与医生是否受过严格的培训,是否有扎实的正畸理论和临床经验有关。每个人的牙齿位置，其实无时无刻不在随着骨骼的改建而变化，只是这种变化特别慢，平日里很难发现。牙齿正畸，是要靠外力扭转牙齿本身的"运行轨迹"，那用多大的力可以达到多少效果，没有经验的医生是完全无法判断的。

牙齿正畸有三个阶段，首先是要把牙齿整平，之后需要打开咬合、关闭间隙，最后还需要精细调整，为期一般2~3年。用隐形牙套做牙齿正畸也一样，关键不是用了几副牙套，而是前期方案有没有做好，正畸期间有没有做好调整。

有些患者戴隐形牙套，明明力度不对，一个疗程之后牙齿跑偏了医生也没看出来，就直接进入后续疗程，结果自然不如人意。隐形牙套发展至今也就20多年，是一个好技术，但也有力不能及的地方。医生水平的高低，直接影响了正畸的效果。

2.张嘴睡觉≠口呼吸

近两年，出现了一些新现象，有不少家长会带着两三岁的孩子来就诊。原因是因为孩子张嘴睡觉。家长纷纷表示，张嘴睡觉会让孩子面容变丑，需要通过牙齿正畸来改善。

睡觉还能把人睡丑了？

不是睡觉把人睡丑了，而是"口呼吸"改变了人的容貌。用嘴巴呼吸的确会改变面型。用鼻子呼吸时，嘴巴闭合，这时候的舌尖是非常自然地顶在上腭的黏膜皱襞上。张口呼吸时，舌体后坠下沉以打开口腔通道。长此以往，原本应该往前往下发育的下颌骨（俗称下巴），容易发育受限形成后缩面容。

除了容貌上的改变，口腔干燥、上唇短厚翘起、牙齿排列不整齐、咬合不良、硬腭高拱、牙弓狭窄、上切牙突出形成龅牙等，这些都是连锁反应。

在这个看颜值的年代，父母怎么能容忍孩子输在起跑线上呢？因此，门诊中出现了不少忧心忡忡的家长。有些孩子才1岁多，家长见宝宝张着嘴睡觉，就带来做矫正，这个真没必要。人在睡觉时，肌肉都是放松的，张着嘴睡觉也很正常。

张嘴睡觉不等于口呼吸，在匆忙做治疗前，家长不妨先判断一下孩子是否真的是"口呼吸"。方法很简单，只要有一面镜子就行。家长可以把镜子放在孩子的鼻子和嘴巴之间，镜面分别朝上和朝下做一次测试，观察孩子是用鼻子呼出的气多，还是用嘴巴呼出的气多。如果是鼻子呼出的气多，那就不用过分担心，也不用跟风戴口腔矫正器。

一般孩子3岁时，家长如果高度怀疑孩子是口呼吸，但自己又无法判断，可以到医院就诊。如果确认不是口呼吸，即便张着嘴睡觉也不用太过担心。等到孩子7、8岁时，如果有舔舌、伸舌习惯，再就诊。口呼吸引起口腔面部畸形，通常也高发在这个年龄段。

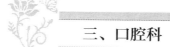

诊断为口呼吸后,家长也不要盲目给孩子戴矫正器,而是要查明原因,对症治疗。如果孩子只是因为一些习惯问题导致口呼吸,可以用矫正器。但如果孩子是因为"腺样体肥大"引发口呼吸,这时候就不能盲目戴矫正器。

如今有个常见误区,只要看到孩子张嘴睡觉,即便不是"口呼吸",家长看了网上的推荐或者微信群推荐,都会给孩子佩戴矫正器。在家长看来,即便不是口呼吸,孩子戴矫正器也没坏处。如果是口呼吸,那戴了还能矫正,不亏。

可事实并非如此。因腺样体肥大导致的口呼吸,戴了矫正器反而会让呼吸更不顺畅。孩子每天睡觉都处于被掐着脖子的状态,能好吗? 这种状态持续久了,缺氧对大脑和身体的损伤都是不可逆的。如果是腺样体肥大导致孩子口呼吸,家长还是要配合医生的治疗方案,该手术的不要拖。

很多家长选择矫正器,就是不希望孩子动手术。父母心疼孩子可以理解,但也不能因此耽误了治疗。

口腔颌面部是身体的重要器官,承担着语言、美食、呼吸等与生命有关的重要功能,另外还组成人的唯一识别功能的"脸"。"颜值"直接关系着人们的身心健康和对生活的满意度。口腔颌面部的健康对实现健康中国的目标有重要的意义。

69 种植牙,你能陪我多久

钱姝娇　赖红昌　口腔种植科

种植牙被称为人类的第三副牙齿,能够为缺牙患者提供失而复得的美观和咀嚼功能。目前种植牙发展得如火如荼,也受到越来越多缺牙患者的青睐。一方面,是对稳定的咀嚼功能和美学效果的期待,另一方面,是对种植牙长期寿命的疑问。因此,经常会有患者怀着矛盾的心情咨询医生:"医生,我装了这个种植牙能用多久啊?"面对患者的满心好奇,医生却有时语塞。不是医生不知道,而是这个问题说来话长。

下面,将带领大家寻找"种植牙能用多久?"的答案。

1.你选对医生了吗

国际上,通常报道种植体的5年成功率可以达到85%~90%。随着口腔种植材料技术的进展,种植领域专业知识的完善,专业的种植医生在严格控制适应证条件下,可以获得更高的成功率和更稳定的长期效果。据最近20年数据统计显示,

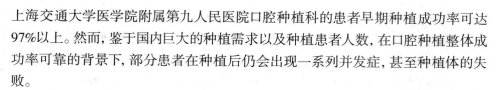

上海交通大学医学院附属第九人民医院口腔种植科的患者早期种植成功率可达97%以上。然而，鉴于国内巨大的种植需求以及种植患者人数，在口腔种植整体成功率可靠的背景下，部分患者在种植后仍会出现一系列并发症，甚至种植体的失败。

口腔种植是一项技术敏感性较高的操作，种植体的成功与否和医生的选择密切相关。即便是资深的口腔科医生，若未经过专门的种植培训与实践，就未必能做好种植牙。成熟的口腔种植专科医师需要经过基础口腔医学教育、前沿扎实的口腔种植研究生深造和专业医师培训，还需要具备多年的临床经验。从种植前对患者情况的评估到制订个性化的方案，再从手术植入种植体的方式、三维位置到完成最终修复，中间的每一个步骤，种植医生都会直接或间接影响种植牙最终的成功率。

专业的种植医生会根据你的情况选择最合适的种植体。目前，全球有上千种种植牙品牌，根据直径、长度、形状、材料及表面处理方法的不同，种植牙又细分为很多不同的类型，它们都各有各的优缺点和适用情况。例如，适合即刻种植的特殊形态设计；又例如专用于骨质量较差的螺纹设计等。面对那么多五花八门的种植牙系统，你是不是觉得眼花缭乱了？种植体的选择，并不像逛街购物那般容易。作为患者其实只需要记得一点：在自己经济范围内，尽量选择经得起考验的大品牌的种植体系统。一方面，是因为这些种植体本身经过了多年的临床使用，证明了它的临床有效性；另一方面，便于后期维护有保障，以保证不会发生配件短缺的情况。其他的就只需要交给你的医生，他会从专业角度选择出最适合你的种植体。

专业的种植医生会为你选择最优的手术与修复方式，以最为微创和经济的方式植入种植体并恢复组织形态，以保证后期修复的长期美学与功能，从根本上避免了种植体螺丝松动、牙冠脱落、周围软组织肿胀发炎等可能的并发症。相反，非专业的种植医生看似也可以把种植体植入骨内完成最终的修复，但是其中可能存在种种隐患。例如，植入方式创伤过大，术中损伤邻近的重要解剖结构；植入材料选择欠佳而增加手术费用；种植体植入角度存在偏差；手术操作时间过长；欠缺修复设计考虑而影响种植体受力方向和修复体的美观；降低修复体的可清洁性；又或者欠缺对患者长期维护成本的考虑，导致患者因为假牙松动崩瓷反复就诊。种种细节问题，可能影响种植体的长期稳定性和美学效果，最终将影响种植体的寿命，导致种植体的失败。严重时会对患者的身心和财产造成巨大影响。

因而，作为患者，我们能够做的就是不要贪图便宜，轻信街边种植牙的广告，

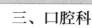

一定要到正规医院向专业的种植医生咨询。只有这样才既能保障安全，同时又确保种植牙的效果。

2.你是一名合格的种植患者吗？

1）全身疾病控制

种植手术本身对患者的身体条件没有太多限制，只要血压、血糖平稳，心脏功能正常，允许做常规手术，就可以接受种植手术。但某些疾病会影响骨质代谢和骨结合，导致种植牙失败率大大增加，这种情况不适合立即进行种植手术。这些疾病包括骨质疏松症、重症糖尿病、甲状旁腺等内分泌疾病，正在使用激素等影响骨质代谢药物的患者也不建议立即接受种植治疗。需要注意的是，此类患者也并非绝对不能种牙，只需对疾病加以治疗控制，待病情稳定后方可进行种植。除此之外，若手术当天有感冒发热，或女性患者正值月经期等抵抗力降低的情况，也建议择期再行手术。

2）局部风险排除

除了上述全身因素外，一些口腔内的局部因素也会对种植牙的成功率和修复效果造成影响。局部条件的改变如邻牙倾斜、对颌牙伸长等会使修复间隙不足，从而可能导致食物嵌塞、牙冠容易脱落甚至无法修复；轻者可通过医生调磨牙齿来解决，严重者可能需要在种植前进行正畸辅助治疗；牙周炎患者的口腔情况会影响种植体与骨结合的稳定性。若炎症处于活动期则不适合立即种牙，需要先治疗已有疾病，待炎症稳定后再接受种植治疗；重度夜磨牙、咬合力过大等不良习惯会使种植牙受力不均、负荷过大，损伤种植牙甚至引起种植体折断。因此，种植前建议先矫正此类不良习惯。此外，吸烟、酗酒等不良嗜好会对口腔微环境造成影响，使软组织愈合不良，容易导致种植体周围炎症，同时影响骨结合，建议有吸烟饮酒习惯的患者尽量戒烟、戒酒或者降低频率。

3）日常维护小习惯

当你选择了一个值得信赖的医生，成功地为你装上了美观功能俱佳的种植牙，是不是以为这就结束了呢？不，这颗牙能用多久完全取决于接下来你对它的维护。部分患者使用种植牙一段时间后，出现了牙龈红肿、刷牙出血，甚至种植体松动的情况，这除了上述医生的因素外，更多的是因为患者本身没有做好对种植牙的维护。

（1）做好口腔清洁。很多人会说自己每天按时刷牙，但这是远远不够的。首先，你真的做到有效刷牙了吗？专业推荐的刷牙方法是巴氏刷牙法，牙齿的各个面都要进行有效的清洁。其次，像牙缝这样无法用牙刷清理到的区域，需要用间隙刷、牙线、冲牙器辅助清理。各种有效的清理方式相结合，才能真正地将口腔卫生维护好。另外，吸烟会导致口腔内牙结石堆积过多，破坏种植体与牙槽骨的结合，容易引起种植体周围炎症。因此，专业医生建议做完种植后最好可以戒烟。如果上述几条你能做到，那么种植牙的维护就成功了大半。

（2）注意饮食控制。看到这你可能会想：当初我选择种植牙，就是为了想吃什么就吃什么，为什么还要控制饮食呢？别急，这就告诉你原因：一方面，是为了保护种植牙，另一方面是为了保护你的牙槽骨！成功的种植体植入牙槽骨后两者以"骨结合"的形式牢固地结合在一起。这种结合力要远远大于咬合力，加之种植牙没有像天然牙一样的神经感受器，所以你咬再硬的东西都不会感到痛，除非牙槽骨出现了轻微骨折。当然咬太硬的食物还会造成牙冠崩瓷、松动等其他问题。所以，装好种植牙之后，饮食要多加注意，避免咬食坚果等过于坚硬的东西。

4）定期复查才牢靠

种植牙在装好之后，需要去医院定期复查。一般是半年到一年复查一次，医生会对你的种植牙进行专业的评估检查，并去除平时刷牙去除不掉的菌斑和牙石。口腔里天然牙是处在不断地生理性移动中的，通过定期复查，医生可以调改种植牙和天然牙之间出现的咬合不协调，并对种植牙连接部分、周围骨质进行相关影像学检查。如果发现问题可以及时进行处理，通过早检查、早发现、早处理的预防措施来应对这些可能出现的问题，才不至于发展到无法补救的局面，让种植牙一直在健康的状态下行使功能。

因此，我的种植牙到底能陪我多久，这个时间谁也说不准，即使是经验丰富的专业牙医，也很难准确估算出具体每颗牙齿的寿命。世界上第1例种植牙于1965年在瑞典完成，这颗牙整整为它的主人服务了42年，直到2007年他去世时，种植牙仍然完好无损。因此，只要你做到上面所说的，种植牙就会最大限度地发挥功能。最后祝大家皓齿明眸。

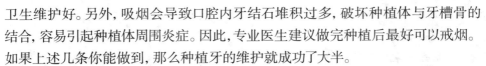

70 蛀牙、智齿……为"牙"烦恼"口"难开？
一起捍卫口腔健康

朱亚琴　　口腔综合科

吃饭喝水、谈话交流都离不开一张嘴。作为颜值的重要组成部分，牙、口被越来越多人视作脸上的门面担当，对口腔健康的维护也越加重视。你是否也遇到过为"牙"苦恼口难开的烦恼？该如何维护口腔卫生呢？

1. 蛀牙久治不愈，到底该不该拔

蛀牙即龋病，根据实际龋损深度、龋损位置、患牙牙槽骨等情况决定是否拔牙。通常蛀到牙根的龋齿远期疗效都不是太好，还需根据主治医师的意见来决定拔除还是保留。

牙痛不是病，痛起来要人命。龋齿会导致牙痛，但并非所有的牙痛都是龋齿引发的。一般来说，牙痛可以分成以下几种情况。

（1）短暂疼痛：如遇到冷、热、酸、甜的食物等出现的短暂酸痛不适，常见于龋齿，或楔状缺损、牙龈退缩、牙齿磨耗等导致的牙本质敏感。

（2）牙髓炎：牙齿突然出现疼痛，白天隐隐作痛，或者阵发性发作，而夜晚痛感加剧，甚至难以入睡，常常觉得一侧的牙齿都痛，连带着半边头痛。牙齿一旦遇热便剧烈疼痛，口含冷水可缓解。

（3）根尖周炎：牙齿有发木、浮起感，有时伴有明显的牙龈甚至颌面部肿胀，咬合时疼痛，无法用这半边进食，但知道哪颗牙痛。

"要命"的牙痛，一般就是指后两种情况了。

对于龋齿、牙髓炎和根尖周炎的情况，建议及时就诊，进行牙体牙髓治疗。

对于牙本质敏感的患者，首先建议使用抗敏感牙膏进行护理，如果冷热酸痛症状缓解或者消失，可不做任何治疗；牙膏应用无效时，则可去口腔医院或者诊所进行脱敏或者缺损充填治疗，必要时进行牙髓治疗。

2. 智齿长成了阻生牙，怎么办

通常牙医会建议拔除阻生智齿，有以下情况更应及早拔除：①局部多次出现肿胀疼痛（冠周炎）；②造成邻牙病变；③无对颌牙；④智齿本身为深龋；⑤有计划怀孕的女性等。

还有哪些情况该拔除智齿呢？

（1）龋齿：智齿出现较深的龋坏，特别是需要髓病治疗的。

（2）侵犯邻牙：智齿可能侵犯相邻牙齿造成其损伤，连累"无辜者"的。

（3）空间不足：智齿生长空间不足，在生长过程中反复出现严重的周围组织炎的。

（4）不易清洁：智齿萌出位置不佳，清洁困难并且易出现龋齿的。

（5）没有对颌牙：智齿萌出0~4颗不等，如果一颗智齿的对颌没有与之对应的智齿，可能影响咬合关系的。

（6）阻生齿：埋伏于齿槽骨内的智齿，特别是斜位或水平位的。

如果出现以上情况，建议拔除智齿，无须犹豫，早做处理，以绝后患。

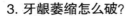

3. 牙龈萎缩怎么破？

轻度、均匀的牙龈萎缩一般不需处理。牙龈萎缩持续进展可能需要针对原因治疗，如：①刷牙不当；②不良修复体；③正畸力咬合力；④牙周炎治疗后等。防止其加重，对于影响美观者可用膜龈手术改善。

4. 刷牙、吃东西都容易牙龈出血，有什么防治方法吗

牙龈出血根据来源可分为外源性和病源性。外源性是指牙龈受到了物理性的损伤引起的出血，如咬到硬物、刷牙时用力过度的偶然损伤等；病源性是指口腔或者身体其他器官疾病引起的牙龈出血，又可分为局部性（原发）和全身性（并发）。

（1）原发性牙龈出血通常是由于牙龈炎或者牙周炎引起，有很多局部因素导致：菌斑、牙石刺激、机械化学因素、不良修复体及充填物、不良矫治器、张口呼吸习惯、局部组织过敏。

（2）并发性牙龈出血通常由于身体其他病变引起的并发症或者作为其他器官病变的一个症状出现，最典型的病变如糖尿病、白血病、肝炎、血小板减少等。

说到牙龈出血不得不重点提一下：牙周炎。牙周炎是发生在牙齿组织周围的一种慢性进行性疾病。可因牙龈发生炎症、水肿，牙周袋形成，牙齿松动，咀嚼功能下降所致，严重者导致牙齿脱落。

如果出现牙龈出血或者牙周炎症状，可以考虑定期洗牙（龈上洁治、龈下刮治术），加强口腔卫生护理，并及时前往牙周病专科医院行进一步治疗。注意排除全身状况，如血液病等导致的牙龈出血（此外，家用冲牙机对维护口腔清洁卫生也是有帮助的，使用时注意控制好水流压力，不要过大。）。

5. 定期洗牙有必要吗

定期洗牙有必要。常规洗牙即龈上洁治术，是去除牙周病的局部刺激因素——龈上菌斑和牙结石最有效的办法，建议为6个月~1年1次洗牙一次。

6. 平时作息规律，饮食清淡，可经常发生口腔溃疡，到底是什么原因

口腔溃疡是常见的口腔黏膜问题，又称为"口疮"，是发生在口腔黏膜上的表浅性损害，大小可从米粒至黄豆大小，成圆形或卵圆形，溃疡面为凹，周围充血，可因刺激性食物引发疼痛。一般1~2个星期可以自愈。

口腔溃疡的诱因可能是局部创伤、精神紧张、食物、药物、激素水平改变及维生素或微量元素缺乏。系统性疾病、遗传、免疫及微生物在口腔溃疡的发生、发展中可能起重要作用。口腔溃疡在很大程度上与个人身体素质有关。因此，要想完全避免其发生的可能性不大。但如果尽量避免诱发因素，也可降低发生率。

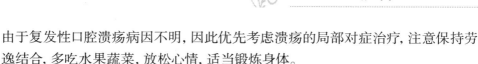

由于复发性口腔溃疡病因不明，因此优先考虑溃疡的局部对症治疗，注意保持劳逸结合，多吃水果蔬菜，放松心情，适当锻炼身体。

7. 口腔斑纹类疾病

口腔黏膜问题往往种类较多，情况也比较复杂，口腔溃疡是一种，同样常见的还有口腔斑纹类疾病。口腔斑纹类疾病是斑块、条纹或斑块与条纹同时存在的多种损害的总称。这里先说两种常见的口腔斑纹病：口腔扁平苔藓和口腔黏膜白斑病。

（1）扁平苔藓多见于成年女性，口腔任何部位均可发生，多呈对称性，病变是由白色小丘疹的线纹交织成网状、树枝状或环状，周围黏膜可正常或充血、糜烂等。发生于牙龈的病损表现为龈充血、水肿、上皮剥脱，亦有白色纹状病变。病变发生糜烂时局部有疼痛感。

（2）白斑多见于中年以上的男性。病变呈白色斑块状，患者常有吸烟习惯或局部存在不良机械性刺激因素，如残牙根、残牙冠、不良假牙修复体等。多发于唇、舌、牙龈和舌底，早期并无不适感，如果发生糜烂或溃疡，会有强烈的疼痛感。如果继续恶化，斑块突然快速增大增厚，这时就要特别小心了，可能是癌前病变的信号。

8. 补牙使用的材料有年限吗？需不需要定期复查

很多人都有过补牙的经历，但很少有人关注材料年限。补牙常用的银汞合金以及复合树脂类材料属于永久性充填体，如无折裂、脱落等情况可长期使用。但需要定期检查，建议6个月~1年进行以次常规洗牙，同时定期检查充填材料的边缘密合性、完整性等。

9. 牙齿缺失，你重视了吗？

很多朋友对于缺牙不够重视，觉得"我还可以吃，没什么"、"以后牙全掉光，再装也来得及"等，殊不知，缺牙会带来很多健康问题。

（1）胃肠受累：咀嚼功能降低以后，未经充分研磨、捣碎的食物将直接进入胃肠道，这将大大增加消化系统的负担，还会影响到营养成分的吸收。长期如此，甚至可能引发消化系统疾病。

（2）余牙遭殃：牙齿缺失后，咀嚼的任务就落到了其他牙齿身上，同时由于缺牙空隙的存在，邻近的牙齿也失去了约束和依靠，这都增加了余牙的负担。若长时间不修复，可能会造成相邻牙齿倾斜，以及与其咬合的牙齿伸长等，继而引发龋病、牙周病，进一步加重对剩余牙齿的损害。当余留牙齿数量较少时，由于它们承担了过大的咬合力量，将会造成牙槽骨快速丧失，出现牙齿松动，甚至脱落。缺牙时间越长、数目越多，对余留牙齿的影响将会越大。

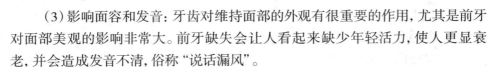

（3）影响面容和发音：牙齿对维持面部的外观有很重要的作用，尤其是前牙对面部美观的影响非常大。前牙缺失会让人看起来缺少年轻活力，使人更显衰老，并会造成发音不清，俗称"说话漏风"。

（4）颞颌关节损伤：牙齿缺失以后，因缺牙侧的咀嚼功能降低，患者可能会形成只用另一侧咀嚼的习惯。除此之外，缺牙数目较多或缺牙时间较长以后，会因为余留牙的倾斜、伸长等形成咬合干扰，造成咬合关系紊乱。这些都会影响到颞下颌关节的稳定，造成关节的损害等。

10. 该怎么爱护你，我的牙齿

了解了嘴巴里的那些事，我们就可以采取相应的措施来应对和预防了。如何维护口腔健康？讲的俗一点就是"该拔的拔，该补的补，该镶的镶"。

（1）养成良好的口腔卫生习惯：预防龋齿，早晚刷牙，饭后漱口，尤其是睡前刷牙最重要，可以减少食物残渣及细菌滞留；使用含氟牙膏，可以使牙齿抗酸能力提高，抑制细菌，提升牙齿再矿化的能力；预防楔状缺损，要使用软毛牙刷，避免横刷，注意使用适当的刷牙力道。预防牙龈炎症，关键是控制和消除牙菌斑，最有效的方法依旧是刷牙，可按摩牙龈、促进牙龈血液循环，增强牙龈组织的抗病能力。注意锻炼身体，增强机体免疫力。这里推荐大家一种正确的刷牙方式：巴氏刷牙法。

①手持刷柄，将刷头置于牙颈部，刷毛与牙长轴呈45°角，刷毛指向牙根方向（上颌牙向上，下颌牙向下），轻微加压，使刷毛部分进入龈沟，部分置于龈缘上。

②以2~3颗牙为一组，以短距离（约2mm）水平颤动牙刷4~6次，然后将牙刷向牙冠方向转动，拂刷唇舌（腭）面。注意动作要轻柔。

③将牙刷移至下一组2~3颗牙的位置重新放置，注意要有1~2颗牙的位置重叠。

④刷上前牙舌（腭）面时将刷头竖放在牙面上，使前部刷毛接触龈缘或进入龈沟，做上下提拉颤动，自上而下拂刷，不做来回拂刷。刷下前牙舌面时，自下而上拂刷。

⑤刷颊舌（腭）面采用拂刷方法，在步骤2和步骤3之间进行，以保持刷牙动作连贯，要依次按顺序刷到上下颌牙弓唇舌（腭）面的每个部位，不要有遗漏。刷咬合面时手持刷柄，刷毛指向咬合面，稍用力作前后来回刷，注意上下左右区段都必须刷到。

（2）针对可能引起相关问题的局部因素，要尽早处理：口内的残根残冠尽早拔除，及时修复；拆除不良的修复体、矫治器。

（3）定期进行口腔检查：每半年到一年做一次口腔检查，早期发现，及时治疗。

（4）注意饮食结构：预防龋齿，要控制糖分摄入，对食物要粗细搭配，多食富含纤维的蔬菜水果等。预防牙周炎，远离烟草，合理饮食，保证营的平衡养摄入，尤其注意维生素C和维生素K的获得。预防黏膜问题，避免辛辣性食物和局部刺激，保持心情舒畅，乐观开朗，避免遇事着急上火，保证充足睡眠和休息时间。

四、其　他

六问B超大畸形筛查

龚 霞 超声诊断科

小菊是个孕15周的准妈妈，为了生一个健康漂亮的宝宝，小菊怀孕后特别留心孕产知识，每天都要刷一个多小时的母婴公众号，看《怀孕时吃这些东西宝宝皮肤会更好》《怀孕时碰触哪些东西会致胎儿畸形》等文章。最近看到一篇《孕妇产检6次均正常，婴儿出生后右手无一根手指》的旧闻，让她有点焦虑了。

文中引据专家的话："手脚并趾、多指、内翻、外翻等肢端异常，会因为胎儿处于握拳状态而无法由超音波确切诊断。此外，像先天全盲、先天性听障、心房中隔、肠胃道阻塞、侏儒症、先天性代谢异常、红绿色盲、血友病、白血病、自闭症、精神分裂症等都无法做产检诊断。产前B超检查可以排除出四肢、心、肝、肾等绝大部分的畸形，但这是一个动态的过程，第一次检查没有异常，不代表后面的检查可以省去，在胎儿的生长过程中，很多情况都在不断变化，需要综合多次检查的结果做出正确判断。"

小菊纳闷了：孕期B超检查，特别是孕中期的大畸形筛查，不就是为了确保腹中并非畸形儿吗，为什么查不出来这些畸形？

1."大畸形筛查"查什么

怀孕之后要做很多次B超，其中最重要，大家也最提心吊胆的一次非"大畸形筛查"莫属。"大畸形筛查"是通俗的说法，规范的说法是"中孕期系统产前超声检查"。检查时除了看胎儿生长发育、胎盘和羊水等一般情况以外，还要对胎儿的各个器官和系统进行详细的检查，目的是了解胎儿是否存在大的结构缺陷，所以被称为"大畸形筛查"。

2."大畸形筛查"为什么要在妊娠20~24周做

安排在这个时间段做"大畸形筛查"主要有两个原因。一是在这个时间段做可以发现大多数的胎儿结构异常，做得太早胎儿比较小，相应的器官还没有很好发育，无法发现相应的结构异常；二是为了终止妊娠的考虑，如果做得晚，发现了大的畸形，胎儿已经进入了可以存活的阶段，再去终止妊娠的话会存在复杂的伦理问题，而且大孕周终止妊娠会给母亲带来身体和心理的双重打击。

3."大畸形筛查"的检出率是多少

孕妇腹部脂肪的厚度、胎儿的体位、羊水量、医生的经验和水平等，均会影响到结构异常的检出率。按照国际经验，"大畸形筛查"平均检出率能够达到80%左右已经是比较高的水平了，一旦发生胎儿畸形漏诊就怪罪超声医生的做法是不合理的。成人生病时做超声检查都不一定能100%查出来问题，更何况胎儿是在妈妈子宫里，又那么小。

为了让大家对"大畸形筛查"检出率有个更直观的了解，列举国内外文献报道的部分胎儿畸形产前超声检出率如下：无脑儿产前超声检出率为87%以上，膈疝产前超声检出率为60%左右，法洛四联症产前超声检出率为14%～65%，消化道畸形产前超声诊断率为9.2%～57.1%，胎儿肢体畸形产前超声检出率为22.9%～87.2%。

4.做"大畸形筛查"时不要问超声医生有关胎儿性别的问题

想"顺便"知道胎儿是男是女？医生是不能告诉你的，因为国家有法律规定，没有特殊的医学指征不可以用超声或其他方法进行性别鉴定。

按照我们国家现行规定，超声医生是医技科室医生，不可以就胎儿异常与处理和患者沟通，他们只可以写下诊断，但是病情的讨论和处理还是要回到产科医生处。这不是医生态度不好，是规定不能说，如果说了也不算。

5."大畸形筛查"有问题怎么办

首先，"大畸形筛查"发现有问题不一定是大问题，没有发现问题也不代表没有问题。发现问题之后，最重要的是要选择合适的医生就诊。对于复杂的问题，可能需要来自不同专业的医生团队共同讨论治疗方案。

与单发畸形相比较，多发畸形胎儿发生染色体异常的风险更高，需要进行进一步检查。

对于胎儿中枢神经系统的异常，有条件的可以考虑行胎儿磁共振（MRI）检查，因为胎儿MRI可以提供更多的信息，有利于提高胎儿中枢神经系统异常的检出率。对于大的、复杂的胎儿畸形，最好到有后续处理能力的产前诊断中心（胎儿医学中心）就诊。

6."大畸形筛查"异常的咨询原则

在遇到"大畸形筛查"异常时，真正专业的产前诊断（胎儿医学）专科医生既不会简单地说"YES"或"NO"，也不会给出一些模棱两可的说法。专科医生是帮助患者做决定，而不是替患者做决定。他们会为患者提供尽可能多的正确信息，让患者根据情况自己选择合适的处理方案。

另外，职业状态下的医生和成为患者的医生的思维方式是不一样的，所以做出的决定也会不同。如果经一次咨询还觉得不明确或不放心，可以换一个医生或换一家医院听取二次意见。

72 超声检查与诊断哪些检查需憋尿？为何只能喝白开水

施 维 超声诊断科

与张阿姨一样，黄奶奶最近小腹一直有些胀疼，有排尿困难、尿频、尿急的症状。她去医院做检查，医生让她做膀胱超声检查来确诊。超声检查发现与膀胱侧面或后壁相连的囊袋样或圆球状液性暗区，后壁回声增强。随后，她被确诊患有膀胱憩室。

1.什么是超声检查与诊断

超声诊断是将超声检测技术应用于人体，通过测量了解人体生理或组织结构的数据和形态，发现疾病，做出提示的一种诊断方法。

超声波在生物体系内传播时，可引起生物体系的功能、结构或状态发生变化，这便是超声生物效应。所引起生物效应的轻重程度，主要取决于超声剂量的大小和检查时间的长短。现在用于临床诊断的超声检查仪的剂量和检查时间均处于非常安全的范围之内，对人体的影响几乎可以忽略不计。

因此，超声诊断是一种无创、无痛、方便、直观的有效检查手段，尤其是B超检查，应用广泛，影响很大，与X线、CT、磁共振成像（MRI）并称为四大医学影像技术。

2.常见的异常情况与处理

超声检查在人体内应用极广，遍及颅脑、心脏、血管、肝、胆、胰、脾、胸腔、肾、输尿管、膀胱、尿道、子宫、盆腔附件、前列腺、精囊、眼、甲状腺、乳腺、唾腺、睾丸、周围神经和四肢肌腱等。

3.哪些检查需要憋尿

检查子宫、卵巢、输卵管、膀胱、前列腺等脏器时，患者需保留膀胱尿液，可在检查前2小时饮水1 000ml左右，检查前2~4小时不要小便，务必使膀胱有发胀的感觉。如果是在怀孕初期，则不必饮水，以免膀胱过度充盈而压迫子宫。如妇科超声经阴道检查，则无须饮水。

4.憋尿为何只能喝白开水

检查膀胱和盆腔时，膀胱充盈越好，检查效果就越好；而前列腺检查则需要膀胱适度充盈。

有的患者觉得喝茶、咖啡或碳酸饮料憋尿更快，但实际上这些饮料会使腹腔气体增加，肠道蠕动加快，影响检查效果。

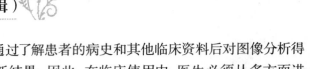

此外，超声诊断是医生通过了解患者的病史和其他临床资料后对图像分析得出的，不能直接显示病理诊断结果。因此，在临床使用中，医生必须从多方面进行综合判断，以得出正确的诊断。

宝宝不拉粑粑怎么办

林　珍　安维娟　儿科

便秘是婴儿经常出现的病证，通常表现为大便在大肠内积存过久，大便干硬，排便相隔较久，且排便困难。由于宝宝的排便习惯不同，正常排便没有绝对的次数限制，如出生1周内的新生儿，平均每天排便4次，而母乳喂养的可多达6~7次；1岁以上的幼儿约每天排便2次；到了4岁左右，每天排便1~2次。

1.便秘有哪些危害

宝宝多日不能通便，引起腹部不适，会经常哭闹、食欲减退，因肠胃吸收不足而影响身体发育、体重减轻。更严重者，肠中积存过久的废物会产生毒素，经血液吸收而循环全身，伤害身体。

2.便秘有哪些原因

（1）饮食因素：婴儿饮食太少，饮食中糖量不足，导致大便量减少。饮食中蛋白质含量过高使大便呈碱性、干燥，大便次数会减少。食物中含钙多也会引起便秘，如牛奶含钙比人奶高。因此，牛奶喂养比母乳喂养发生便秘的机会多。过量补钙及过多摄入蛋白质营养物，如蛋白粉、牛初乳等吃得多也会造成便秘。蔬菜中的纤维素可以刺激肠蠕动，促进排便。因此，蔬菜摄入过少也会造成便秘。

（2）生活习惯：由于生活没有规律或缺乏定时排便的训练，或个别宝宝因为环境突然改变，均会造成便秘。

（3）疾病因素：佝偻病、营养不良、甲状腺功能低下的患儿，其腹肌张力差，肠蠕动减弱，便秘比较多见。肛裂或者肛门周围炎症，大便时肛门口疼痛，小儿因怕痛而不解大便导致便秘。先天性巨结肠和乙状结肠冗长症的患儿，出生后不久便会有便秘、腹胀和呕吐的不适症状。

（4）服用药物：宝宝如服用较多抗菌药物，肠道内益生菌就会减少，导致肠蠕动减慢，肠功能紊乱而引起便秘。

3.宝宝便秘，如何护理

宝宝便秘，医生和家长应该根据不同发病原因采取适当的护理措施。除了疾病因素以外，尽量从饮食和运动方面着手。

（1）饮食调整：尽可能母乳喂养，因为母乳喂养的宝宝发生便秘的可能性较低，如果发生便秘，可喂加了糖的菜水或果汁等。牛奶喂养的宝宝便秘时，可加滑肠食品，如橘子汁、红枣汁、白菜汁、水果汁。正在断奶期内的宝宝便秘时，可增加辅食。除了高营养的蛋类、瘦肉、肝和鱼类外，还要增加含纤维素较多的蔬菜、水果及粥类，如菠菜、油菜、白菜、芹菜等菜泥以及香蕉、梨等。年龄大些的宝宝便秘时，应适当减少蛋白质类饮食，可增加一些五谷杂粮，如谷类、薯类、玉米、大麦等，多给宝宝饮水也有助于缓解便秘。

（2）按摩腹部：以肚脐为中心，顺时针方向为宝宝按摩腹部。如果触及条索状物，轻轻地由上而下地按摩，促使大便下行排出。

（3）养成良好的排便习惯：3个月以上的婴儿可以训练定时排便，幼儿可在清晨或进食后坐便盆，并应养成每日定时排便的习惯。

（4）适当活动：每日让孩子适当地运动，以促进肠蠕动，促进大便下移，有利于大便排出。

（5）适当使用开塞露和缓泻药：除医嘱外，不能常用开塞露、肥皂头通便，因为一旦形成习惯性便秘，则更难纠正了。要遵医嘱服用缓泻药，因为小儿消化功能不完善，泻药使用不当可能导致腹泻。

（6）有益菌：宝宝便秘的治疗，可通过增加肠道内的有益菌来恢复宝宝肠道健康，双向调节便秘和腹泻。国内主流的做法有两种，一是直接服用活菌制剂，二是补充益生菌。

（7）中药治疗：清热解毒、润肠通便的中药可以适当应用。

 # "速锋刀"，隔着肚皮灭肿瘤的"利器"

周 霄 姚 原 放疗科

对于不少肿瘤患者来说，在影像学诊断报告上出现了"转移"两个字，就意味着生命已进入了"倒计时"。因为此时病情已经进入了中晚期，手术已无法将散落在全身各处的肿瘤悉数摘除，而强毒性的化疗药物对于身体虚弱的患者来说，更可能是催命符。很多患者因此放弃了治疗。

其实，在此阶段，治疗仍然是有希望的。一种名叫"速锋刀"的放疗技术，近年来逐步进入了国内医疗机构，对于哪些手术无法企及的肿瘤转移灶，它可以在短时间内逐一精准打击,让肿瘤体积明显缩小甚至消失,从而有效延长了患者的生命。

1."速锋刀",隔着肚皮灭肿瘤的"利器"

"速锋刀"顾名思义,速度快(治疗时间短),又锋利(治疗部位精准),但它不是一把真正的刀,而是一种最先进的立体定向放射治疗。

2.速度快:单次治疗时间比常规放疗快2~3倍

一般在接受放射治疗时,患者是被严格固定住的,治疗部位的移动距离不能超过1cm,而患者在清醒的状态下,要保持纹丝不动是很难做到的。因此,放射治疗的时间越短,患者的舒适度就会明显提高,接受治疗的可能性也就越大,这也就是"速锋刀"的一大优势。

"速锋刀"的治疗速度,是目前临床上最快的放射治疗,其剂量率达到2 400Mu/min,比目前常规放疗剂量率要快2~3倍。剂量率高说明治疗速度快,那么患者接受治疗的时间就短。常规放疗的单次治疗时间为半小时,而"速锋刀"的单次治疗时间在10~15分钟。

3.定位准:多源高端影像融合成像,边做边看精准击瘤

那么,如何保证最终治疗部位就是原来设定的位置呢?"速锋刀"采用了大量高科技技术来保证治疗部位的精准。对于这项高科技,用一句话来形象地概括,那就是"一边做,一边看"。

在治疗定位阶段,操作人员采用专业的固定装置把患者固定好,在正电子发射-断层扫描(PET/CT)上进行模拟定位,然后再把磁共振成像(MRI)的图像与CT图像融合,在多源融合图像上,确定肿瘤的靶区域(GTV)和需要保护的重要器官和组织,然后,由治疗计划系统计算出治疗方案,最终通过网络把治疗计划传给设备。

速锋刀上配备的是第三代平板CT做三维图像引导扫描,由计算机进行自动比对、确定现在治疗的靶区域就是原来设定的靶区域。在治疗期间,操作人员用体表光学追踪系统进行实时影像监控,如果发现患者的体位移动超过事前设定的警戒位置,"速锋刀"就会自动停止治疗,由操作人员再次对图像进行校对,通过调整六维高精度治疗床的位置后再继续治疗。这也就是所谓的"一边做,一边看"。

"速锋刀"与其他立体定向治疗设备相比,它最突出的优点就是机械精度高(误差≤0.5mm),目前只有最先进的头部咖玛刀可以达到这样的精度。此外,它还专门配有两种治疗头:一种是针对头部小肿瘤的7种锥形限光筒(最小直径4mm),还有一种是适合全身各个部位治疗的微型多叶准直器(叶宽2.5mm),适合身体内1~7cm的肿瘤。

4."速锋刀"适合寡转移的小个肿瘤

"速锋刀"是一种立体定向放射治疗技术。该技术一开始被神经外科医生用于头面部的良性疾病,比如止痛(三叉神经痛)、动静脉瘤、听神经瘤和脑膜瘤等。随着科技的发展,立体定向放射技术开始逐步转向对脑部转移性恶性肿瘤的治疗。随着这项技术在临床上的安全性和有效性得到进一步认可,它开始部分代替手术来治疗一些原发性的肿瘤。比如,脑肿瘤、初发或复发的非小细胞肺癌、前列腺癌、肾上皮细胞癌和肝细胞癌。

如今,立体定向放射技术已经可以治疗全身的转移性肿瘤,特别是一些寡转移(即全身转移肿瘤病灶数在5个以下)的患者。对于这些患者来说,如果动手术的话,可能就要开5刀;而使用"速锋刀"的话,患者不需要全身麻醉,且无需冒着手术风险,一次就可以杀灭肿瘤转移病灶。

对于早期的、单个的、未发生转移的肿瘤,依然建议以手术治疗为主。但对于已经发生寡转移的、体积较小的肿瘤,则建议用"速锋刀"来打击一下。

5.与手术相比,"速锋刀"治疗后肿瘤二次转移率更低

与手术相比,"速锋刀"的优势不仅在于此。美国MD安德森癌症中心曾经做过临床研究,对500例早期肺癌以及其他肿瘤患者进行立体定向放射治疗。结果发现,这些患者在治疗后的二次转移率比进行手术的同类患者低,原因在于放疗可以激活人体的免疫反应。

通过手术摘除了肿瘤后,人体的免疫系统可能依旧无法识别出肿瘤细胞。但是,经过放射治疗之后,被杀灭的肿瘤细胞尸体依然留在人体内,这就使人体的免疫系统有充足的时间来发现它。一旦免疫细胞发现肿瘤"尸体",人体对于该肿瘤细胞的免疫反应就会被激活,日后一旦发现相类似的肿瘤细胞,免疫系统就会自己杀灭。这也就是为什么做了立体定向放射治疗后,二次转移发生率要低于手术的原因。如果速锋刀与顺序下细胞死亡(PD-1)免疫治疗药物一起使用,对于激活人体免疫反应,抑制肿瘤复发和转移的效果会更好。

75 备孕期间"X光片"拍还是不拍

陶晓峰　孙　琦　放射科

日常工作中,女性患者常问:"医生,最近我在备孕,刚拍了片子(X线片),不要紧吗?""医生,我X光线片拍好了,我过多久能要小孩?"曾经有外院的同事和

我说了一个有意思的故事。一位男性受检者问："医生，我不喂奶，孩子也不在我肚子里生，我不怕，真的吗？"更有甚者，不少女性受检者当月进行X线检查后得知自己意外怀孕时果断选择人工流产的方式来终止妊娠，一个小生命就这样被扼杀在胚胎期。那么，备孕期间究竟是否可以做X线检查呢？

医院放射科最常见也是最基础的一种影像学检查就是利用X线投照获取人体影像，俗称拍"X光片"。

自1895年11月，在德国物理学家伦琴首次发现X射线之后的相当一段时期内，人们并没有意识到这种肉眼看不到的射线会对人体组织产生损伤影响，所以没有引起足够的重视。直到20世纪50年代末，科学家们发现长期大剂量暴露在X光线下的机体会发生明显损伤，才意识到问题的严重性，进而发现了电离辐射生物学效应，随之有了"放射防护"的概念。近年来，随着医学知识的普及，越来越多的患者关心"放射防护"的问题，甚至时常成为社会公众热议的话题。其中，通常被认为可能影响"继承香火、人类繁衍"的放射检查安全问题成为公众的关注焦点之一。

我们所熟知的医用诊断X线，它的常规照射剂量是0.01~1.0毫戈瑞（mGy），而辐射照射剂量≥50mGy会影响体内胎儿的正常发育。尽管妇女一次拍片所接受的剂量只有胚胎致畸剂量的万分之一到百分之一，但对于备孕期间可能怀孕的妇女来讲，应尽量避免放射学检查，尤其是腹部或骨盆的X线检查，因为这些检查可能会使胎儿发生宫内死亡、胎儿发育不良。如果女性受检者一定要进行腹部或骨盆部位的X射线检查时，请严格控制在月经来潮后10天内进行。同时，对于正在备孕的妇女在接受其他常规X光检查时，请一定要告知摄片医生，医生会做好相应的防护屏蔽措施，从而使风险降到最低。

如果经期准的女性受检者，可在月经未过期的整个月经周期内进行X线摄片（比如，月经周期是30天而且经期规律，那么在周期内任何一天摄片，都是相对安全的）。因为受精卵在此期间所发生的任何不良反应都会是"全或无现象"，也就是说"要么正常怀孕，要么未能着床受孕"。而对于月经过期的妇女，除非有确切证据表明其未怀孕，否则，均应当作孕妇对待，必要时做妊娠试验予以排除后再进行X线摄片。也就是说，如果您的月经周期不规律且又在备孕期间，请做妊娠试验（尿检或抽血）排除怀孕的可能后再摄片。当然，检查前最好和您的临床医生沟通，优先考虑选用非X射线的检查方法；同时，评估X线可能造成的利弊后，再做出决定。

此外，男性同胞们的健康对备孕同样重要。性腺属辐射最敏感的器官之一，而男性睾丸的敏感性又高于女性的卵巢。睾丸受0.15（戈瑞）Gy照射即可见精子数量减少。从生理学角度来说，生精上皮每个周期需要16天，人类的精子发育到成熟必须经过四个周期,可以推测整个周期需要64天。所以,对于男性性腺的防护同样不容忽视。

 核磁共振真的有"核"辐射吗

龚海燕 放射科

随着医疗科学技术的快速发展,核磁共振检查作为一种常见的影像学检查方法,越来越广泛地应用于临床中。但现实中仍有一些患者对这项检查存在诸多疑虑,认为核磁共振会产生辐射、有损健康等,对进行核磁共振检查时的注意事项更是不够清楚。对于这些疑惑,笔者在这里做一些科普说明。

1.什么是核磁共振检查

核磁共振检查又称磁共振成像(简称MRI),是继CT后医学影像学的又一重大进步。其基本原理是将人体置于特殊的磁场中,用无线电射频脉冲激发人体内氢原子核,引起氢原子核共振,并吸收能量。在停止射频脉冲后,氢原子核按特定频率发出射电信号,并将吸收的能量释放出来,被体外的接收器收录,经电子计算机处理获得图像,称为核磁共振成像。

2.核磁共振检查有什么优缺点

(1)优点:MRI提供的信息量不仅大于医学影像学中的其他许多成像术,而且不同于已有的成像术。因此,它对疾病的诊断具有很大的潜在优越性。由于核磁共振所获得的图像非常清晰精细,可以清楚地分辨肌肉、肌腱、筋膜、脂肪等软组织结构,大大提高了疾病的诊断率和准确性。同时,它可以直接做出横断面、矢状面、冠状面和各种斜面的体层图像,不会产生CT检测中的伪影,不需注射造影剂。对检测脑内血肿、脑外血肿、脑肿瘤、颅内动脉瘤、动静脉血管畸形、脑缺血、椎管内肿瘤、脊髓空洞症和脊髓积水等颅脑常见疾病非常有效,同时对腰椎间盘后突、原发性肝癌等疾病的检查也很有效。

(2)缺点:核磁共振检查时,其噪声大,音量高达80~120分贝,像一台冲击钻在施工,检查室一般都会配有耳机或耳塞;检查时间一般要10~30分钟,配合不好时间还会更长;由于磁体孔径在60~70cm,极少数患者置身狭小的空间中会产生类似幽闭恐惧症的感觉。

3.核磁共振检查到底安不安全

核磁共振,这里的"核"可不是日本福岛核电站泄漏出来的那个"核",它其实是氢原子核，人体约70%由水组成，水中有大量的氢原子且遍布全身。氢原子在强磁场内受到电磁波脉冲的激发，产生核磁共振现象，将核磁共振信号通过计算机进行数据处理转换成图像，以做诊断。由此可见，MRI是磁场成像，而不是 X 射线，没有放射性，所以对人体无害，是非常安全的，不必谈"核"色变。到目前为止，世界上还没有任何关于核磁共振对人体引起危害的报道。

4.哪些人不适合做核磁共振检查

由于在核磁共振机器及核磁共振检查室内存在非常强大的磁场，因此，下列人群不适宜进行核磁共振的检查，它们是：

（1）体内装有心脏起搏器、胰岛素泵、电子耳蜗、旧式动脉瘤夹血管术后留有的金属夹、金属支架者等有铁磁性金属植入物的，严禁做核磁共振检查。这是因为金属受到强大磁场的吸引会移动，可能会造成体内置入的仪器失灵或移位，导致严重后果。

（2）有生命危险的危重患者、幽闭恐惧症患者。

（3）妊娠3个月内的孕妇。

（4）关于心脏支架，如果是说明书已注明安全则可以进行核磁共振检查。实际上，合格的冠脉支架是不含铁磁性物质的，临床上一般建议支架6个月以上视为安全。

5.做核磁共振检查时，哪些金属不需要拆除

（1）骨折固位钉：如果是合金材质，不会因核磁共振移位，一般情况下，无须拆除，可以做MRI。

（2）口腔种植体：口腔种植体所用的材质是纯钛，钛是无磁性金属，所以种植体本身对核磁共振检查是没有影响的。但是种植体上面的假牙，有可能对核磁共振图像质量产生影响。

（3）口腔全瓷冠：口腔全瓷冠为非金属，对核磁共振检查没有任何影响。而金属烤瓷牙做核磁共振检查不会对身体造成伤害，只是对周围一定范围内的图像形成干扰。如果要检查的部位不是在金属牙冠的附近，就不会影响到疾病的诊断，也就不需要拆除牙冠。

（4）女性节育环：现如今节育环材质绝大多数都可以进行核磁共振检查。女性盆腔、骶尾椎病变，如果节育环伪影影响MRI诊断，则需要将其取出。

6.核磁共振检查时，有哪些注意事项

由于核磁共振检查室内强大的磁场一直存在，并没有人们想象中的所谓"先关掉磁场"这个概念，所以在进行检查时，患者应注意以下事项：

（1）严禁各类大型金属物体，如病车、轮椅、氧气钢瓶等进入。

（2）患者在进入核磁共振检查室之前，应去除身上所带的手机、磁卡、手表、硬币、钥匙、打火机、发卡、金属项链、假牙、金属纽扣及其他金属饰品等磁性物品。由于强磁场的作用，金属物品会被吸进核磁共振机，吸附过程中金属物撞击在人身上可能导致身体受伤，同时会对非常昂贵的磁共振设备造成破坏，影响磁场的均匀性，图像受到干扰，形成伪影，不利于病灶的显示；另外，手机、磁卡、手表等物品也可能会遭到强磁场的破坏，而造成个人财物不必要的损失。

例如，某医院核磁共振室曾发生惊险一幕：患者已完成检查，患者家属因心急将其从检查室内接出，偷偷地把轮椅推进了检查室。由于核磁共振具有强磁性，结果轮椅飞身"亲吻"上了核磁共振机，险些损坏仪器，造成巨大损失。

通过以上简单介绍，希望读者朋友们以后对核磁共振检查拥有全新的认识，不再顾虑重重，安心做好检查前的准备工作。

放射检查会致癌，会影响生育吗

许　珈　陶晓峰　放射科

拍胸片，照CT……在医院，有很多检查都离不开放射科。

人们对于放射有着长久积累的恐惧，然而医学技术的发展，已将安全性大大提高。从事放射医学30年，陶晓峰主任坦言，未来，放射医学仍有着广阔的天地。有关放射诊断，不迷信，也不排斥，该做的检查都要做，这也是对自己负责。

1.坐飞机，也会致癌

曾经，放射诊断的确风险高。患者单独在一间小房间里，医生则在另一间小黑屋中"观察"。技术不够先进，定位不够准确，不良反应大，这些都给"放射"增添了恐惧感。

时至今日，医疗技术不断发展，无论是放射诊断，还是放射治疗，全都有了飞跃性的发展，安全性也同样得到了提升。现代科学的所有前沿技术，比如超导技术、纳米技术、航天航空技术都体现在放射诊断技术的方方面面。

以前，放射科医生有营养餐，有放射假，还可以提前退休。现在，大家也都不担心这些问题。曾经，放射科少有女医生，怕对今后的生育有影响。现在，放射科女医生也很多，该结婚的结婚，该生育的生育，都没有问题。

对大众而言，"放射"这个词几乎和癌症分不开，不免让人害怕。的确，过大的辐射量是会致癌，但这里的关键就是"量"。一般，一个人一年内接受的辐射量

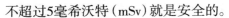

不超过5毫希沃特（mSv）就是安全的。

普通人只要不接触放射性物质，每年做个常规体检，都不会超过5mSv这个量。比如，一张胸片，0.1mSv；一次低剂量螺旋CT，1.5mSv。

既然胸片的辐射量如此低，为何适龄女性在拍片前医生都会问一句，近期有无生育计划？其实胸片的辐射量的确低，但对近期有生育计划的女性而言，拍胸片时瞬间的辐射依旧有可能损伤卵子，导致胎儿畸形。因此，半年内有生育计划的女性，在体检时应避开放射检查，选择超声检查或磁共振成像检查，这些都是安全可靠的。

2.坐飞机真的有那么可怕吗

网上传言，高空空气稀薄，人们在高空中受到的辐射，要比地面上高出100~300倍。因此，长期飞长途的人要当心了，可能会致癌。

网上的传言总是真真假假，让人摸不着头脑。的确，高空的辐射量比地面上大，但绝没有网上传的那么夸张。

至于常坐飞机会致癌，更是无稽之谈。对于普通人而言，一年飞个几次长途，完全没有问题。空乘人员也有相应的标准，一般都不会超标。就类似于医院的放射科医生，一年的职业暴露在20mSv以下，超过了会强制休假。

3.当医生，就要一辈子学习

放射科是一个平台，可以与其他科室合作，为患者明确诊断，协助临床寻找合适的治疗方案。比如，肿瘤等疑难杂症，大部分诊断和治疗都需要放射诊断提供支持和支撑。

从专业角度看，放射医学的前景很广，但要培养一个能独当一面的放射科医生并不容易。一个医学生要独当一面读懂一张片子，除了靠扎实的基础，也要有一定的悟性。

读片，是主观的，也是客观的。图像是死的，思维的过程是活的。没有扎实的临床基础，没有全面的解剖概念，没有深厚的病学理念，很难对疑难病例进行影像解读。有经验的医生看和没经验的医生看，简单的片子可能没区别，但复杂难读的片子，能否读准、读透，经验、知识积累和临床思维就很重要。没有十多年的积累、反复思考和验证，很难有一双慧眼。

如今，人工智能（AI）技术的发展，也给诊断带来了新思路。虽然，AI不能完全替代医生，但可以作为辅助。AI处理数据快，在一定程度上可以作为初步筛选的手段。AI也会不断自我学习，分析的片子越多，也会越精准。

从这点来看，我们也要像AI学习，活到老学到老，让新知识为临床所用，更好地服务于患者。

78　让遗传病不再遗传

蒋美琴　宋怀东　分子诊断科

很久以前，当父母所得疾病出现在子女身上，并且一代一代传下去的时候，人们对这种家族"魔咒"般的疾病产生了莫大的恐慌。后来，我们知道这些疾病叫作遗传性疾病。同时也认识到，对于遗传性疾病，医生们往往束手无策，无法治愈。

随着医学的不断发展，如今对于遗传性疾病的治疗手段越来越多。20世纪90年代初，人类基因组计划的开启，更是打开了新世界的大门，使疾病的认识迈向了分子时代，于是我们又拥有了一种攻克遗传性疾病的新"武器"——分子诊断。

1.治疗糖尿病"有的放矢"

对于糖尿病，我们发现有些糖尿病是会遗传给下一代的，有些糖尿病虽然不一定会遗传，但是后代发病的风险明显高于普通人群。

2.有种糖尿病只是"感应装置"故障

糖尿病中有一种特殊类型的新生儿糖尿病，是一种出生时就带有的遗传性先天性糖尿病。原先不了解这种糖尿病的时候，这些患儿一出生就要注射胰岛素，不仅给患儿带来巨大的痛苦，而且血糖也非常难控制。后来发现，这类糖尿病是一种葡萄糖感受器的基因发生了突变。

胰岛有一套"感应装置"。我们吃进去的食物，在体内变成葡萄糖，血液中葡萄糖的量是多还是少，β细胞上的两种蛋白可以感知，并根据感知到的水平高低来调控胰岛素的分泌。这类患者的葡萄糖感受器坏了，血糖再高机体也无法感知，胰岛就接收不到分泌胰岛素的"指令"，但是胰岛素的合成能力和分泌能力其实是正常的。只要把葡萄糖感受器"调试"好了，就可以达到非常好的治疗效果。后来研究发现，这类患者是由于组成葡萄糖感受器的一个基因KCNJ11突变引起的，使用磺脲类药物就可以治疗这种糖尿病，比如常用的格列苯脲（优降糖）、格列齐特（达美康）等。用药1年后糖化血红蛋白就能控制稳定，可以跟正常人一样。如果不做分子诊断，这类患者就没办法得到合理的治疗。

3.有种糖尿病不必用药

最近还发现了一种葡萄糖激酶突变的基因，这类糖尿病不需要吃药，也不需要打胰岛素，只要通过生活方式和饮食控制就可以了。因为这类基因突变导致的糖尿病，其病程是良性的。糖尿病最可怕的是并发症。目前，治疗糖尿病之所以要

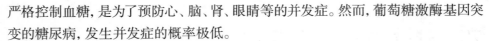

严格控制血糖，是为了预防心、脑、肾、眼睛等的并发症。然而，葡萄糖激酶基因突变的糖尿病，发生并发症的概率极低。

可见，分子诊断对糖尿病的治疗有很大的指导作用。

大多数糖尿病是40岁以后发病的，但有些单基因遗传性糖尿病，多在二三十岁或更早就发病了。比如MODY糖尿病（青年发病的成年型糖尿病），一般家族中几代人都有比较年轻的糖尿病患者，大多在25岁前发病。另外，还有线粒体糖尿病，是一种比较严重的糖尿病类型，除了糖尿病之外，还会累及神经等全身多系统。对于这些糖尿病，分子诊断除了可以明确诊断，让治疗"有的放矢"之外，还可以通过产前诊断来避免这一疾病遗传给下一代。

4.常规疗法治不好的"甲减"病

我国开展新生儿筛查后，发现先天性甲减的患病率较高，大约每2 000个新生儿中有一个先天性甲减。

先天性甲减的患儿缺乏甲状腺激素，出生后就使用甲状腺素替代可以达到治疗效果。但事实上，在先天性甲减中有一类患儿使用甲状腺素替代是无效的。比如甲状腺激素受体突变的先天性甲减，即使补充甲状腺素，由于受体突变，对甲状腺素不敏感，治疗就无效。还有一类是把甲状腺素从细胞外转运到细胞内的一种蛋白突变，而甲状腺素必须进入细胞内才能发挥作用，进入不到细胞内，血液中甲状腺素浓度再高也没有用。像这样的患者，如果及时做分子诊断，就知道不能选择常规的治疗方法，可能需要将甲状腺素提高到比常规更高的水平才能起到一定的治疗作用。

5.有些遗传病可以阻断遗传

家族中有遗传性疾病，或者生下的孩子患有先天性遗传性疾病，一家人都会焦虑和纠结，后代是否都将遗传这一疾病，还要不要生孩子呢？

现在，分子诊断可以明确一部分疾病的遗传基因，有助于阻断遗传。比如，生下的孩子患有先天性心脏病、唇腭裂、先天性耳聋、性发育异常、先天性甲减等疾病，最好做分子诊断找出突变基因。因为同样是先天性心脏病或唇腭裂，不同家族的致病基因是不同的。然后，生二胎的时候做产前检查，避免再生下这类疾病的患儿。

有遗传疾病的夫妇，怀孕前须进行遗传咨询。如果明确患有基因突变导致的疾病，在怀孕早期两三个月的时候进行产前诊断，抽取羊水做分子诊断，明确胎儿是否存在这一基因突变。如果遗传了这一基因突变，就要跟家属沟通决定是否终止妊娠。这类夫妇还是有机会生育不带有这种基因突变的孩子的。

对于单基因遗传疾病，除了产前诊断之外，还有试管婴儿的方法可以避免遗传。比如，想要怀孕的时候，做试管婴儿培养多个胚胎，然后筛查这些胚胎是否带有父母的基因突变，选择不带有基因突变的胚胎植入母体，就能生育一个正常的孩子。而且这一孩子携带的是正常基因，他的后代也就不会再遗传这类疾病，这一遗传就被阻断了。

6.有些遗传病可以预防

目前，已经发现的先天性遗传疾病有几千种，但并不是所有的先天性遗传疾病都能用分子诊断来明确。已经发现致病基因的疾病还不是很多，比如先天性耳聋、先天性甲减等。如果用现在的分子诊断技术来检查，大约有一半的患者可以明确致病基因，剩下一半左右的患者目前还没有找到致病基因，需要进一步的研究。而β-珠蛋白生成障碍贫血（β-地中海贫血）则基本都能检测出致病基因，这种贫血主要见于我国南部广东、广西、云南等地区。

7.遗传性疾病中，有些是单基因遗传，而有些是多基因遗传

比如，先天性甲减就是单基因遗传病，只要存在这一基因突变，就一定会患上先天性甲减。对于单基因遗传性疾病，一旦得了这一疾病一般都没有办法改变，但是可以通过药物治疗等方法，使疾病得以改善，让患者能够像正常人一样生活。先天性甲减目前是一种可治疗的疾病。大多数先天性甲减只患者要药物替代治疗效果良好，就可以像正常孩子一样，学习、工作都不受影响。再比如唇腭裂，也是一种单基因遗传性疾病，但可以通过整形改变这种外观。还有先天性心脏病，可以通过手术使患者拥有正常的心脏功能。所以，先天性疾病并不是都没有办法治疗，有些疾病目前已有很好的治疗方法。而对于一些目前还无法治疗的遗传性疾病，我们可以通过分子诊断的方式，避免将这一疾病遗传给下一代。

肥胖、高血压、2型糖尿病、甲亢等疾病则属于多基因遗传病。宋主任介绍说："多基因遗传病是指体内有几十个基因突变与这一疾病的发病有关，所以，父母有这一疾病，子女不一定就有这一疾病，属于散在遗传性疾病，具有家族聚集性特点。多基因疾病的遗传规律非常复杂，很难推测。父母有这类疾病，子女得这类疾病的风险就高得多。"

对于多基因遗传病，即使带有易感基因，也不一定就会得病。环境因素和遗传因素联合在一起，才会发病。比如肥胖，有家族史，但如果控制饮食、积极运动，也可能不会肥胖。糖尿病也是这样，虽然携带了糖尿病的易感基因，得糖尿病的风险比正常人高，但是如果控制饮食，控制好体重，也不一定会得糖尿病。

多基因遗传疾病多半是遗传背景下的生活方式改变导致的疾病。通过生活方式的干预，可以让疾病不发生，这是我们可以做到的，也是可以预防的疾病。

79 抗抑郁药治早泄，是否"开错药"

应 俊 辅助生殖科

1.理解射精的"阈值"

射精反射受大脑的控制，大脑射精中枢的兴奋性与多巴胺和5-羟色胺代谢有关。5-羟色胺浓度越高的男性，性生活往往越"持久"，但也有人天生浓度较低。在性行为时，性器官的感觉冲动主要是阴茎头部所感受的接触性冲动。这种冲动通过传入神经（阴茎背神经、阴部神经、骶神经）传入到脊髓射精中枢，再通过传出神经支配射精器官而诱发射精。性刺激的感觉传入、传出途径是最终激发射精的重要条件之一，反射所需时间就是阴茎局部性刺激的"阈值"。也就是说，性生活时阴茎局部性刺激积累达到一定"阈值"时，才能激发射精。

由此可见，阴茎局部敏感性高时，此种性刺激的"阈值"低，射精潜伏时间就短。毫无疑问，阴茎局部敏感性高是导致早泄的重要因素。因此，设法降低阴茎局部的敏感性，就可延长射精潜伏时间，以治疗早泄。

2.5-羟色胺再摄取抑制剂可抑制射精

提高射精阈值的方法有几种，如通过行为调整，也可以应用药物加以调控。抗抑郁药（5-羟色胺再摄取抑制剂）是新一代延迟射精的药物，能提高体内的5-羟色胺水平，从而调控射精阈值，抑制射精。

这类药物延长射精的作用，是神经内科医生最先发现的。医生在治疗抑郁症患者时，患者诉说服用药物后性生活时出现射精困难，甚至不射精的情况（其实是这类药物在治疗抑郁症过程中出现的不良反应）。鉴于这类药物有抑制射精的作用，男科医生就利用其来治疗射精过快的现象。

3.合理利用抗抑郁药治疗早泄

使用抗抑郁药治疗早泄，需要注意一些问题。首先，服用药物2~3周以后，射精过快的现象才能有一定改善。其次，药物的治疗需要有持续性，患者不要突然停药。另外，这类药物还有其他的不良反应，如胃肠道不适、恶心、厌食、腹泻、神经失调、头痛、焦虑、神经质、失眠、昏昏欲睡、流汗、颤抖、目眩等。通常，医生会询问患者的工作性质，从事登高作业者、驾驶员及高风险职业者，不宜使用这类药物。需要说明的是，这类药物也可能导致患者性欲下降。

HIFU无创治疗子宫肌瘤

凌婉文　妇产科

40岁的王女士3年前因月经量过多发现子宫肌瘤，当时肌瘤有7cm大小，于是在医生的建议下做了肌瘤切除手术。之后定期随访B超检查，没想到今年体检又发现子宫肌瘤，而且有5cm大小，医生再次建议她开刀。可王女士不想再手术，于是她辗转各大医院就诊，希望能找到既可以治疗子宫肌瘤，又不用留疤，还不用麻醉的方法。她一度寄希望于药物，但医生告诉她药物治疗只可短期使用，虽然可以控制肌瘤生长，甚至使肌瘤缩小，但停药后往往会反弹。就在她失望之时，一种叫作HIFU的新治疗方法可以满足她的要求，而且如果肌瘤复发，可以反复多次治疗。

HIFU又称海扶刀，不是真正的手术刀，是能量系统，全称是高强度聚焦超声，可以使肿瘤凝固死亡，产生和手术切除类似的效果。其治疗原理主要是利用高强度超声产生的热效应使聚焦处的组织瞬间凝固性坏死，周围组织无显著损伤，坏死组织可逐渐被吸收或瘢痕化。

提到超声，大家首先想到的是B超和彩超。一般的超声不会引起组织损伤，但HIFU是一种高强度超声，通过聚焦，使能量成倍增加，最终达到破坏肿瘤的效果。这就好比一般的阳光是不能引起火柴燃烧的，但是通过透镜将阳光聚焦于火柴头就可以引起火柴自燃。由于坏死的肿瘤是逐渐吸收的，所以，HIFU治疗后瘤体不是马上消失，而是逐渐缩小。

HIFU是一种治疗子宫肌瘤及子宫腺肌症的新方法，它无须麻醉、属于无创治疗——腹部不留瘢痕；不损伤子宫——缩短了常规手术后的避孕等待时间，为患者带来福音。

患了子宫肌瘤为什么不能用微创治疗

阮正一　妇产科

邻居王大妈，最近肚子见长，她认为人到中年，发福也是平常事，就没多挂念。直到有一天睡醒，她一摸肚子，咦？怎么硬邦邦的？这才赶紧去医院检查。这

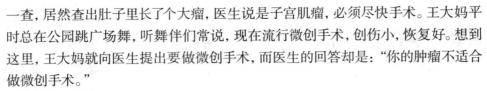

一查，居然查出肚子里长了个大瘤，医生说是子宫肌瘤，必须尽快手术。王大妈平时总在公园跳广场舞，听舞伴们常说，现在流行微创手术，创伤小，恢复好。想到这里，王大妈就向医生提出要做微创手术，而医生的回答却是："你的肿瘤不适合做微创手术。"

1.腹腔镜与妇产科手术

大家常说的微创手术，主要指非传统的开腹性质的腹腔镜手术。在妇科领域，常见的子宫肌瘤、卵巢囊肿、早期的宫颈癌、内膜癌等都是腹腔镜手术的适应证。

腹腔镜手术只需在腹部打上小小的几个孔，就能解决大部分手术患者的疾患，创伤小、恢复快，而且免去了开腹手术造成的显著的腹部丑陋瘢痕。其操作是：首先用腹部充二氧化碳或者悬吊的方法使腹腔膨起，制造手术操作的空间；随后将腹腔镜镜头插入腹腔内，将拍摄到的图像实时显示在专用监视器上；医生通过监视器屏幕上所显示的患者器官不同角度的图像，对患者的病情进行分析判断，并且运用特殊的腹腔镜器械进行手术。值得一提的是，最新的机器人腹腔镜技术，更是将像医生双手般灵活的机械手引入，进一步将腹腔镜操作的灵活性、准确性以及适用的范围提高到了前所未有的高度。

2.能不能做微创手术因人而异

虽然腹腔镜手术有诸多优点，但其自身仍有一些局限性，更非所谓的万能手术。下面从妇科专业范围列举一些常见的不能做微创手术的情况。

第一，巨大的妇科肿瘤。例如，直径超过10cm的巨大子宫肌瘤、卵巢实质性肿瘤等。腹腔镜手术的操作空间主要是通过气腹或悬吊来制造的，与开腹手术相比还是比较局限的。而巨大的实质性肿瘤占据了腹腔大部分的空间，会相应地缩小术者操作的空间，导致手术视野暴露不清、止血困难等问题，增加了手术风险。再说，巨大的肿瘤经小小的穿刺孔中取出，也常常需要先在腹腔内粉碎，万一肿瘤性质是恶性的，粉碎肿瘤这一步骤无疑将增加肿瘤在腹腔内播散的可能。

第二，以往有过多次腹部手术史，或者既往手术证实存在广泛腹腔内粘连的患者。腹腔内的广泛粘连同样也会引起手术视野暴露不清。另外，由于操作毕竟是通过腹腔镜器械间接进行的，与开腹手术术者手指直接接触人体组织所获得的反馈还是有较大差别的，会使得术者的精细辨别能力下降。过于复杂的粘连，会大幅度增加腹腔镜手术的难度，手术中也容易发生错误判断，无意中损伤正常脏器，导致术后并发症的发生率增高。

第三，对于高度怀疑为中晚期的或者复发的恶性肿瘤，不考虑首选腹腔镜手术。早期的宫颈癌或者内膜癌，甚至卵巢癌都早已成为腹腔镜手术的适应证，但是中晚期恶性肿瘤的手术主要以肿瘤减灭为主，需要搜寻腹腔内到处隐藏的病灶，这时传统手术暴露清晰的优势就显露无遗了，尤其是腹腔内播散型的卵巢或输卵管恶性肿瘤，开腹手术无疑还是首选方案。

王大妈听了医生的一番解释，终于打消了疑虑，决定一切听从医生的安排，安心住院接受治疗。最终，医生根据她病情的实际情况制订并实施了开腹子宫切除的手术方案，10天后王大妈顺利康复出院。

82 PET/CT检查对肺癌的诊断和治疗有帮助吗

刘平安　核医学科

空气污染、雾霾，这些环境话题也成了普通百姓柴米油盐酱醋茶之外的开门第8件事。因为我们都知道，这些污染对身体有害，可能直接导致肺癌的发生。目前，我国是世界第一肺癌大国，在我国每年新增的肺癌患者有60万人以上，而且肺癌的发展呈现每年增加的趋势，预计到2025年，每年新增的患者达到100万。

PET/CT是把正电子发射断层扫描（PET）与CT合二为一的新技术，将断层解剖和功能代谢图像融合，充分发挥了CT的高分辨能力和PET的高灵敏度，实现两种技术的优势互补，从而显著提高临床诊断效能及肿瘤诊断和分期的准确性，具有简便、安全、准确、无创的特点。PET/CT在肺癌的诊断和治疗中有什么用处呢？

1.PET/CT检查对早期肺癌的筛查、鉴别有独到之处

早期诊断低剂量CT已经作为常规肺癌筛查项目，低剂量CT扫描能及时准确地发现肺部的早期小结节，对肺癌的早期发现很重要。但是低剂量CT肺癌筛查也存在过度诊断，大部分被这种技术查出的结节属于良性病变，根本不用治疗。那么，怎么才能及早发现早期癌变呢？PET/CT检查在早期筛查、鉴别肺癌有独到的作用。PET/CT能够从代谢的角度观察病灶，为病灶的定性提供补充信息。如果肺部肿物的代谢比较高，那么肺癌的可能性就会比较大；如果发现了远处转移，那就可以基本确诊肺癌。特别是对孤立性肺结节的良恶性鉴别，PET/CT的SUV_{max}（PET的测量代谢的单位）在鉴别良恶性方面具有一定的优势。国外研究发现，假使SUV_{max}为$0\sim2.5$，则肺结节为恶性的概率为24%；倘若SUV_{max}为$2.6\sim4.0$，恶性的概率为80%；倘若$SUV_{max}>4.1$，则结节恶性的可能性为96%。

肺癌分期既然发现诊断了肺癌，那么是不是让临床医生进行治疗就可以了呢？还不行，临床医生还需要对肺癌的分期进行了解，以选择最佳的治疗方案。

PET/CT在肺癌分期方面显著优于单独使用CT，并在淋巴结转移分期中提供更高的精准性和特异性，对治疗方案选择、放疗靶区的设置以及预后具有重要意义。比如，存在锁骨上淋巴结转移的肺癌患者是不推荐进行手术的，PET/CT比其他一些影像学检查更容易发现锁骨上淋巴结转移；再比如，准备进行放疗的肺癌患者需要准确地评估病灶和转移的情况，而PET/CT就能够相对准确地勾画出病变的范围，或者发现比较隐蔽的转移病灶。准确的分期直接关系到肺癌患者治疗方式的选择，能够帮助患者更好地进行个体化的治疗。

2. PET/CT检查可以作为肺癌治疗疗效的评价

肺癌患者在治疗中也可以进行PET-CT检查吗？是的。无论是采用化疗和靶向药物治疗，还是采用手术以及放射治疗的患者，PET/CT都是评价治疗疗效、及早发现复发的好方法。我们知道，抗肿瘤药物并不一定对每位肺癌患者都有效，但是具体效果需要一定的时间来观察才能作出判断。尽早发现药物无效，就能为更换治疗方案争取更多的时间，而且节约治疗费用。例如，在化疗开始前和化疗进行2个周期后各进行一次PET/CT检查，并比较两次的结果，有助于尽早判断化疗是否有效，比使用单纯的CT检查更早地明确治疗效果。肺癌患者在治疗结束后仍然需要关注两点：一是治疗（尤其是化疗）效果怎么样，二是有没有复发或者出现新的转移。如果化疗结束后肿瘤组织没有被完全消灭，在PET/CT图像上就会有相应的表现（代谢高），临床医生会根据具体情况给出下一步处理意见。另外，肺癌患者治疗结束后需要进行终身随访，因为很难预测肿瘤会不会复发、转移。PET/CT作为一项全身性的检查，有助于早期发现复发或转移病灶，可以用来进行定期复查。

总之，PET/CT检查在肺部肿物／肺癌患者治疗前、治疗中和治疗后都能起到积极的作用。由于这项检查比较复杂且相对收费高，患者需要向临床医生详细咨询，进行综合考虑之后再作决定。运用得当，PET/CT这项先进的检查技术能够帮助肺癌患者获得更好的治疗效果。

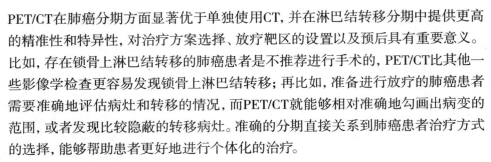

83 你知道吗，甲亢也会千变万化

周　霄　马玉波　核医学科

心跳持续加快、反复腹泻、皮肤过敏瘙痒、骨质疏松、肌肉震颤……这些看似风马牛不相及的病征，却很可能指向同一种疾病：甲状腺功能亢进症（简称"甲亢")。心跳快去心内科，反复腹泻去消化科，皮肤过敏去皮肤科，肌肉震颤，去神经内科，骨质疏松去骨科……在临床上，不少患者首诊对症的科室，治疗之后，久久不见好转，在一些有经验的医生推荐下，检查了甲状腺功能后，才找到了症状背后的真正推手。

1.7年难愈的心律不齐，竟是甲亢所致

曹女士（化名）今年65岁，初次就诊时，是因为7年难愈的心律不齐。"突突突地跳，感觉就像在打鼓，像一只小兔子在心上跑。"曹女士描述了发病时的感觉。只要这种感觉一出现，心跳维持在130~140次/分，整个人都软了，浑身没力气，什么事都做不了。她为此十分焦虑，而越焦虑，这种症状出现越频繁，如此形成了恶性循环。

曹女士先去心内科做了全套检查，医生没有发现冠心病的诊断依据。后来，还是一位有经验的医生建议她验个血，做了甲状腺功能的检查，结果发现甲状腺激素水平很高，被诊断为甲亢。"性子急、爱出汗、心慌、饭量大，但是人还是很消瘦，这些典型的甲亢症状，通常多在年轻人身上容易集中体现。但是，在老年人身上，甲亢却可能只有一种症状，或者表情淡漠，与甲亢典型症状不完全匹配。"老年人患甲亢，症状通常并不典型，可能只有心律不齐这一种症状，所以在诊断上往往具有较强的迷惑性。

2.千变万化的甲亢，迷惑着医患

其实，除了单纯的心律不齐外，甲亢还会"千变万化"，表现成不少其他的病征来迷惑患者甚至医生。

（1）反复腹泻：在年轻患者中，心慌、心悸的症状不明显，但是反复腹泻却比较普遍。甲亢引起的腹泻，其实与一般意义上的腹泻并不相同。它不会引起腹痛、拉肚子、里急后重、发热、食欲下降等症状，只是单纯的排便次数增多，大便多成型或半成型。这是因为甲状腺功能亢进后，胃肠道功能增强，肠道蠕动加快，普通人要三四个小时完全消化掉的食物，甲亢患者可能一个小时还没来得及充分消化吸收，食物就被推送到下一个肠段，食物在肠道内经过时间明显缩短，所以患者上厕所多，好像是在"拉肚子"。

（2）皮肤过敏：甲亢引起的皮肤过敏，主要表现为风团块的丘疹、瘙痒等，容易与药物过敏后的症状相混淆。去皮肤科就诊后，涂抹糖皮质激素药膏后会暂时缓解症状，但是过后又会反复，往往迁延难愈，发展为慢性皮肤病。最终要待其他一系列症状出现后，才会考虑到是甲亢。其实，皮肤过敏起疹、瘙痒的症状出现，是因为过高的甲状腺激素，使得皮肤的神经末梢过度兴奋敏感所致。

（3）骨质疏松症：骨质疏松症是甲亢患者的继发疾病。这在病程时间长、年龄偏大的患者中多见。一般如果甲亢在病程10年以上且未能得到有效控制，便会诱发骨质疏松症。因为甲亢会引起人体全身代谢紊乱，导致骨钙的流失多、吸收少，长此以往就会诱发骨质疏松症，表现为腰腿痛、各个关节疼痛，不能吃力，不能久站久坐。

（4）肌肉震颤：说话语速快、不连贯，写字拿笔拿不稳，这些问题其实都是由手抖、舌头震颤等肌肉震颤引起的，而它们的病根仍然在甲亢上。甲亢会让人体全身的神经都处于亢奋状况，而神经是支配肌肉运动的，神经末梢的兴奋会让肌肉不由自主地颤动。

有时重症者因颤动持续存在，结果神经末梢和肌肉之间的兴奋传导物质消耗殆尽，反而会出现肌肉收缩乏力。特别是下肢，下蹲后无法自行站立，需要扶手或他人帮助，这种情况有时反复发生，叫"周期性瘫痪"，是一种暂时性的"瘫痪"。更严重的患者只能卧床，甚至在感染、劳累、激动时会伴随高热、大汗、说胡话等，属于甲亢的生命危急状态，称"危象"，需要立即就近就地急诊救治。

3.同位素治疗，取消"多事"的甲状腺"生产线"

曹女士被确诊为甲亢后，转入了医院内分泌科，接受内科药物治疗。但是，内科药物治疗效果仍不够理想。后来，内分泌科医生推荐曹女士到了核医学科考虑尝试同位素治疗。在喝了这瓶白开水样的药水1个月后，效果出现了：突突突的心跳越来越少了，人一下子感觉轻松了很多。在1个月后复诊时，曹女士说，心慌、心悸的症状基本没有了。在第二次治疗后，曹女士的甲状腺功能水平已经完全恢复到了正常。

这瓶看似普通的药水中，蕴涵着一种放射性同位素：^{131}I（碘131）。"甲状腺激素的原料之一就是碘，因此，甲状腺是人体中吸收碘的器官。"当碘–131进入人体后，会向甲状腺处集中，然后发出射线，使其萎缩，相当于给甲状腺做了局部内放疗。当然，治疗的射线只有1~2mm的作用距离，不会影响甲状腺周围的组织器官，因此不会有其他不良反应。

"甲状腺功能亢进从根源上说，就是甲状腺激素的产能过剩。要从根本上解决问题，就是减少甚至取消甲状腺的生产线——甲状腺细胞。"马玉波说，碘131的半衰期是8天左右，加上人体自然的生物排泄，碘–131每隔5~6天在人体内就会减少一半，随时间推移会越来越少，两三个月后就会完全消失，正好也是甲亢好转痊愈所需要的时间。

4.宁愿甲减，勿要甲亢

"同位素治疗是彻底消灭甲状腺细胞，因此甲亢是绝不会反弹的。"不过，马玉波坦言，与此同时也会带来另一个问题：甲减。当甲状腺细胞死亡后，人体便无法再分泌甲状腺激素，或分泌不足，此时便会出现甲减症状。"而每天吃几粒药片，通过外源性补充如左甲状腺素（优甲乐）等甲状腺素，完全可以满足人体对甲状腺素的需求。"经过甲亢同位素治疗后的患者，一样可以结婚生子。

所以，两害相权取其轻。用甲减和终身服药替代来换取甲亢终身治愈是值得的，因为甲减终身服药的代价，要远远低于甲亢长期不愈和并发症的健康损害。这也是美国和一些欧洲国家首选碘-131治疗甲亢的主要原因。

84 皮秒激光：祛斑嫩肤可兼顾

张天成　张　振　激光美容科

近几年，皮秒激光作为一种能祛斑嫩肤的美容靓肤神器，让许多爱美的女性趋之若鹜。如此一来，难缠的黄褐斑、雀斑、老年斑和色素沉着得以摆脱，还能让皮肤年轻化，轻松告别"黄脸婆"的形象。皮秒激光在一些医美领域的确有其无可替代的优势，但这毕竟是一种医疗美容治疗手术，应该由经过专业培训的专科医生来操作，否则可能会事与愿违，造成全脸肤色暗黑等不良反应。

在最近一两年的门诊中，有越来越多的患者带着焦虑的情绪前来就诊，她们大多是在无医疗资质的美容院接受了所谓的皮秒激光治疗后，出现了色斑扩大加深，甚至将原来没有的黄褐斑激发了出来。然而，要解决这些问题，往往需要花费更多的时间和精力。

1.皮秒激光效果佳

皮秒激光作为激光美容领域里程碑式的技术革新，在皮肤美容的多个方面有着明显的优势。"皮秒"为万亿分之一秒，"皮秒激光"则是指拥有皮秒级别脉宽的激光。与传统的纳秒级别脉宽的激光相比，它以快速和强大的能力直接震碎黑色素，改善色素性皮肤问题。另外，皮秒激光可以在尽可能少损伤周围皮肤的基础上淡斑，并因刺激了胶原而产生较好的嫩肤效果。简单来说，皮秒激光可作用于表皮和真皮的色斑，对祛除雀斑、老年斑、咖啡斑、褐青色斑、太田痣，甚至是文身，都有比较明显且快速的疗效，还可以嫩肤、淡化细皱纹。

2.术后护理要谨慎

皮秒激光的术后护理有一些注意事项。首先，在激光后的第二天就可以洗脸，但尽量不要用洗面奶搓洗，以防把薄薄的痂皮提早搓去。一般来说，等7~10天痂皮脱落后就可以用洗面奶了，防晒霜、化妆等均无碍。其次，在痂皮脱落期间，可以用保湿霜（乳）、爽肤水、医用保湿修复面膜等保湿类护肤品，但敷面膜的时间不宜过长，10~20分钟即可，避免痂皮软化而提早脱落。若是不结痂的皮秒激光（治疗黄褐斑或嫩肤），一定要涂防晒霜，其余一切照常，没有特殊的注意事项。此外，在接受皮秒激光治疗后无须忌口。

皮秒激光并非对所有的色斑都有很好的治疗效果，有些色斑则需要多次治疗才能达到满意的效果，过度神化这项技术并不科学。进行皮秒激光治疗一定要到正规的医疗机构，切勿在没有任何资质的工作室或美容院做。

皮秒激光不仅能够祛除色斑，同时又兼具嫩肤效果，这在往日看来是很难实现的，确着为广大"有斑人群"带来了福音。经过近几年大量患者的积累和新治疗领域的开拓，专家研究团队将一些治疗经验和研究成果分享在了最高影响力的皮肤美容权威杂志上。其中，皮秒激光治疗褐青色斑几乎可以完全治愈，这方面的报道受到了国际同行的高度关注和好评。

85 怀孕为什么会长斑？能不能消除

许 珈 张 振 激光美容科 皮肤科

和怀孕有关的色斑主要有黄褐斑、雀斑、褐青色斑等，孕期长斑的原因多为体内激素水平变化，黄褐斑是最常见也是最令人困扰的。有些黄褐斑在产后第一次月经后能消退，另外一些不会消退的则需要治疗。而雀斑和褐青色斑都不会在数十年内自退，可以通过激光去除。

孕期长斑这个话题，几乎让每个怀孕的女性都倍感困扰。总的来说，孕期长斑有一半以上都是黄褐斑，也就是我们常说的"妊娠斑"。原因很复杂，主要是因为雌激素、孕激素的分泌刺激了黑素细胞，导致斑点爬上了脸颊。

多数孕期长出的黄褐斑，在产后第一次月经后会消退。但也有一些女性，脸上的黄褐斑比较顽固，孕后好几年都不退，这种情况下如果要祛斑，就得治疗。

十几年前，黄褐斑的治疗有效率的确不高，以我们科室为例，约20%的患者可以改善。如今这种情况已经反过来，80%以上的患者可以获得比较好的效果。治疗方式有很多，现在提倡的综合治疗包括药物、激光和防晒等。

1.肯定有人要问了，哺乳期能治疗吗

不推荐！因为哺乳期不能用药，口服、外用都不行。虽然可以用激光，但单靠激光治疗比较容易反复，不一定能好。所以还是建议新手妈妈们不要心急，等到哺乳期结束，脸上的斑还不见消退再到医院就诊比较好。

2.有关皮肤问题，很多时候都不得不提到"忌口"。那么，黄褐斑治疗期间，要不要忌口呢

实话实说，真的不需要忌口。想吃什么吃什么，不用担心。生冷辛辣，都可以吃，只要你喜欢。吃东西的确不必太讲究，但有一件事情必须得讲究，那就是防晒!

虽然目前黄褐斑的病因还没有被完全研究清楚，但已经肯定的是，阳光中的紫外线是罪魁祸首之一。把防晒作为首要的注意事项，的确因为这是最重要的，也是多数人了解后都可以做到的。目前，市面上孕妇可用的防晒霜也不少，可以选择适合自己皮肤类型的。

当然也有人会问，孕妇在孕育胎儿的阶段是需要多晒晒太阳的，以保证钙质的吸收，这样和防晒不是相互矛盾的吗?

其实，目前的研究已经证明了，只要在1周内有2次日晒（面部、颈部和手等露在外面的部位），每次15分钟，就完全可以满足钙质吸收的需要。为了避免黄褐斑的出现或已经出现的黄褐斑更加严重，完全可以面部（尤其是颧骨部位）涂抹好防晒霜后外出日晒补钙。

冬天也要防晒? 这是大部分人的防晒误区。是的，不仅仅是冬天要防晒，只要你外出一年四季都应该防晒。夏天紫外线强不必多说，冬天紫外线的确相对较弱，但因为皮肤干燥对紫外线的抵御也会下降。因此，冬天也得防晒。

提醒一句，虽然窗户可以隔绝掉很大一部分紫外线，但如果长时间坐在窗口且会接受到阳光照射，即便没出门，也需要防晒。

3.防晒产品怎样选择呢

夏季如果要长时间在户外活动，选择"SPF50+"以及"PA++++"的产品为好，可以最大限度防止晒伤。冬季，指数减弱一些也无妨。防晒霜应在出门前15分钟涂抹，涂搽量以1分硬币大小的产品涂敷于全面部为宜。有一点需要注意，防晒霜并不是涂一次就够。如果长时间在户外，建议3~4小时就重复涂抹一次。

 认识感冒及感冒的并发症

尹小燕　急诊科

人体的呼吸道包括上呼吸道和下呼吸道，通常鼻、咽、喉称为上呼吸道，气管和各级支气管称为下呼吸道。上呼吸道感染是指自鼻腔至喉部之间急性炎症的

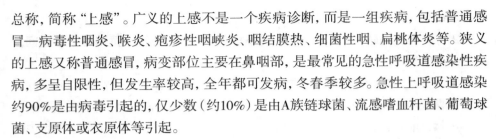

总称，简称"上感"。广义的上感不是一个疾病诊断，而是一组疾病，包括普通感冒—病毒性咽炎、喉炎、疱疹性咽峡炎、咽结膜热、细菌性咽、扁桃体炎等。狭义的上感又称普通感冒，病变部位主要在鼻咽部，是最常见的急性呼吸道感染性疾病，多呈自限性，但发生率较高，全年都可发病，冬春季较多。急性上呼吸道感染约90%是由病毒引起的，仅少数（约10%）是由A族链球菌、流感嗜血杆菌、葡萄球菌、支原体或衣原体等引起。

1.普通感冒临床表现

（1）症状：主要表现为鼻部症状，如喷嚏、鼻塞、流清水样鼻涕，也可表现为咳嗽、咽干、咽痒或灼热感，甚至鼻后滴漏感，可伴有低热、不适、轻度畏寒、头痛。

（2）体征：咽部充血，鼻腔黏膜充血、水肿，有分泌物。

（3）辅助检查：血常规检查。如为病毒感染，白细胞计数总数正常或偏低，淋巴细胞偏高，中性粒细胞偏低；如为细菌感染则白细胞总数增高，分类中性粒细胞偏高；如为支原体感染，白细胞总数偏低，此时需参考临床症状（体温升高、咳嗽重而痰少等）及其他检查，如血清IgM抗体测定和冷凝集试验、C反应蛋白（CRP）等。病毒感染CRP低于正常值；细菌感染CRP明显增高。

2.注意与下列疾病的鉴别

（1）急性扁桃体炎：引起急性扁桃体炎的病原体多为细菌，也可以为病毒。病毒感染类似普通感冒，体检发现扁桃体红肿，或有灰白色膜；细菌病原主要有A族链球菌，起病急、明显咽痛、畏寒、发热（体温可达39℃以上），体检发现扁桃体红肿或有黄色脓膜。

（2）疱疹性咽炎：疱疹性咽炎多为A组柯萨奇病毒，临床表现为发热、咽痛。体检可见咽充血，软腭、腭垂、咽及扁桃体表面有灰白色疱疹及浅表溃疡，周围有红晕。

（3）急性病毒性咽炎：多由鼻病毒、腺病毒以及肠道病毒、呼吸道合胞病毒等引起。临床特征为咽部发痒或灼热感，咳嗽少见，咽痛不明显。当吞咽疼痛时，常提示有链球菌感染。体检咽部明显充血水肿，颌下淋巴结肿大且触痛。

（4）急性喉炎：急性喉炎大多数由病毒引起，临床表现为声嘶、讲话困难、咳嗽时疼痛，常有发热、咽痛或咳嗽。梗阻时表现为呼吸困难，病毒性多为轻度呼吸困难，细菌性则可为重度呼吸困难。体检可见喉部水肿、充血，局部淋巴结轻度肿大和触痛，可听到喉部的喘鸣音。

（5）急性会厌炎：急性会厌炎多发生在冬春季，细菌为本病的主要病原，主要表现为全身中毒性症状，吞咽及呼吸困难。体检时可见声门上喉炎、炎症、水肿累及会厌、会厌皱襞、杓状软骨和喉室带，但很少侵犯声门和声门下区。

（6）咽结膜热：主要由腺病毒、柯萨奇病毒等引起。临床表现有发热、咽痛、畏光、流泪。体检可见咽及结合膜明显充血。常发生于夏季，儿童多见，游泳者易于传播。过敏性鼻炎多由过敏因素如螨虫、灰尘、动物皮毛、低温刺激等引起。起病急骤、鼻腔发痒、喷嚏频繁，鼻涕呈清水样，无发热，咳嗽较少；体检见鼻黏膜苍白、水肿；鼻分泌物涂片见嗜酸性粒细胞增多。

（7）流行性感冒：为流感病毒所致的急性呼吸道传染性疾病，传染性强，常有较大范围的流行。起病急，全身症状重，畏寒、高热、全身酸痛，眼结膜炎症明显，部分患者有恶心、呕吐、腹泻等消化道症状。鼻咽部症状较轻。某些急性传染病（如麻疹、流行性出血热、流行性脑脊髓膜炎、脊髓灰质炎、伤寒、斑疹伤寒）在患病初期常有上呼吸道症状，在这些病的流行季节或流行区应提高警惕，并进行必要的检查，以资鉴别。

3.感冒的并发症

气管（支气管）炎可为病毒性感染或继发细菌感染。表现为感冒后咳嗽症状加重，可伴气喘，早期痰量不多，但痰液不易咳出，2~3天后咳痰增多，甚至咳出黏稠厚重痰，可有低热、畏寒、全身乏力。体检胸部一侧或两侧可听到干性啰音，咳嗽后消失。辅助检查：病毒感染时血白细胞计数不升高，淋巴细胞相对轻度增加，细菌感染时白细胞及中性粒细胞升高；胸片检查可见肺纹理增粗。

肺炎可分为原发性病毒性肺炎、继发性细菌性肺炎或混合性肺炎。表现为感冒后2~4天病情进一步加重，或在感冒恢复期病情反而加重，出现高热、剧烈咳嗽、脓性痰、呼吸困难。体检可见肺部检查湿性啰音及肺实变体征。辅助检查：外周血白细胞总数和中性粒细胞显著增多；胸片检查示肺内斑片状影。

急性中耳炎常先有病毒侵犯而后继发细菌感染。临床表现先有感冒症状，继而耳痛、发热不退。需至专科进一步检查。

急性鼻炎及鼻窦炎其细菌病原类同急性中耳炎。急性呼吸道病毒感染多有鼻部侵犯，多数随呼吸道感染恢复而恢复，少数病例鼻炎迁延不愈或继发鼻窦细菌感染。需至专科做进一步检查。

4.急性心肌炎、心包炎

发病机制主要为病毒可直接介导心肌细胞损害及病毒入侵后机体发生的一系列免疫反应及细胞凋亡。多在感冒时或感冒后1~3周，患者突然出现胸闷、心悸、乏力、胸前区疼痛等表现，体检可见心律不齐甚至心力衰竭、心源性休克等表现，辅助检查可见肌酸激酶升高、心电图见异常等。

急性肾炎与机体对链球菌的免疫反应关系紧密，病毒感染亦可引起病毒性肾炎。一般发生在感冒后第14天左右。症状有头痛（因肾性血压增高）、下肢或面

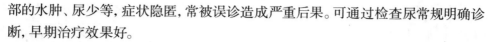

部的水肿、尿少等，症状隐匿，常被误诊造成严重后果。可通过检查尿常规明确诊断，早期治疗效果好。

心功能失常有心脏基础疾病的患者，感冒后易导致心律失常、心力衰竭、缺血性心脏病等。

5.什么情况下普通感冒容易出现并发症

（1）年龄＜5岁的儿童（年龄＜2岁更易发生严重并发症）或年龄≥65岁的老年人。

（2）体质虚弱伴有以下疾病或状况者：慢性呼吸系统疾病、心血管系统疾病（高血压除外）、肾病、肝病、血液系统疾病、神经系统及神经肌肉疾病、代谢及内分泌系统疾病、免疫功能抑制[包括应用免疫抑制剂或人类免疫缺陷病毒（HIV）感染等致免疫功能低下]。

（3）肥胖者［体重指数（BMI）＞30，BMI＝体重（kg）/身高的平方（m^2）］和妊娠期妇女。

（4）就医不及时或调理不合理，如感冒后剧烈运动或再次受寒、疲劳加班、淋雨等。

6.怎样避免并发症的产生

平时应注意增强体质，多到户外空气清新处进行适度的锻炼，养成良好卫生习惯，勤洗手，咳嗽或打喷嚏时用纸巾、毛巾等遮住口鼻，尽量避免触摸眼睛、鼻或口；居室和办公场所经常通风，保持室内环境清洁；感冒季节尽量少到人群密集场所，避免接触呼吸道患者；戒烟，避免二手烟吸入；气候变化时及时增减衣服；避免过度疲劳，保证充足睡眠；注意营养均衡，经常进食含维生素和蛋白质丰富的食物，多喝温开水。患感冒后应注意多休息，多饮水，避风寒，特别是在感冒初起时应及时休息，减少剧烈运动，多饮水，注意保暖。对症状较重或原有慢性支气管炎、肺气肿、冠心病、糖尿病等基础疾病的人，须及早就医，合理用药预防并发症。

 骨折术后康复最佳期

蔡　斌　康复医学科

骨折的治愈标准不仅仅是骨折断端的骨折愈合，还包括骨折处邻近关节、肌肉的功能恢复。很多骨折，尤其是关节周围的骨折，由于术后得不到及时和正确的康复指导和治疗,往往遗留骨折部位邻近关节的功能障碍,导致关节粘连或僵硬,带来终身的不便和痛苦。

1.如何防治关节粘连、僵硬

关节粘连、僵硬的预防比治疗更重要。重点是在不影响骨折愈合的情况下,尽早在专业人士的指导下进行安全、规范、科学、有效地康复治疗,才能最大限度地促进关节和肢体功能的恢复,同时最大限度地规避关节僵硬的发生。

早期的患者可以到康复门诊接受保守的康复治疗。对于关节僵直,简单粗暴地压、掰是不可取的,因为这样的方法不仅不能解决问题,还会带来新的损伤和并发症,如异位骨化,甚至造成骨折的严重后果,使关节功能雪上加霜。建议患者还是要去康复医学科接受更为专业的康复治疗,尤其是关节松动术治疗。当然现在的康复医学科都以神经康复(半边偏瘫)为主,所以患者还是要选择以骨科康复为特色的专科康复。

对于晚期的患者,康复医生会根据情况,或直接转骨科做微创松解手术,或经过一阵康复治疗后根据疗效反应来决定是否手术。

2.骨折后康复的最佳期是什么

骨科术后的患者通常在术后4~6周回骨科门诊复诊。因为经过这么长的时间,骨折部位基本都有一个初步的愈合,这个阶段恰恰是骨折康复的"蜜月期",如果缺乏专业的指导,又加之受到"伤筋动骨100天"的影响,多数患者采取静养、基本不动的做法,这样经过4~6周复诊的时候,肢体关节会出现不同程度的活动度丢失、关节粘连。而此时大多数医院的骨科医生都会让患者自行回家多活动、多练习,至于详尽的和专业的康复指导则无从谈及。这是因为骨科医生擅长的是手术而不是康复。患者这次复诊完会被要求1~2个月后再来骨科复诊。

通常术后6周~3个月是骨折术后康复的"黄金期",一方面骨折有了初步的愈合,另一方面此时的康复疗效很显著。然而,令人遗憾的是,大多数患者因为得不到骨科医生的推荐,自己又缺乏这方面的常识,依然得不到康复科的专业治疗。不可否认还是有一定数量的患者经过自身的锻炼可以基本恢复关节和肢体的功能,但同样不可回避的事实是,我们在门诊看到不少因为关节周围或者关节内骨折、复杂骨折的患者由于错过了康复的黄金期,最终留下了不可逆的后遗症。

术后3个月到术后半年,我们称之为骨折康复的"晚期"。晚期不代表无计可施,此期康复治疗依然有效,只是疗效大打折扣,要花费更多的时间和精力去与关节粘连、僵硬作斗争，治疗的手段也要比之前的"蜜月期"，"黄金期"复杂很多，需要依靠更多专业人士的手法治疗或关节松动术支具的牵伸等方法来做最后的努力。经过3个月高强度密集的康复治疗，还是有机会最大可能地挽救已经丧失的关节功能。

如果等到术后半年患者才来寻求康复治疗的话，我们通常会建议患者直接去骨科接受微创或开放式的松解手术，术后再接受康复治疗。因为此时的关节挛缩已经定型，保守治疗几乎收效甚微，再去花费更多的时间和精力不值得，还是直接进行手术松解来得直接有效。当然术后更需要及时进行康复，否则可能出现术后功能比术前功能还差的悲剧。

3.关节粘连无痛康复可能吗

在门诊常常看到很多膝关节和肘关节粘连、僵硬的患者，他们之前接受了很多引起患者剧痛的手法治疗，最后这些患者的治疗效果往往不如意。他们的医生常常告诉患者，不痛不会好的，患者也相信不痛怎么会把粘连拉开呢，于是天天忍受着治疗带来的疼痛。

关节粘连、僵硬用医学专业术语来说是关节挛缩。关节挛缩的成因很复杂，有关节内和关节外成因，不同原因、不同阶段的关节挛缩的治疗策略和治疗技术会有所不同，这些需要医生通过细致检查和专业分析来确定。关节挛缩的治疗技术包括软组织松解术、关节松动术、关节牵引、持续进展性牵伸等。与很多非专业人士表述的恰恰相反，关节挛缩的这些治疗技术都不会引起患者明显的疼痛。不仅不痛，而且粘连的关节经过一次治疗后总能获得明显的活动度的增加。

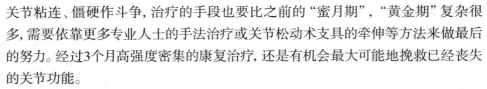

88 粘连僵硬的膝关节，也可温柔松解

周 霄 蔡 斌 康复医学科

1."暴力掰腿，是康复师的耻辱！"

"哇啊……""哎呦呦……"这连连不断的哀嚎声，不是出现在电视剧中特务机关的秘密牢房里，而是真实地发生在了我国某医院的康复科治疗室里。

原来，一位体型壮硕的中年男子，因为膝关节前交叉韧带断裂而接受了手术重建，但因为术后出现了关节及其周围组织的粘连，导致现在腿部僵硬无法伸屈。现在，只能依靠三名康复师的强制行动：两个人压着患者，一个人把已经粘连的关节组织试图强行掰开，希望借此恢复其腿部的活动功能。其剧烈疼痛可想而知，可以说堪比上刑。这样刑罚式的暴力掰腿，对我们康复师来说简直就是耻辱！而且，不少患者暴力掰腿后肿胀、粘连加重，康复之路更让人绝望。

而这样的暴力掰腿，目前还存在于我国很多的医院里。造成这样的局面，主要有三方面的原因。它们分别是关节外科手术与术后康复的脱节、术后康复理念的落后以及康复手段的单一。

2.康复，绝不是患者在家自己掰腿这么简单

如今，全民运动的热情高涨，暴走、跑马拉松以及踢足球、打篮球、羽毛球、乒乓球的队伍不断壮大。但是由于热身不足、运动过度、运动姿势不当以及保护意识欠缺，导致了运动创伤事件不断发生，在各年龄段人群中均可出现。膝关节则成为运动创伤中的主要部位。

而较为严重的膝关节损伤，则必须通过手术治疗才能矫正。如今，包括各类关节置换术、前交叉韧带重建术等在内的膝关节部位手术，每年都呈递增的趋势。"然而一个残酷的事实是，在大量的关节手术后，却很少有及时的康复治疗与之能衔接上。"蔡斌医生介绍说，任何运动创伤的手术，如果得不到及时有效的康复治疗，那么不仅手术效果大打折扣，而且带来的关节僵硬给患者造成的功能障碍甚至超过原本的运动损伤。

但是，目前我国不少骨科医生对术后康复的重要性认识不足，认为做完手术便是万事大吉了。其实，手术结束不是治疗的结束，而是康复的开始。如今一台膝关节置换术，整台手术要花数小时的时间，但是真正能让患者达到一个理想的运动功能，而不仅仅满足于行走，则还要有至少3个月的康复期。并且，这3个月康复期，绝不是骨科医生在出院前简单地指导锻炼方法，患者出院后在家里自己掰腿，或请亲友帮忙掰腿；而是需要在专业的康复治疗师的指导下，定期接受康复指导或治疗，才能恢复到正常的步态。否则当中只要有一个环节落下或出错，就可能造成终身遗憾。比如，关节组织的粘连，甚至是更严重的后果。有一位父亲就认为，请康复师锻炼是花冤枉钱，自己在家给大腿骨骨折术后的女儿掰腿，结果硬生生把女儿的大腿骨再次给掰断了。

3.手术不是治疗的结束，而是康复的开始

现在，不少骨科医生可能都没有真正理解，手术结束就是康复开始的意义。其实，康复锻炼是从手术后的第二天便开始了，虽然可能会有疼痛，但仍然需要坚持，因为这是保持关节活动性，避免粘连的最好办法。遗憾的是，如今不少患者在膝关节部位手术后，在床上躺了1周，此时手术创伤造成的炎症反应，给关节组织带来的渗出，很快会使关节纤维化，形成瘢痕并使关节及其周围组织发生粘连。那时，整条腿就像一根木棍一样，无法弯曲。

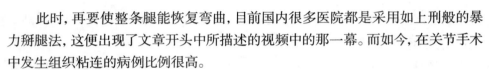

此时，再要使整条腿能恢复弯曲，目前国内很多医院都是采用如上刑般的暴力掰腿法，这便出现了文章开头中所描述的视频中的那一幕。而如今，在关节手术中发生组织粘连的病例比例很高。

用暴力手段掰腿，让患者疼痛得哀嚎不断，惨叫连连，这种简单粗暴的康复手段如同虐待患者，是现代康复医学主流所不齿的。我们的目标应该是让关节粘连患者有尊严地接受治疗。"No pain， More gain"，没有（很少）疼痛，得到更多获益。

4.姆瓦技术，给患者有尊严的康复治疗

正是基于此，我们发现了一条更人性化的康复治疗路径，将其命名为"姆瓦"。"所谓'姆瓦'，来源于麻醉时手法松解术MUA的音译。在国外，MUA已经成为有效处理前交叉韧带（ACL）重建术后粘连的方法。"其实，"姆瓦"被赋予了更深层次的专业含义："姆"就是像保姆一般温柔地对待患者；"瓦"就是指瓦解，即通过特定手法将粘连的关节组织松解开。

患者经过静脉全身麻醉后进入睡眠状态，在之后的20~30分钟，医生通过各种专业的手法，循序渐进地将粘连的关节组织一点一点地松解开。其实，"姆瓦"是一套系统治疗方法，不仅仅包括MUA，术前的关节消肿、术后的加压冷敷、48小时的镇痛泵支持下的持续被动运动，以及强化康复治疗2周，都是保证姆瓦治疗成功的不可缺少的要素。

我们回顾2017年3月—2017年6月收治的膝关节粘连患者8例（前交叉韧节4例，髌骨骨折2例，胫腓骨骨折1例，膝关节色素绒毛结节性滑膜炎1例），平均病程为13周（8~21周），姆瓦术后平均随访10周。结果显示，术中屈曲角度平均增加37°，最终随访结果比术中松解获得的角度还有所增加，平均增加了10°。

考虑到国内患者的情况，我们选取的膝关节术后粘连的患者病程会比国外相对较长，最长的是术后5个月，但不建议病程超过6个月的患者接受姆瓦。通常超过6个月的患者，会建议他去手术松解后再配合术后康复。另外，膝关节周围骨折的患者骨折没有很好的愈合的也不适合接受姆瓦技术。

我希望所有接受膝关节手术的患者，都可以得到及时、专业的康复治疗，防患于未然，远离关节粘连。一旦发生关节粘连，也应寻求科学的、人性化的康复治疗，比如姆瓦技术。给患者一个有尊严的治疗！

89 走进你所不熟知的"瘢痕疙瘩"
——隆突性皮肤纤维组织肉瘤

陈 骏 皮肤科

上海的张先生右肩背上有个长了20多年的瘢痕疙瘩,一直没有太大变化,便也没有特别在意。一年前疙瘩似乎有长大的趋势,于是在家附近的医院的手术切除,手术前后不到半小时,算是个很小的手术了。怎料半年不到,这个疙瘩又长到原来的大小,去医院就诊后才知道,这可不是普通的瘢痕疙瘩,而是一种罕见的皮肤恶性肿瘤:隆突性皮肤纤维组织肉瘤!

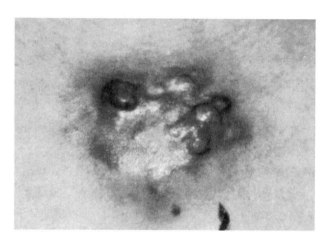

1.什么是隆突性皮肤纤维组织肉瘤

隆突性皮肤纤维组织肉瘤(dermatofibrosarcoma protuberan, DFSP)是一种成纤维细胞来源的低级别软组织肉瘤。发病率约为每年十万分之一,收录于世界7000余种罕见病名录中。尽管罕见,但却是最常见的软组织肉瘤。任何年龄均可能发生,以青壮年(20~50岁)多见,最小的发生于婴幼儿,男性多于女性。

它经过一段长时间的静止后,会进入快速生长期,具有恶性肿瘤的侵袭性,从表面的皮肤到深层的肌肉都有可能侵犯,造成疼痛、压迫甚至溃疡等。而最麻烦的是,它生长时会向周围组织伸出像蟹足一般的触手,呈现不规则分布。因此一般的外科手术难以将其彻底切除,造成该疾病极高的术后复发率。有患者来院前,由于一直未能正确诊断,在3年内复发了5次,反复的手术对生活造成了极大的负担。

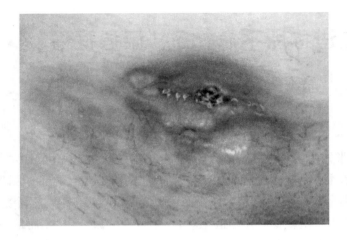

2.为什么会发生DFSP

DFSP往往散发，与遗传关系不大。其发病的主要原因在于17号和22号染色体的两段基因发生了重组，一段是控制血小板源性生长因子的PDGFB，另一段是生产胶原I型蛋白基因COLI1A1，前者过度激活了后者的表达。基因就相当于篆刻在细胞中的使命代码，这段重组的代码让细胞想要源源不断地生产胶原纤维，为了完成这个使命，它就汲取养分拼命生长，分裂，表现比腰椎间盘还要突出，最终隆起皮面形成巨大突起。大概也因此，1925年，病理学家Hoffman首次发现它时，才给它起了个这样的名字。

3.如何诊断DFSP

DFSP的诊断一直较为困难，文献报道中称，首诊的误诊率高达87%。

（1）影像学检查：肿瘤呈高度不规则的形状，且伴有蟹足样生长。

（2）病理学检查：肿瘤由形态相当一致的梭形细胞组成，呈特征性轮辐状或席纹状排列，无明显特异性，异型性小。病变位于真皮内，弥漫且不规则地向皮下脂肪侵袭，典型者呈花边样或呈与表皮平行的分支状的细胞束。

（3）免疫组化学检查：肿瘤细胞CD34多呈弥漫阳性，而凝血因子ⅩⅢa阴性。常见酶标一般显示为：Vim（+）、S100（−）、SMA（−）、MSA（−）、DES（−）、EMA（−）等。

（4）细胞遗传学分析：荧光原位杂交（fluorescence in situ hybridization, FISH）可检测到80%~90%的DFSP中存在染色体易位t（17;22）或额外环状染色体。环状染色体主要见于成人患者，而染色体易位见于儿童患者。

4.DFSP与瘢痕疙瘩主要鉴别点

	DFSP	瘢痕疙瘩
诱因	无明显诱因	外伤
良恶性	恶性肿瘤	良性肿瘤
临床表现	肤色或暗红色肿块,深入皮下浸润周围组织。初始生长缓慢,后可突然加速生长	坚实的橡皮样结节,局限于真皮与表皮层,生长缓慢
发病位置	全身,四肢及躯干多见	全身
发病机制	COL1A1和PDGFB融合基因导致胶原过度增生	创伤刺激后胶原纤维过度愈合
诊断方法	影像学,病理检查,免疫组化,细胞遗传学分析	临床表现结合病理
治疗手段	手术切除,伊马替尼单抗药物治疗	激光,手术,放疗
预后	一般不致命,易局部复发,少见远处转移	不致命,局部复发

5.DFSP会不会致命

DFSP虽然是一种恶性肿瘤,但恶性程度较低,很少致命,鲜有病例报道直接因该肿瘤而直接死亡的。它病程可以很长,有患者带瘤生存30年而不自知的,后肿瘤加速生长时才就医。它也很少转移,就自己在那里安静地生长。尽管如此,我们还是不能对它掉以轻心,一方面病程越长,后期越难以彻底切除,即使切除也会有巨大创面,重建修复都会有很大困难;另一方面,肿瘤一旦进入加速生长期,对人体本身就是一个巨大消耗,加上它可能会无节制地长到20cm,甚至更大,对生活的影响不言而喻。因此,对于该疾病,我们提倡要早发现,早治疗,并且规范治疗。

6.如何治疗DFSP

（1）手术治疗:外科手术为目前DFSP治疗首选,Mohs法切除可以有效降低DFSP复发率。

（2）放疗:放疗多被用于手术辅助手段,首选于术后切缘不干净且没法进一步切除的情况。如果不能接受手术,且之前没尝试过放疗,那么放疗可被单一使用。

（3）化疗:COL1A1-PDGFB融合基因阳性的DFSP患者,可在多学科会诊的联合诊疗下,考虑使用伊马替尼。

7.结语

由于DFSP属于罕见病,大众以及医疗工作者都缺乏认识和警觉,加之皮损缺乏特异性,因此,在病程初期往往非常容易出现漏诊和误诊的情况,最终错过最佳诊疗时期。随着DFSP呈进行性的增大,才逐渐引起患者的重视,再次就诊。但由于大部分皮损类似于瘢痕，常被误诊为病理性瘢痕，并纳入瘢痕的诊疗流程，如瘢痕针（含抗肿瘤药物）、放疗等治疗。由于此类治疗对肿瘤细胞也有一定程度的减瘤效果，因此，在治疗初期也存在一定疗效。但后期抗瘢痕治疗将无效，DFSP肿瘤体积仍持续缓慢增大。此时接诊的医生，常会采取活检或诊断性切除治疗等，通过病理学"金标准"，才得以明确诊断。

由于DFSP肿瘤高度不规则的形状伴许多延长蟹足的影像学特点，此时肿瘤体积较大、浸润范围较广，手术切除治疗创伤较大、修复重建有一定难度，且仍然存在肿瘤细胞残留引起的复发问题。

因此，提高大众及医务工作者对DFSP的认识与了解，减少对DFSP的漏诊、误诊，早诊断、早治疗，是改善DFSP的预后最行之有效的一种方法。

脂肪粒：明眸媚眼的破坏者

吉双琦　吴品茹　皮肤科

"真讨厌，眼周的脂肪粒化妆品都盖不住！"

"每次照镜子看到眼睛周围的脂肪粒，我的密集恐惧症就犯了……"

随着美容意识的加强，越来越多的女生对脂肪粒有了基本的认识，然而，却无法解决这些米白色、针头状的小疙瘩所带来的困扰。

事实上，脂肪粒不仅会出现在眼周，还有少数会发生在额头、膝盖处。医学上并没有"脂肪粒"一说，这些小疙瘩的学名应该叫"粟丘疹"。粟丘疹的形成与遗传体质有关，它起源于表皮或附属器上皮的良性肿物或潴留性囊肿，其外形类似结石，呈黄白色，约针尖或小米粒大小，用针挑破能看到白色小硬块。当皮肤不够清洁，如长时间使用浓重眼影等彩妆产品，或清洁过度，如过多使用磨砂膏、去角质产品的时候，都可能使眼周肌肤出现极微小的、肉眼无法察觉的伤口，进而在皮肤自我修复过程中产生白色小囊肿。

1.消除脂肪粒，切忌擅自用针挑

为了快速消灭碍眼的脂肪粒，有些女性擅自使用针挑破，殊不知这一做法危险重重。脂肪粒与扁平疣有时候容易混淆，扁平疣一旦被挑破，流出的液体带有病毒可能影响到面部其他伤口，导致感染扩散。再者，如果脂肪粒长在距离眼睛很近的位置，危险性也非常大，容易出血、落疤，需要医生通过专业的工具进行操作，很专业的手法才能一击即中，而且需前往正规的医院请皮肤科医生确诊后再做处理。

对于轻度的脂肪粒，日常生活中可以通过一些简单的方法缓解、消除。维生素A软膏，具有角质剥脱的作用，可以在医生指导下外涂使用。此外，维生素E作为主要的抗氧化剂之一，具有抑制眼睛晶状体内的过氧化脂反应、改善血液循环等功效。女生长期坚持涂抹维生素E油，有些脂肪粒会随时间变干，容易剥落。另外，也可以尝试热敷按摩去除脂肪粒。

具体做法是：用温水与柔和的洁面乳将面部洗干净；用温度为40℃的毛巾敷在脸上3分钟，将肌肤毛孔打开；在长有脂肪粒的地方，用按摩膏轻轻以打圈的方式按摩；按摩3分钟左右，看见脂肪粒上面出现白头后，用棉签轻轻将按摩膏擦掉即可。想要缓解面部的脂肪粒，还需要配合健康的生活方式，做到作息规律、避免熬夜，合理膳食、避免刺激性食物等。

2.适量涂抹眼霜，走出眼部护理的误区

脂肪粒虽然无碍健康，但是非常容易复发，因此，预防显得尤为重要。错误的护肤误区也是导致脂肪粒产生的原因之一。许多女性都会自觉皮肤干燥，为缓解这一问题而选用滋润度较高的产品，从而导致脂肪粒的出现。事实上，补水的前提是保持肌肤清爽，避免使用过多的化妆品。眼霜以米粒大小为宜，过量则会造成眼周皮肤的负担，脂肪粒随之出现。如果汗腺分泌油腻过多，那么，在补妆或者追加防晒的时候，也要注意面部清洁，以免堵塞毛孔。掌握护肤品正确的涂抹手法也很关键。采用从内而外，以打圈方式抹开、抹匀，再以手指和中指指肚，轻拍皮肤表面，直至感觉皮肤干爽、无油腻感。

电热饼会使人烫伤吗

倪　涛　烧伤科

最近天气冷，刘女士买了个电热饼，睡觉时放进被窝暖脚。上周末，刘女士熬夜追了部电视剧，天快亮时才昏昏沉沉睡去。醒来时，刘女士发现右脚脚踝起了个水疱。来到上海交通大学医学院附属第九人民医院就诊后，医生说是烫伤，刘女士觉得电热饼温度并不高，这难道也会导致烫伤吗？

电热饼、电热毯、暖宝宝等取暖设备虽然温度不高，但使用不当也会使人烫伤，即"低温烫伤"。低温烫伤一般指长时间接触中等温度的热源所造成的皮肤或皮下组织损伤（可造成烫伤的最低温度为44℃），一般多见于老年人、婴幼儿、糖尿病患者，大量饮酒、过度劳累的情况下也容易发生。低温烫伤的面积通常比较小，烫伤处一般呈圆形或椭圆形，多见于足跟、足底、脚踝、小腿前侧、臀部等。冬季使用取暖设备时应提高警惕，要用毛巾、衣物等将热源与皮肤隔开，避免某一部位长时间接触取暖设备，并随时观察皮肤情况，尤其是婴幼儿、老年人、糖尿病患者、生活不能自理者等。

92 走出对体检认识的误区

郑元超　体检中心

生活中，人们对于健康体检有着一些错误的看法，诸如：

1.不愿查——体检就是"没病找病"

每年，我国被确诊为肿瘤的患者有530多万人，其中，每年死亡的肿瘤患者有200多万人，这相当于一个中等地级市的人口。也就是说，一年时间，一个城市的人都没有了。体检的重要性在于使一些潜伏在我们身体里的"定时炸弹"及早被发现，并及时治疗。

2.体检不"划算"，就是浪费钱

我们要算好防病的账：如果一个患者已经到了肿瘤晚期，治疗的希望很渺茫，费用一定也会比早期肿瘤高很多，并且5年生存率很低。体检筛查是一个小投入、大回报的稳健投资。仅以胃癌为例，在日本和韩国，早期肿瘤诊断率可以达到70%以上，我国只有15%。虽然同在东亚地区，大家的生活习惯相对来说比较接近，但很重要的一点是，他们肿瘤体检筛查做得好。在日本，40岁以上的人每两年就要做一次胃镜筛查，是笔'划算'的投入。一个早期癌症的治疗费用大概是2万~3万，不需要做放、化疗，不需要其他辅助治疗。但如果是晚期癌症，动辄就是几十万元的开销。我们要算清楚这笔账，使更多的人认识到体检筛查的重要性，如果我国早癌发现率提高到相当于日本、韩国的平均水平，保守估计，全国居民家庭每年能少支出150亿元，国家每年能节省至少300亿元。

3.没事不检查，等身体出现不适再做体检

绝对不能有症状了再检查。人们有一个很大的误区就是，总是要等到有症状了，才想起来去医院检查看看。早癌往往没有任何感觉，等到症状出现了，可能就已经是晚期了。要让'发现一例早癌，挽救一条生命，拯救一个家庭'的观念普及。

4.体检没用，体检后没多久就得肿瘤

现在有很多体检机构都设定了一些体检套餐，多数是针对一些常见病，不可能将全身各器官的肿瘤都检查到。肿瘤检查创伤性较大,比如胃、肠镜,不可能人人都做、年年都做,因此有些疾病是会被漏掉的。一些发病率不高的疾病,更不可能动辄就做CT、MRI。普通体检套餐使用超声较多,但是超声所能检查的器官有限,有时对于位置比较深的胰腺癌等,易漏诊。这就是有些人为什么得到了正常的体检结果,却在不久之后被诊断为肿瘤的主要原因。但是,三甲医院体检中心对肿瘤检测的方式正在发展,有专门针对肿瘤体检的套餐。

5.肿瘤标志物都正常,说明没有肿瘤

患有肿瘤,肿瘤标志物也不一定高。肿瘤标志物确实有预警作用,但不能作为肿瘤的主要诊断依据。肿瘤标志物是应用科学方法检测到存在于血液、细胞、组织或体液中的物质,这种物质与肿瘤有关,可以从一定程度上反映肿瘤的存在,而且某些肿瘤标志物的高低还能反映肿瘤分期的早晚。但目前为止还没有一个肿瘤有非常特异的达到100%的标志物,也就是说,没有一项肿瘤标志物能100%查出肿瘤患者。一旦指标超常,总是会让人特别紧张。体检时受检者肿瘤标志物高,不一定有肿瘤,其筛查意义在于提示作用。肿瘤标志物升高也可见于非肿瘤疾病,比如慢性肝炎、前列腺增生、子宫内膜异位以及服用某些药物等都有可能干扰检查结果。现在,特异性最高的用于检查肝癌的甲胎蛋白(AFP)其特异性也只有70%~80%,换句话说,在所有的原发性肝癌患者中,有70%~80%的患者会产生肿瘤标志物超标的现象,剩下还有20%~30%的患者,指标是正常的。肿瘤的诊断不能单独依靠肿瘤标志物的检查,只有持续观察肿瘤标志物的动态变化才能作为判断依据。如果之前有肿瘤相关的病史,或者在随后的跟踪检查中发现肿瘤标志物持续升高,应警惕,需要进一步进行CT、B超等检查。特别是要通过病理学检查才能明确诊断。

6.慢性病不必定期体检

近几年,据专家调查慢性病发病率在逐年上升,年轻化现象也比较明显。在死因构成中,约70%死于慢性疾病。有些高血压或糖尿病患者,虽然一直在吃药,却不知道吃药的效果如何。在一般城市,除了单位团检,每年定期体检的慢性病患者并不多。预防慢性病一定要定期体检,有助于监控病情的发展,也为用药提供依据。体检并不是单纯要查出危急重症,更重要的是发现某些可能引起慢性病的风险因素,根据每个人的身体隐患,可以通过改变不良生活方式,最大限度地降低疾病的困扰,是早期发现、预防、诊断、治疗疾病,提高健康水平的有效方法。

7.体检后发现问题,反而增加心理负担

健康检查后,受检者大多会有一些异常的数据出现。不用慌张,三甲医院体检中心都有专家解读体检报告,要遵从医生建议,加以追踪、治疗或改变生活习

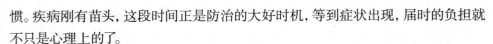

惯。疾病刚有苗头，这段时间正是防治的大好时机，等到症状出现，届时的负担就不只是心理上的了。

8.体检讲"名人或熟人效应"

每当有名人或熟人得病或猝死，就会引发一股体检热潮。看起来是越来越关注自己的身体健康了，实际却有点临时抱佛脚的意思。渴了才喝水，病了才就医，这还是许多人的生活方式，肯定不如没病防病，把握健康的主动权。体检切忌跟风，不要非等某某得病、离世来为你敲响健康警钟。

9.担心辐射而留健康隐患

现在听说X线检查对人体有害，许多人便拒绝透视。就因为如此，有人错过了治疗肝癌、肾癌、乳腺癌的最佳时机。实际上，现在的X线检查的辐射剂量远远低于国际上规定的人体器官可接受的射线剂量标准，而且一年一两次、一次几十秒的X线检查，对人体的危害程度不大。除了女性妊娠期不宜检查外，其他人不用过多担心。

10.一次体检三五年无忧

许多人往往在一次体检后，看到自己身体一切正常，就觉得万事大吉了，认为这一次的结果能管挺长时间，三五年内都不用再做体检了。这样的想法是错误的。我们要认识到自己的身体是一个动态系统，每天都在不停地发生着细微的变化，一次体检的结果并不具有长期的意义，甚至几个月内就可以改变。体检要坚持定期进行，因为它的目的就在于可以及时发现疾病，而及时发现又是取得良好治疗效果的关键，这是体检的真正意义所在。

11.体检报告随手扔

很多人在体检之后，看看结果就随手将体检报告扔了，觉得既然没查出毛病，就没有保留的必要。去年和今年的体检结果可能都是正常的，但如果其中某项指标有了很大变化，那就有必要引起重视了，因为可能有某种疾病的倾向。经过医生对不同时间体检结果的比较，会发现一年来某人身体状况的变化，有利于及时做出诊断或防范。因此，体检报告要好好保存，切勿乱扔。

93 正确认识他汀类药物

金 剑 田 鋆 药剂科

他汀类药物（statins）是羟甲基戊二酰辅酶A（HMG-CoA）还原酶抑制剂，此类药物通过竞争性地抑制内源性胆固醇合成限速酶HMG-CoA还原酶，阻断细胞内羟甲戊酸代谢途径，使细胞内胆固醇合成减少，从而反馈性刺激细胞膜表面（主要为肝细胞）低密度脂蛋白（low density lipoprotein, LDL）受体数量和活性增加，使血清胆固醇清除增加、水平降低。他汀类药物还可抑制肝脏合成载脂蛋白B-100，从而减少富含甘油三酯的脂蛋白的合成和分泌。自上市以来，他汀类药物因为其优秀的降血脂功效而受到广大患者的信赖。

1.常见的他汀类药物

市场上常见的5种他汀类药物，分别是瑞舒伐他汀（舒夫坦、托妥、可定等）、洛伐他汀（美降之、洛瓦停、洛之达、洛特等）、辛伐他汀（舒降之等）、氟伐他汀（来适可、富伐他丁、氟瓦停等）、阿托伐他汀（立普妥、阿乐等）。

2.如何正确使用他汀类药物

瑞舒伐他汀常见片剂或胶囊剂；洛伐他汀常见片剂或胶囊剂；辛伐他汀常见片剂；氟伐他汀常见片剂；阿托伐他汀常见片剂或胶囊剂。

他汀类药物适用于以血清总胆固醇升高为主的混合型高脂血症，可用于高蛋白脂症I型及纯合子家族性高胆固醇血症的治疗，亦可用于中早期急性冠状动脉综合征患者以抑制血管内皮的炎症反应，稳定粥样斑块，改善血管内皮功能，并且延缓动脉粥样硬化程度、抗炎、保护神经和抗血栓等作用。他汀类药物可有效控制血脂水平，但不同药物适应证有一定区别，如氟伐他汀适用于饮食未能完全控制的原发性高胆固醇血症和原发性混合型血脂异常，阿托伐他汀适用于家族性高胆固醇血症，辛伐他汀适用于冠心病合并高胆固醇血症。

他汀类药物以口服给药为主，如阿托伐他汀起始剂量每次10mg，每日一次；瑞舒伐他汀起始剂量为每次5mg，每日一次；洛伐他汀起始剂量为每次20mg，每日一次，晚饭后服用；辛伐他汀初始剂量为每次10mg，每日一次，每晚顿服，之后可根据病情增加剂量，但不能超过每日80mg。

3.容易出现的不良反应

由于大多数患者需终身服用此类药物，所以对他汀类药物的不良反应应给予高度重视。最常见的不良反应有胃肠道反应，如腹痛、腹泻、便秘等，症状较轻，停药后可缓解。偶尔可引起血氨基转移酶可逆性升高，因此需检测肝功能。罕见不良反应有肌炎、肌痛、横纹肌溶解，表现为肌肉疼痛、乏力、发热，并伴有血肌酸磷酸激酶升高、肌红蛋白尿等。横纹肌溶解可导致肾衰竭，但较为罕见。

4.注意事项

（1）用药时间、饮食都会对他汀类药物的疗效有影响。所以，在夜间或饭后服用效果最佳，高脂、高胆固醇食物影响他汀类药物降脂效果，应避免食用。

（2）以下几种情况绝对不允许服用他汀类药物：对他汀类药物过敏、活动性肝病或不明原因血氨基转移酶持续升高、严重肾功能损害的患者、孕妇或可能受孕的育龄妇女。

（3）服用他汀类药物需遵照医嘱，不可自行增减药量，也不可自行缩短和延长服药间隔，请勿随意停药、换药。

（4）其他药物与他汀类药物同时使用须谨慎。如氟伐他汀和贝特类药物、烟酸、氟康唑、环孢素连用需慎重；胺碘酮或维拉帕米与辛伐他汀合用会增加横纹肌溶解风险，故应使用其他他汀类药物替代辛伐他汀；既使用维生素K拮抗剂（如华法林），又使用瑞舒伐他汀或阿托伐他汀，应适当检测INR（国际标准化比值，是从凝血酶原时间和测定试剂的国际敏感指数推算出来的）。

（5）用药期间应定期检查相关指标，即血胆固醇和血肌酸磷酸激酶水平。另外，应用本品时血氨基转移酶可能增高，有肝病史服用本品还要定期检测肝功能试验。

（6）用药过程中发生异常状况应及时就医。如血氨基转移酶增高达正常限高的3倍，或血肌酸磷酸激酶显著增高，或有肌炎、胰腺炎表现，可停用本品。

（7）特殊身体状况下使用他汀类药物时，需慎用。如有低血压、严重急性感染、创伤、代谢紊乱等情况，使用药物后可能出现横纹肌溶解后的肾功能衰竭。

94 还你一对"自信"的耳朵

蒋美琴　张如鸿　整复外科

不是每个人的一生都是完整的，但是每个人都希望自己有一个完整的人生。

从呱呱坠地的婴儿开始，生命就有可能出现残缺。比如小耳畸形，一种在胎儿时期无法识别的出生缺陷，就可能会给孩子的一生带来莫大的影响。但是有一群人，他们用"上帝的手"复原了这些孩子不完整的人生，还给他们一对"自信"的耳朵。

1.心理障碍比听力障碍危害更大

小耳畸形是一种先天性的耳廓发育畸形，耳朵整体大小比正常人要小，而且缺乏正常的结构。比如，有的耳朵上的沟沟回回没有了，有的耳朵看上去就像一粒小花生米，有的耳朵外轮廓没有了，有的耳垂没有了，有的耳蜗没有了，有的耳朵就是一块"光板"，有的耳朵是耷拉的……总之，跟正常的耳朵不一样，感觉缺了很多东西。其中有将近一半的患者没有耳道（耳洞），伴有一定的听力障碍。

小耳畸形在亚洲的发病率比较高，我国小耳畸形的发病率将近1/4000。很多患儿会用头发把耳朵遮起来，不让别人看到自己的"不同"，甚至有些男孩子把头发留得很长，像女孩子一样。家长往往会担心患儿的听力问题，其实单侧小耳畸形的孩子，听力障碍对日常生活的影响并不大，反而是心理方面的问题更严重。很多孩子会出现心理障碍、社交障碍，甚至自闭，产生自卑心理，缺乏自信，影响学习能力，对孩子的成长乃至一生都会产生严重影响。

"我们曾经做过量表分析，患儿的心理跟正常孩子相比，存在很大的问题。"一个耳朵的缺损导致了患儿社交能力、沟通能力的障碍，以及性格、心理障碍。所以，耳朵外形的构建就显得更为重要。

2.手术时机满足两个"6"

为了不影响孩子的心理健康，是不是可以在孩子发现自己的"不同"之前，就尽早做手术呢？对此，张教授表示，手术时机的选择，必须同时满足两个"6"：

（1）手术年龄必须超过6周岁。

（2）胸围必须超过60cm。

"小耳畸形的耳再造手术的年龄，现在通用的标准是6周岁，但这是理论上的最低年龄。"张教授表示，"有些儿童可能6岁的时候胸围达不到60cm，同时满足这两个标准的最佳年龄在10岁左右。"

3.手术并非越早越好

主要有两个原因：

（1）耳朵的发育基本上到6岁定型，这个时候发育完成约90%。如果太早手术，正常一侧的耳朵还没完全发育好，后期还会再生长，而参照其再造的耳朵后期不会再生长，那么，两个耳朵的大小就会出现明显的差异。

（2）6岁儿童正好要准备入学了，幼儿时期宝宝的社交需求比较低，处在懵懂时期，对于自己的"不同"也不会有过多的在意，对宝宝的心理和社交影响不大。6岁以后要准备进入小学学习了，孩子的社交需求越来越明显，相互交往、观察、比较，小耳畸形的影响就会凸显出来，这个时候就需要手术了。

4.手术年龄不宜偏大

选择合适的手术年龄非常关键。张教授表示，小耳畸形手术的年龄也不宜偏大，因为年龄大了以后骨头变硬，皮肤弹性变差，会给手术增加难度，手术后的效果也可能没有那么好。

"整形外科耳再造手术就像创作一件艺术作品，这件艺术作品的最佳创作年龄就是10~12岁。"张教授比喻说，"年龄越大，艺术品的完美程度可能就会下降。"

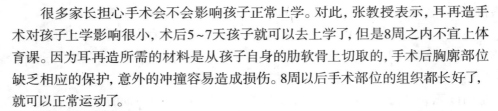

很多家长担心手术会不会影响孩子正常上学。对此，张教授表示，耳再造手术对孩子上学影响很小，术后5~7天孩子就可以去上学了，但是8周之内不宜上体育课。因为耳再造所需的材料是从孩子自身的肋软骨上切取的，手术后胸廓部位缺乏相应的保护，意外的冲撞容易造成损伤。8周以后手术部位的组织都长好了，就可以正常运动了。

5.如何补救孩子的听力

小耳畸形既有外形上的缺失，也有功能上的障碍。对于伴有听力障碍的患儿，我们如何来补救孩子的听力呢？

人能听到外界的声音，通过两种方式的传导：一种是耳道传导，又称气传导，占听力的60%；还有一种是颅骨传导，又称骨传导，占听力的40%。

生活中我们都有这样的体会：即使把耳朵闷住了，也能听到声音，只不过音量比较小，这种声音就是通过颅骨传导听到的。所以，小耳畸形的患儿即使耳道缺失，听力障碍，也可以通过耳后植入助听器的方式，扩大颅骨传导的声音来弥补听力。

6."打耳洞"需慎重

有的家长可能会觉得：是不是可以打个耳洞，既增加美观，又能恢复听力？

目前而言，不提倡通过打开耳道来提高听力。其实没有耳道，对孩子的听力影响并不大。

对于单侧小耳畸形的患儿，疾病对孩子心理造成的影响比听力障碍造成的影响程度更大，患儿可能存在20%~30%的听力缺损，但是这种程度的听力缺损对生活不会造成很大的障碍。张教授坦言，以现有的医疗技术帮助患儿打开耳洞，重建耳道，反而会带来很多其他的问题。"对于整形外科来说，包括耳洞再通、泪小管再通等所有管道再通手术都非常困难，现有的医疗技术很难避免一些比较严重的并发症。"

生理性的耳道是弯曲的，人工耳道没法做到生理性弯曲，手术成功的概率也非常低，目前只有10%左右。

另一方面，耳洞在耳朵的美观方面所占比重很小，处于比较隐蔽的位置，大多数角度其实都看不到耳洞，只有在一个人的斜后方仔细看才会发现有没有耳洞。耳洞的作用更多体现在功能方面。

7.双侧听力障碍需尽早补救

单侧听力障碍对患者生活影响很小，双侧听力障碍则对生活影响很大，需要及时进行功能弥补。

"双侧畸形一定要尽早干预，因为双侧听力障碍对幼儿早期的语言发育会产生很大的影响。"双侧畸形的患儿,听力只剩下40%的骨传导,早期干预并不是把耳道打开重建气传导,而是放大另一条通路——骨传导。早期可以选择头戴式助听器,又称软带,可以放大骨传导的声音。

等到孩子长大到一定的年龄段,满足手术条件时再做整形手术,完成第二次耳整形术的同时植入助听器。

8.待之如常,他便如常

对于小耳畸形的孩子,家长要把他当成正常孩子一样对待,不能过度溺爱。

生活中,有些人因为存在某些缺陷,就会把所有出现的问题都归因于这种缺陷。小耳畸形单侧耳道缺失确实会有听力障碍,但是这种听力障碍对孩子的生活学习影响并不大,不要把这种轻微的听力障碍作为孩子学习成绩不好或者表现不好的借口。

2005年,一个在读初三的女孩,因单侧小耳畸形,没有耳道,轻度听力障碍,做了整形手术。进入高中后,这个女孩不仅学习更加优异,各种课外活动也非常积极,性格活泼开朗,成为学生中的"领袖"。后来,她还学会了5种语言,曾在联合国和欧盟总部实习,现在于沃尔顿从事博士后工作。

这个例子可以鼓励患儿及家长。有些家长对孩子的教育非常好,即使存在小耳畸形,也待他如正常孩子一样,孩子也充满自信,内心非常强大。

"有很多孩子手术后,成绩一下子就提高了,人也变得开朗了,这是孩子找回自信的一种表现。"这就是整形手术的意义,同时也需要家长的配合,对孩子进行正确的心理辅导。

95 微整形=微风险吗

李青峰 孙宝珊 刘 凯 整复外科

近年来,"微整形"凭借"创伤小、见效快、安全便捷"的宣传口号打动了不少人的心。一些非法美容机构和个人也盯上了这一市场,利用微博、微信等方式开展非法医疗美容服务。在很多人的印象中,微整形不开刀、风险小、任何单位哪里都可以做。事实真是这样吗?

1.微整形,也有一定风险

不少人对微整形不了解,以为微整形只是"打打针",没必要去医院。实际上,尽管相对于其他整形手术,微整形确实比较安全,但"微整形"不等于"没整形"，它仍属于医疗行为，也存在一定的风险。一般地说，微整形的风险主要有两方面。

首先是位置。比如额部与颞部，就属于风险较高的部位。额部血管众多，注射玻尿酸的位置和深度很有讲究，稍有不慎，不仅达不到理想的丰额效果，还有可能误将玻尿酸注入血管造成动脉栓塞，严重者会失明。结构复杂的颞部（俗称"太阳穴"部位）也是微整形的高危部位，即便是自体脂肪填充注射，也有可能因为操作不慎，将脂肪注射入血管而导致脑栓塞。其次是材料。即便是正规的注射美容产品，部分人也可能对其过敏；另一方面，面部不同部位的玻尿酸最大注射量是不同的，如果注射量把握不好，可能导致面部不自然，影响美容效果。

2.远离"三非"，方能远离危险

从事微整形的机构、人员都必须取得相应的资质，使用的药品、器械要合格、安全，还需要按照规定进行术前评估、制订手术方案，才能将微整形的风险降至最低。广大求美者一定要远离"三非"——非法整形医疗机构、非法整形医生和非法整形美容产品。为了确保微整形的疗效与安全，求美者在术前应将自己的病史如实告知医生，由医生判断是否可以做微整形，切忌隐瞒病情。同时，求美者还应配合医生做一些常规的术前检查，以便了解目前的身体状况是否符合手术要求，规避可预见的手术风险。

打针除皱效果能维持多久

倪　涛　整复外科

打针可以去除脸部的皱纹吗？是否需要经常打？效果能够持续多久呢？

面部皱纹产生的原因很多，有些皱纹（如鱼尾纹、川字纹、抬头纹、鼻唇沟纹等）的产生与主导表情的肌肉活动有关，面部肌肉收缩时就会产生皱纹或使已有的皱纹加深。

在这些表情皱纹出现的早中期，局部注射适宜剂量的肉毒毒素，可抑制相关表情肌肉收缩，达到消除、减轻皱纹或预防皱纹加深的效果。

安全剂量的肉毒毒素在人体内的代谢时间一般为4~6个月，也就是说，注射肉毒毒素后除皱效果可维持4~6个月。

此外，体质、胖瘦、正在使用其他药物、高温环境等因素也会影响药物代谢，因此除皱效果及维持时间会因人而异。需要提醒的是，计划怀孕者、重症肌无力、多发性硬化症、上睑下垂等疾病患者不能注射肉毒毒素。

 97 关于瘢痕那些事

昝　涛　整复外科

瘢痕是各种创伤后所引起的正常皮肤组织的外观形态和组织病理学改变的统称。瘢痕组织是人体创伤修复过程中的一种自然产物。

1.常见瘢痕有哪些?

临床上根据瘢痕组织学和形态学的区别,可以将其分为:表浅性瘢痕、增生性瘢痕、萎缩性瘢痕、瘢痕疙瘩等。

2.瘢痕有哪些危害

(1)影响外观:主要表现为局部组织增生,色素沉着或者脱失等变化,导致瘢痕处与周围正常皮肤的色泽和质地不一致,影响患者外观。

(2)影响功能:瘢痕挛缩,牵拉周围结构,造成畸形,同时引起肢体活动受限和功能障碍。

(3)感觉异常:病理性瘢痕常伴有痒、痛等不适。

(4)发生溃疡,继发恶变:长期的溃疡有癌变倾向,此类患者应当及时进行切除手术。

(5)心理障碍:以上危害会给患者造成较重的心理负担,影响患者正常的工作和学习。

3.哪些因素会影响瘢痕的形成?

瘢痕的形成与多种因素有关,如种族、年龄、体质、代谢状态等全身性因素,部位、皮肤张力线等局部因素,以及手术切口、治疗方法、感染等外在因素。

4.哪些人属于瘢痕体质?

通常认为瘢痕体质具有以下特点:家族中有多个患者,具有遗传倾向;每个患者身体的不同部位在不同时期受到不同原因的损伤均可出现瘢痕瘤样增生,即使是不经意的轻微损伤。因此,真正具有瘢痕体质的患者是比较少见的。

5.目前治疗瘢痕有哪些方法

治疗瘢痕的方法有:压力疗法、药物治疗、放射疗法、激光治疗和手术治疗等。

6.瘢痕最新的治疗手段有哪些?

近年,瘢痕的治疗理念和方式发生了较大的改变。在非手术治疗方面,自体脂肪注射移植技术不引起免疫反应，具有良好的生物相容性，机械损伤小，可操控性强，并发症发生率较低，对改善烧烫伤后表浅瘢痕、凹陷性瘢痕的外观和功能具有良好疗效，亦可用以预防瘢痕的形成，不失为一种理想的瘢痕治疗方式。在手术治疗方面，皮肤软组织扩张技术，穿支皮瓣、预构皮瓣、预置皮瓣等理念和技术被广泛用于瘢痕的治疗，使瘢痕的治疗水平提高到一个新的高度。其中，皮肤软组织扩张技术被公认为整形外科具有里程碑意义的成果之一，已被广泛推广用于各种瘢痕类型的修复，尤其是各类烧伤后畸形。

7.手术后如何预防瘢痕的形成？

（1）原则：一般使用2~3种方法联合治疗。

（2）减小伤口张力：术后可以使用减张胶布、外用硅凝胶膜，如瘢痕贴、瘢痕敌等。在伤后半个月开始应用至伤后半年，每天使用时间越长效果越好，连续治疗3个月可见疗效，出现皮疹应暂时停用，待消退后再次使用。

（3）精心包扎，保持伤口湿润：伤口愈合过程中定时换药，保持伤口处的干燥，加速伤口愈合。伤口愈合后使用硅胶膜和护肤品保持瘢痕的湿润，减少水分丧失，可以改善瘢痕质地，通常硅胶膜可以在术后3个月内佩戴，每天12小时以上。

（4）加压治疗：创面愈合后，可以内贴硅胶片，外用定制的弹力衣裤局部加压包扎，压闭瘢痕内的血管，一般需至少坚持3个月。

（5）抗瘢痕药物治疗：多用于具有瘢痕体质遗传史，发生瘢痕疙瘩的患者，常用的有曲安奈德等。

（6）放疗：主要抑制细胞分离与代谢，照射后胶原合成减少，胶原纤维成熟加快，排列均匀。一般适用于面积不大的增生性瘢痕、瘢痕疙瘩。一般在术后早期进行。

（7）光电技术疗法：临床应根据瘢痕的颜色、类型、部位和患者的特征来选择合适的激光进行治疗。

（8）功能康复：早期体育疗法、避免日光照射。伤口摩擦、注意伤后皮肤护理。

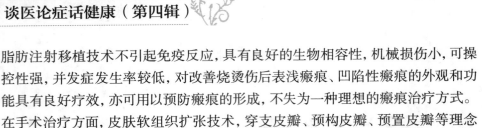

98 服用中药期间辨证论"忌"

洪　声　中医科

慢性病人在日常生活中经常会遇到忌口的问题。忌口就是对饮食的禁忌，是

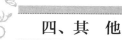

人们在服用中药或者患病期间不该吃的食物，如果吃了这些食物，会对健康或疾病康复产生不利影响。

早在东汉时期，中医名家张仲景就有关于各种食物禁忌的论述："所食之味，有与病相宜，有与身为害，若得宜则益体，害则成疾，以此致危，例皆难疗。"元代《饮膳正要·卷第二服药食忌》记载：有茯苓勿食醋""有半夏、菖蒲，勿食饴糖及羊肉"。提示服用一些中药药材时不可同食某些食物。

忌口一定要遵循因人而异、因病而异、因药而异、因食而异的原则，提倡辨证论"忌"。按体质论，如果是实热体质，性燥温热的羊肉就是忌口的食物，而羊肉对于虚寒体质者就是滋补品，食之畅然。同样，实热体质适合服用清凉食物，比如菊花、百合、藕等，但对于虚寒体质，尤其是脾胃虚寒的，菊花、藕就是忌口之物。

西医学也非常重视忌口，比如水肿患者忌多盐，糖尿病者忌甜食，黄疸患者忌油腻，胃酸者忌酸，腹泻者忌苦寒。一些过敏性疾病，如果明确是海鲜过敏，医生就会提醒忌口海鲜；一旦忽略禁忌，轻则诱发病情，重则危及生命。

病患常见有盲目忌口的情况。有人一喝中药就鱼腥虾蟹统统忌，忌生冷水果，忌鸡蛋家禽，忌茶，忌咖啡。这种一叶障目的行为，会人为地引起营养偏失，反而引发各种疾病，这是属于"忌口太过"。也有人错误地认为只要一喝中药就不能吃绿豆，不能吃萝卜、喝茶；有人轻信某些讹传，片面不加分析地忌口，如长期拒绝动物蛋白，或过度迷信营养产品、保健品，久之也会引发营养失衡。这一类则属于"忌口不当"。

对于一些特殊人群，比如肿瘤患者，更应注意怎么忌口、何时忌口。譬如口腔颌面部肿瘤患者，因为病位特殊，不能自主进食、咀嚼和吞咽，影响食物的消化和日常营养摄入，如何合理饮食、合理忌口显得尤为重要。再如手术、放化疗后患者应忌温燥辛辣、粗糙坚硬、过烫的食物，以免刺激黏膜引发出血、溃烂、疼痛，延缓创面愈合；术后稳定期应均衡营养，健运脾胃；晚期患者不必过度强调忌口，应随食而安，遵循"胃以喜为补"的原则。

俗语说，"吃药不忌口，枉费医生手"。如果服用中药期间不忌口，或是盲目忌口，或是忌口不当，就会直接影响治疗药效。最后还要提醒大家，如果遇到弄不明白，或是难以判断的情况，切莫自作主张，最好去正规医院找正规中医师，获得正确的忌口指导。

冬病夏治克慢性顽疾

黄晓莺　中医科

　　冬病夏治是中医"治未病"思想的产物，也是中医学中的特色疗法之一。即在夏天通过中医外治内服等预防手段，使机体阳气充沛，气血旺盛，从而改变体质和疾病状态，达到冬天不发病或减轻发作的目的。

　　敷贴疗法属于中医学外治法，也是冬病夏治的一大特色。它是通过药物敷于特定的穴位，通过皮肤的吸收和渗透而发挥治疗作用。那么，敷贴疗法的作用有哪些呢？敷贴疗法能提高机体免疫功能、增强抗病能力，调整脏腑、经络和机体的功能。

　　冬病，就是在冬季易发作、常发作的疾病。具体来说"冬病"的易发人群多为虚寒体质。敷贴疗法可以运用在哮喘、慢性咳嗽、慢性过敏性鼻炎、骨关节炎（寒痹）、慢性腹泻、痛经、宫寒不孕等病证。

　　冬病夏治穴位敷贴，需要至少3年以上的长期使用，间断治疗会影响疗效。具体可以分为：

　　（1）大敷贴运用医院自制药剂通过电极板、中药离子导入的方式，使药物透皮吸收而达到治疗目的。一周1~2次，每次20分钟左右，一个月为一个疗程，建议当年完成2个疗程。

　　（2）小敷贴将自制的药膏贴于相应的穴位上，每日一次，每次4~6小时，两周为一个疗程，建议当年完成2个疗程。小敷贴也可用于大敷贴的治疗间期，可增强疗效。

　　需要提醒的是，敷贴时需要注意以下事项：

　　（1）因个体差异，敷贴时间可适当延长或减少，具体请咨询您的治疗医师。部分患者还可以配合中药内服治疗，疗效更佳。

　　（2）治疗期间禁食生冷；敷贴后不要立刻洗澡，建议间隔2小时；敷贴日不宜游泳；空调温度不宜过低，风扇不要对着吹，避免寒气侵入；极度敏感体质、皮肤对敷贴极度敏感者，慎用。

　　（3）除了穴位敷贴疗法外，我们也推出了中药内服、中药定透、耳穴治疗、穴位注射等其他的治疗方式。